Risikomanagement und
Biologische Sicherheit
von Medizinprodukten

DIN

Dr. Anja Rämisch
Dr. Claudia Rampp

Risikomanagement und Biologische Sicherheit von Medizinprodukten

Am Beispiel der biologischen Bewertung und unter Einbeziehung der DIN EN ISO 10993-1 und DIN EN ISO 14971

2., überarbeitete und erweiterte Auflage 2021

Herausgeber:
DIN Deutsches Institut für Normung e. V.

Beuth Verlag GmbH · Berlin · Wien · Zürich

Herausgeber: DIN Deutsches Institut für Normung e. V.

© 2021 Beuth Verlag GmbH
Berlin · Wien · Zürich
Am DIN-Platz
Burggrafenstraße 6
10787 Berlin

Telefon: +49 30 2601-0
Telefax: +49 30 2601-1260
Internet: www.beuth.de
E-Mail: kundenservice@beuth.de

Das Werk einschließlich aller seiner Teile ist urheberrechtlich geschützt. Jede Verwertung außerhalb der Grenzen des Urheberrechts ist ohne schriftliche Zustimmung des Verlages unzulässig und strafbar. Das gilt insbesondere für Vervielfältigungen, Übersetzungen, Mikroverfilmungen und die Einspeicherung in elektronische Systeme.

Die im Werk enthaltenen Inhalte wurden von Verfasser und Verlag sorgfältig erarbeitet und geprüft. Eine Gewährleistung für die Richtigkeit des Inhalts wird gleichwohl nicht übernommen. Der Verlag haftet nur für Schäden, die auf Vorsatz oder grobe Fahrlässigkeit seitens des Verlages zurückzuführen sind. Im Übrigen ist die Haftung ausgeschlossen.

© für DIN-Normen DIN Deutsches Institut für Normung e. V., Berlin.

Titelbild: © Pitchy, Nutzung unter Lizenz von adobestock.com

Satz: Beuth Verlag GmbH, Berlin

Druck: Print Group Sp.z o.o., Szczecin

Gedruckt auf säurefreiem, alterungsbeständigem Papier nach DIN EN ISO 9706

ISBN 978-3-410-30912-3
ISBN (E-Book) 978-3-410-30915-4

Die Autorinnen

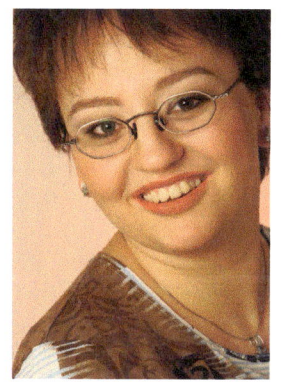

Frau Dr. Anja Rämisch wurde 1977 in Dresden geboren. Nach dem Studium der Biochemie in Halle an der Saale schloss sie ihre Doktorarbeit 2005 am Institut für Umwelttoxikologie der Martin-Luther-Universität Halle-Saale ab. Seit November 2005 arbeitet sie als regulatorische Toxikologin für Dr. Knoell Consult (heute knoell Germany GmbH). Ihr Arbeitsbereich umfasste hauptsächlich die präklinische Bewertung von Arzneimitteln und seit 2010 die biologische Sicherheitsbewertung von Medizinprodukten. Im Jahr 2014 schloss sie die Weiterbildung zur Fachtoxikologin der DGPT (Deutsche Gesellschaft für Pharmakologie und Toxikologie) ab. In ihrer Tätigkeit konnte sie Erfahrungen mit einer Vielzahl von Medizinprodukten wie Wundauflagen, Implantate, Dentalprodukten oder Produkten im Kontakt mit dem Respirationstrakt sammeln.

Auf internationalen Konferenzen hielt sie seit 2017 mehrere Vorträge zur biologischen Bewertung und toxikologischen Bewertung von extrahierbaren Substanzen. Außerdem war sie als Referentin in der Knoell Akademie tätig und leitete Seminare zum Thema Biologische Sicherheit von Medizinprodukten gemäß der ISO-10993-Normenreihe.

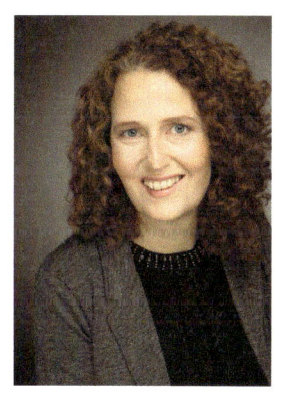

Frau Dr. Claudia Rampp wurde 1969 in Mindelheim geboren. Im Anschluss an das Studium der Biologie an der Johannes-Gutenberg-Universität in Mainz forschte sie am Institut für Physiologische Chemie und Pathochemie und schloss ihre Promotion im Dezember 2000 mit einer Doktorarbeit im Bereich Gentoxizität und Mutagenität ab. Danach war sie über 16 Jahre in der Forschungs- und Entwicklungsabteilung des Biotechnologieunternehmens QIAGEN GmbH in unterschiedlichen Funktionen tätig. Ihr Aufgabengebiet umfasste neben der Entwicklung von automatisierten Systemen für Life Science und molekulare Diagnostik auch das Life Cycle Management von bereits in den Markt gebrachten Produkten. Seit 2017 arbeitet sie als regulatorische Beraterin im Bereich Engineering Medical Devices der knoell GmbH und unterstützt Kunden bei der Implementierung und praktischen Umsetzung von regulatorischen Anforderungen mit Schwerpunkt Entwicklung (Design Control), Risikomanagement und Gebrauchstauglichkeit. Dies umfasst die relevanten Aspekte des Qualitätsmanagementsystems ebenso wie die Zulassungsverfahren für Medizinprodukte.

Berufsbegleitend erlangte sie im Rahmen der modularen Lehrgänge der TÜV Rheinland Akademie Zertifizierungen (PersCert TÜV Zertifikat) als Expert Quality Management Medical Devices International und Medical Devices Usability Expert. Zudem absolvierte sie die Ausbildung zum Manager Regulatory Affairs Medical Devices International der TÜV Rheinland Akademie GmbH in Kooperation mit der Hochschule Ulm (Diploma Supplement Regulatory Affairs). Seit 2017 ist sie im DIN-Normenausschuss Medizin als Mitglied im Arbeitsausschuss NA 063-01-13 AA Qualitätsmanagement und entsprechende allgemeine Aspekte für Medizinprodukte tätig.

Einleitung

Als Medizinprodukt bezeichnet man nach der Definition der Verordnung (EU) 2017/745 über Medizinprodukte (MDR 2017/745) Art. 2 „ein Instrument, einen Apparat, ein Gerät, eine Software, ein Implantat, ein Reagenz, ein Material oder einen anderen Gegenstand, das dem Hersteller zufolge für Menschen bestimmt ist und allein oder in Kombination einen oder mehrere [...] spezifische medizinische Zwecke erfüllen soll". In Abgrenzung zu Arzneimitteln wirken Medizinprodukte weder pharmakologisch, immunologisch noch metabolisch, sondern hauptsächlich physikalisch.

Die Produktpalette der Medizinprodukteindustrie ist vielfältig und enthält komplexe und weniger komplexe Produkte wie z. B. Verbandsmittel, Hilfsmittel, OP-Material, Implantate, Geräte für die Diagnostik, Chirurgie, Intensivmedizin und Krankenversorgung. Weitere Produkte, die auch die Medizinprodukte betreffen, sind u. a. Produkte des Tissue-Engineering, Kombinationsprodukte, zusammengesetzt aus einem Medizinprodukt und pharmazeutischem Wirkstoff, sowie Arzneimittel für neuartige Therapien. Auch der Einsatz von Materialien tierischen Ursprungs nimmt zu und bedarf einer gesonderten Risikobetrachtung bezüglich potenzieller Übertragung infektiöser Verunreinigungen. Zwei Verordnungen geben in Europa für die Mitgliedstaaten der Europäischen Union die Vorgaben für die Sicherheit der Medizinprodukte, eben die bereits erwähnte Medizinprodukteverordnung (MDR 2017/745), welche auch aktive implantierbare Medizinprodukte einschließt, und die Verordnung (EU) 2017/746 über *In-vitro*-Diagnostika (IVDR 2017/746). Bei Medizinprodukten ohne direkten Patientenkontakt, zu denen viele *In-vitro*-Diagnostika zählen, spielt die biologische Sicherheit eher eine untergeordnete Rolle. Daher wird in der nachfolgenden Kommentierung vorrangig auf den Zusammenhang mit der MDR 2017/745 eingegangen.

Bevor Hersteller in Europa ein CE-markiertes Medizinprodukt in Verkehr bringen können, muss die Konformität des betreffenden Produkts mit den grundlegenden Sicherheits- und Leistungsanforderungen (entsprechend Anhang I der MDR 2017/745) nachgewiesen und bewertet werden. Die Durchführung der Konformitätsbewertung ist in der MDR 2017/745 in Kapitel V geregelt und erfordert in Abhängigkeit der risikobasierten Klassifizierung des Medizinproduktes die Beteiligung einer staatlich autorisierten Benannten Stelle. Nur bei Medizinprodukten der Klasse I (niedrigste Risikoklasse), ausgenommen Sonderanfertigungen oder Prüfprodukte, erklären die Hersteller selber die Konformität ihrer Produkte durch Ausstellung einer EU-Konformitätserklärung gemäß MDR 2017/745 Art. 19. Eine Beteiligung der Benannten Stellen ist für sterile Medizinprodukte, Produkte mit Messfunktion und wiederverwendbare chirurgische Instrumente der Klasse I gefordert. Diese ist jedoch begrenzt auf die relevanten Aspekte zum Nachweis der Sterilität, der Messfunktion bzw. der Wiederverwendbarkeit.

Die Benennung und Überwachung der Benannten Stellen erfolgt durch eine von den Mitgliedstaaten bestimmte zuständige Behörde. In Deutschland ist dies die Zentralstelle der Länder für Gesundheitsschutz bei Arzneimitteln und Medizinprodukten (ZLG). Daneben sind in Deutschland im Rahmen der Anzeige-, Melde- und Konformitätsbewertungsverfahren für Medizinprodukte verschiedene Bundes- und Landesbehörden sowie weitere Institutionen beteiligt. Die für Medizinprodukte zuständige Bundesoberbehörde ist das Bundesinstitut für Arzneimittel und Medizinprodukte (BfArM), die u. a. die Genehmigung für klinische Prüfungen erteilt. Die Zuständigkeit für *In-vitro*-Diagnostika hingegen liegt beim Paul-Ehrlich-Institut (PEI). Im Gegensatz zu Europa werden in den USA die Medizinprodukte zentral durch die amerikanische Gesundheitsbehörde FDA (Food and Drug Administration) zugelassen.

Medizinprodukte werden nach MDR 2017/745 Art. 51 in Europa unter Berücksichtigung ihrer Zweckbestimmung und der damit verbundenen Risiken anhand der in MDR 2017/745 Anhang VIII festgelegten Klassifizierungsregeln in die Klassen I, IIa, IIb, und III eingestuft.

Von Bedeutung sind dabei die Dauer der Verwendung (vorübergehend, kurzzeitig oder langfristig), die Art des Patientenkontaktes (invasiv oder nicht invasiv) sowie die Bauart des Medizinproduktes (aktiv, nicht aktiv). Die biologische Sicherheit muss für alle Medizinprodukte in Kontakt mit dem Patienten gewährleistet werden. Daher ist die biologische Sicherheitsbewertung nicht von der Risikoklasse des Medizinproduktes abhängig, sondern von der Art des Gewebekontaktes und der Kontaktdauer.

Normen, die den Stand der Technik widerspiegeln, spielen bei der Erfüllung der grundlegenden Sicherheits- und Leistungsanforderungen der MDR 2017/745 eine entscheidende Rolle. Die MDR 2017/745 fordert hierbei explizit unter Art. 8 die Anwendung harmonisierter Normen. Gerade im Bereich der biologischen Sicherheit sind seit 2016 viele Normen der ISO-10993-Serie aktualisiert worden. Die übergeordnete Norm für die biologische Sicherheit ist die ISO 10993-1. Alle untergeordneten Normen beschäftigen sich mit Teilaspekten der biologischen Charakterisierung wie z. B. der chemischen Charakterisierung oder der biologischen Testung.

Generell ist die biologische Sicherheitsbewertung im Risikomanagement aufgehängt, welches für Medizinprodukte über die Norm ISO 14971 geregelt ist.

Die hier vorliegende Kommentierung geht auf die generelle Herangehensweise für die Risikobeurteilung der biologischen Sicherheit nach DIN EN ISO 10993-1:2021 in enger Verknüpfung zum generellen Vorgehen im Risikomanagement nach DIN EN ISO 14971:2020 ein. DIN-EN-ISO-Normen stimmen in den normativen Abschnitten mit den zugrunde liegenden internationalen Standards ISO 10993-1 und ISO 14971 überein. Unterschiede ergeben sich lediglich durch das nationale bzw. europäische Vorwort und den nationalen Anhang NA mit Literaturhinweisen sowie ggf. die europäischen Z-Anhänge. In den nachfolgenden Kapiteln werden hauptsächlich die DIN-Normen referenziert. Nur im Fall, dass die aktuelle Fassung noch nicht in die DIN-Norm überführt wurde oder auf internationale Themen Bezug genommen wurde, wird auf die internationale Norm referenziert. Wo es aus Sicht der Autorinnen sinnvoll erscheint, werden vereinzelt Hinweise auf die MDR 2017/745 gegeben. Hierbei gilt zu beachten, dass die diskutierten Normen aktuell (Stand August 2021, zum Redaktionsschluss dieser Publikation) noch keine europäischen Anhänge Z enthalten, welche den Zusammenhang mit der MDR 2017/745 aus regulatorischer Sicht beschreiben.

Inhaltsverzeichnis

Die Autorinnen		V
Einleitung		VII
1	**Risikomanagement nach DIN EN ISO 14971**	1
1.1	DIN EN ISO 14971 Reifeprozess: Was ändert sich mit der aktuellen Version?	2
1.2	Generelles Vorgehen für das Risikomanagement von Medizinprodukten	7
1.2.1	Risikoanalyse	13
1.2.2	Risikobewertung	16
1.2.3	Risikobeherrschung	25
1.2.4	Risikoüberprüfung und -überwachung	27
1.3	Risikoakzeptanz	28
1.3.1	Was ist ein akzeptables Risiko?	28
1.3.2	Nutzen-Risiko-Analyse	29
1.4	Methoden für die Risikoanalyse – Welche Technik passt zu welcher Fragestellung?	32
1.5	Management biologischer Risiken – Wichtige Ergänzungen zu DIN EN ISO 14971	34
1.5.1	Schnittmenge/Unterschiede der DIN EN ISO 14971 zu DIN EN ISO 10993-1	35
1.5.2	Schnittmenge/Unterschiede der DIN EN ISO 14971 zu DIN EN ISO 22442-1	36
2	**Risikomanagement – Schnelldurchlauf mit biologischer Sicherheitsbrille**	39
2.1	Nutzungskontext – Wichtiger Input für die Bewertung der biologischen Sicherheit	39
2.2	Startpunkt: Gefährdungsidentifizierung – Biologische Gefährdungen	43
2.3	Risiken analysieren und bewerten: Wahrscheinlichkeiten und Co	45
2.4	Risiken minimieren und kontrollieren: Bei der Materialauswahl fängt es schon an	47
2.5	Risikoakzeptanz: Ein Restrisiko bleibt – wie sicher ist das Produkt?	51

3	**Die biologische Sicherheitsprüfung nach DIN EN ISO 10993-1:2021**.........................	53
3.1	Update ISO 10993-1:2018 – Änderungen im Vergleich zur Version von 2009	55
3.2	Generelle Prinzipien der biologischen Bewertung von Medizinprodukten.........................	58
3.3	Kategorisierung von Medizinprodukten	60
3.3.1	Klassifizierung nach Kontaktart	62
3.3.2	Klassifizierung nach Kontaktdauer	64
3.4	Der biologische Bewertungsprozess.........................	64
3.4.1	Materialcharakterisierung und chemische Charakterisierung ...	65
3.4.2	Toxikologische Charakterisierung.........................	69
3.4.3	Datenlückenanalyse.........................	74
3.4.4	Biologische Testung.........................	75
3.4.5	Die finale Bewertung der biologischen Sicherheit.............	82
4	**Anhang B – Anleitung zur biologischen Sicherheitsbewertung im Risikomanagementprozess**.........................	83
4.1	Generelle Aspekte.........................	84
4.2	Der biologische Bewertungsplan.........................	86
5	**Weiterführende Normen für die biologische Sicherheitsbewertung**.........................	88
5.1	Die chemische Charakterisierung nach DIN EN ISO 10933-18:2021	88
5.1.1	Informationen zur Materialzusammensetzung...............	89
5.1.2	Die chemische Analyse.........................	90
5.1.3	Herstellung von Extrakten	91
5.1.4	Nachweisgrenze – der analytische Bewertungsschwellenwert (Analytical Evaluation Threshold, AET)	93
5.2	Die toxikologische Bewertung nach DIN EN ISO 10993-17	94
5.3	Die biologische Bewertung von Medizinprodukten in Kontakt mit dem Respirationstrakt.........................	100
5.4	Besonderheiten bei Medizinprodukten im Dentalbereich........	103
5.5	Umgang mit Materialien tierischen Ursprungs................	108
6	**Praktische Anwendung**.........................	112
6.1	Anwendungsbeispiel: Infusionsbeutel aus Polyvinylchlorid.....	112
6.2	Lösungsmittelverträglichkeit für Extraktionsversuche	116
6.3	Besonderheiten der biologischen Sicherheitsbewertung bei der Zulassung außerhalb Europas.........................	118

7	Schlusswort	120
8	Abkürzungsverzeichnis	121
9	Literaturverzeichnis	126
10	Bildverzeichnis	132
11	Tabellenverzeichnis	133

Anhang: DIN EN ISO 10993-1:2021-05 Biologische Beurteilung von Medizinprodukten – Teil 1: Beurteilung und Prüfungen im Rahmen eines Risikomanagementsystems. 134

1 Risikomanagement nach DIN EN ISO 14971

Medizinprodukte werden für diverse medizinische Zwecke z. B. zur Diagnose, Verhütung, Überwachung, Vorhersage, Prognose, und Behandlung von Krankheiten, Verletzungen oder Behinderungen eingesetzt. Das wesentliche Ziel dabei ist, Leben zu retten, zu heilen oder die Lebensqualität der Menschen zu verbessern. Als betroffener Patient geht man davon aus, dass die eingesetzten Medizinprodukte sicher sind und keine gesundheitliche Gefahr für den Patienten darstellen. Sicherheit wiederum wird allgemein durch die Abwesenheit eines nicht akzeptablen Risikos definiert. Allerdings ist die Bewertung dessen, was akzeptabel ist, u. U. sehr subjektiv und kann von Individuum zu Individuum oder auch von Gesellschaft zu Gesellschaft verschieden sein. Der kleinste gemeinsame Nenner lässt sich vielleicht am besten durch den antiken medizinischen Wahlspruch *„Primum non nocere, secundum cavere, tertium sanare."*[1] (Übersetzung: erstens nicht schaden, zweitens vorsichtig sein, drittens heilen.) in der Medizin ausdrücken. Demnach sollte die Behandlung einer Krankheit nicht schädlicher sein als diese selbst.

Für die Einschätzung von Risiken durch Medizinprodukte fokussiert man sich daher auf den „Schaden": Was ist der potenzielle gesundheitliche Schaden und wie wahrscheinlich ist es, dass dieser eintritt? Bei der Bewertung der Akzeptanz findet anschließend eine Abwägung zwischen diesem Risiko und dem medizinischen Nutzen statt.

Diese Grundprinzipien spiegeln sich in der DIN EN ISO 14971 zur Anwendung des Risikomanagements auf Medizinprodukte wider. Dabei gibt diese allgemein akzeptierte internationale und in Europa harmonisierte Norm keine produktspezifischen Risikoakzeptanzkriterien oder konkrete sicherheitsrelevante Maßnahmen vor. Die DIN EN ISO 14971 definiert vielmehr den grundlegenden Prozess des Risikomanagements während des gesamten Lebenszyklus eines Medizinproduktes. Der Risikomanagementprozess spielt auch eine wesentliche Rolle bei Qualitätsmanagementsystemen für Medizinprodukte und wird z. B. in der DIN EN ISO 13485[2] im Rahmen der Produktrealisierung gefordert. Eine wesentliche Zielsetzung besteht darin, einen einheitlichen Rahmen für die praktische Durchführung und die angewandten Methoden sowie ein gemeinsames Verständnis der Begrifflichkeiten zu schaffen. Das stellt die

---

[1] Weisheit aufgestellt um das Jahr 50 vom Arzt Scribonius Largus am Hof von Kaiser Tiberius Claudius

[2] DIN EN ISO 13485:2016 Medizinprodukte – Qualitätsmanagementsysteme – Anforderungen für regulatorische Zwecke

Grundlage nicht nur für eine systematische Analyse von Risiken, sondern auch für eine Vergleichbarkeit hinsichtlich der Risikobewertung dar.

> **HINWEIS 1**
>
> **Zur MDR 2017/745**
>
> – Die MDR 2017/745 fordert unter Art. 10 Allgemeine Pflichten der Hersteller in Absatz (2) ein Risikomanagementsystem.
>
> – Das in Anhang I Abschnitt 3 beschriebene Risikomanagementsystem entspricht im Wesentlichen dem Risikomanagement nach DIN EN ISO 14971. Die Anwendung von Risikomanagement wiederum ist essenziell für die Erfüllung der in Anhang I definierten grundlegenden Sicherheits- und Leistungsanforderung.

1.1 DIN EN ISO 14971 Reifeprozess: Was ändert sich mit der aktuellen Version?

Die ISO 14971 zur Anwendung des Risikomanagements auf Medizinprodukte tritt erstmalig 2000 in Erscheinung und wurde seither normativ in den Jahren 2007 und 2019 weiterentwickelt. Die DIN-EN-Ausgaben in den Jahren 2009 und 2013 basieren beide auf der ISO 14971:2007 und enthalten im Wesentlichen Anpassungen und Änderungen im europäischen Vorwort sowie den informativen Z-Anhängen, welche den Zusammenhang der Norm und den grundlegenden Anforderungen der zu diesem Zeitpunkt gültigen EU-Richtlinien beschreiben.

DIN EN ISO 14971:2001	DIN EN ISO 14971:2007	DIN EN ISO 14971:2009	DIN EN ISO 14971:2013	DIN EN ISO 14971:2020
• ISO 14971:2000 (erste Ausgabe)	• ISO 14971:2007 (zweite Ausgabe)	• ISO 14971:2007	• ISO 14971:2007	• ISO 14971:2019 (dritte Ausgabe)

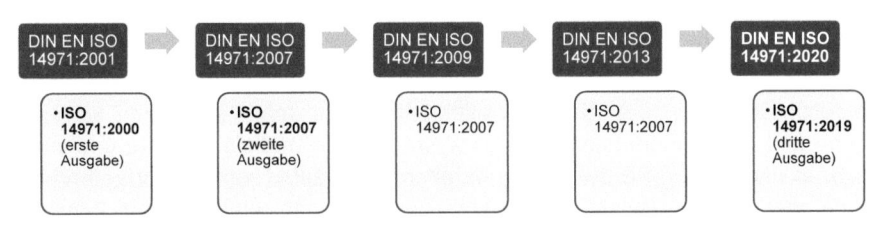

Bild 1: Evolutionäre Entwicklung der ISO 14971

Die aktuelle Version DIN EN ISO 14971:2020-07 ist eine technische Überarbeitung der DIN EN ISO 14971:2013-04 und basiert auf der ISO 14971:2019. Dass es sich dabei tatsächlich auch um eine normative Weiterentwicklung handelt, erkennt man schon an der veränderten Gliederung. Diese ergibt sich allerdings u. a. durch den Einschub eines neuen Kapitels 2 „Normative Verweisungen", wodurch sich die Nummerierung aller nachfolgenden Kapitel ändert. Im Falle der ISO 14971 listet dieses Kapitel keine weiteren Normen auf, d. h. es sind keine zusätzlichen Normen erforderlich, um den Risikomanagementprozess nach ISO 14971 aufzusetzen und aufrechtzuerhalten. Die dritte Ausgabe der ISO 14971 zeigt insgesamt eine hohe inhaltliche Übereinstimmung mit der Vorgängerversion und stellt keine wesentlich neuen normativen Anforderungen. Die mittlerweile bewährten grundlegenden Konzepte des Risikomanagements bleiben prinzipiell bestehen. Es werden allerdings neue Schwerpunkte gesetzt, so wird z. B. der Nutzen im Zusammenhang mit dem Nutzen-Risiko-Verhältnis stärker berücksichtigt. Bei einigen Themen, insbesondere im Anwendungsbereich der Norm, bei der Festlegung der Risikoakzeptanz und den Tätigkeiten in nachgelagerten Prozessen wurden Ergänzungen und Klarstellungen vorgenommen. Im Gegenzug wurden einige informative Anhänge in den Leitfaden ISO/TR 24971:2020 verschoben. Wichtige Änderungen im Zusammenhang mit der biologischen Sicherheit sind der erweiterte Anwendungsbereich und der Wegfall des früheren Anhangs I. Risiken bezüglich Biokompatibilität sind jetzt explizit bereits in Kapitel 1 „Anwendungsbereich" erwähnt. Das bedeutet, dass das Risikomanagement übergeordnet nach ISO 14971 auch für biologische Risiken gilt und spezifische Normen wie die ISO 10993-1 zusammen mit dieser anzuwenden sind. Nicht im Anwendungsbereich der ISO 14971 sind hingegen klinische Entscheidungsfindungen und organisationsbezogenes Risikomanagement.

Tabelle 1: Änderungen der 3. Ausgabe gegenüber der 2. Ausgabe der ISO 14971 auf einen Blick (Normabschnitte in Klammern)

Strukturelle Änderungen	Neue Begriffserklärungen
– Geänderte Kapitelnummerierung durch Einschub von Kapitel 2 Normative Verweisungen – Neue Unterabschnitte 10.1, 10.2, 10.3 im Bereich Risikomanagement in der Herstellung und nachgelagerter Phasen – Verschiebung informativer Anhänge in ISO/TR 24971: Anhang C, D, F, G, H, J – Gelöscht: Früheres Unterkapitel 6.1, Anhang I	– Nutzen (3.2) – Vernünftigerweise vorhersehbare Fehlanwendung (3.15) – Stand der Technik (3.28)
Klarstellungen/Überarbeitung	**Ergänzungen**
– Begrifflichkeiten geringfügig überarbeitet (3.1, 3.3., 3.7, 3.13, 3.30) – Nutzen-Risiko-Analyse (4.2) – Offenlegung von Restrisiken – Überprüfung des Risikomanagements (9) – Aktivitäten in der Herstellung und nachgelagerten Phasen (10) – Anhang A, B, C (früher Anhang E)	– Anwendbar auch für Risiken im Bereich Biokompatibilität, Daten- und Systemsicherheit (1) – Bewertung und Risikoakzeptanzkriterien für das Gesamt-Restrisiko (4.4.) – Vernünftigerweise vorhersehbare Fehlanwendung (5.2) – Gefährdungssituationen (5.4)

Eine detaillierte Übersicht der Änderungen hinsichtlich der Vorgängerversion von 2007 ist in Tabelle B.1 im Anhang B der DIN EN ISO 14971:2020 dargestellt.

Die wesentlichen Änderungen sind nachfolgend noch mal kurz erläutert:

Vernünftigerweise vorhersehbare Fehlanwendung

- Der bisher im Kontext der Zweckbestimmung verwendete Begriff „Missbrauch" wurde durch „Fehlanwendung" ersetzt. In der aktuellen 3. Ausgabe gibt es zur Klarstellung jetzt hierzu eine neue Definition, die zum einen absichtliche Fehlanwendung einschließt und zum anderen aber auch die Vernunft und Vorhersehbarkeit als Abgrenzung vorsieht.

- Die vernünftigerweise vorhersehbare Fehlanwendung muss bei der Risikoanalyse immer im Zusammenhang mit der Zweckbestimmung mitbetrachtet werden (Normabschnitt 4.1, 5.2, 5.4).
- Es gibt hierbei Überschneidungen zu Benutzungsfehlern (Normabschnitt 3.30), aber bei absichtlichen Fehlanwendungen auch zu dem in der Gebrauchstauglichkeitsnorm IEC 62366-1[3] definierten anormalen Gebrauch. Die absichtliche Entfernung von Schutzvorrichtungen oder das bewusste Missachten von Informationen zur Sicherheit stellt im Sinne der IEC 62366-1 einen anormalen Gebrauch dar, der nicht mehr in den Anwendungsbereich der Norm fällt. Bei der Risikoanalyse muss allerdings bewertet werden, ob eine solche Aktion noch als vernünftigerweise vorhersehbar gilt.

Nutzen-Risiko-Analyse/-Verhältnis

- Neu ist die Aufnahme der Definition von „Nutzen" (Normabschnitt 3.2) und die stärkere Berücksichtigung des aus der Anwendung des Medizinproduktes zu erwartenden Nutzens bei der Risikobewertung. Der Nutzen beschränkt sich dabei nicht nur auf die Gesundheit einer Person, sondern schließt auch das Patientenmanagement und das öffentliche Gesundheitswesen mit ein.
- Es wird klargestellt, dass das Nutzen-Risiko-Verhältnis bereits bei der Festlegung der Kriterien zur Bewertung der Risikoakzeptanz durch die oberste Leitung Berücksichtigung finden soll (Normabschnitt 4.2).
- Eine Nutzen-Risiko-Analyse für das individuelle Restrisiko ist wie bisher vorgesehen, wenn eine geforderte Minderung des Risikos nicht realisierbar ist (Normabschnitt 7.1).
- Der Abschnitt zur Nutzen-Risiko-Analyse (Normabschnitt 7.4) ist weitgehend unverändert und verweist auf die ISO/TR 24971 für weiterführende Informationen anstelle des bisherigen Anhangs D.6.

Bewertung und Risikoakzeptanzkriterien für das Gesamt-Restrisiko

- Es wird nun explizit gefordert, dass ein Verfahren und Kriterien für die Akzeptanz des Gesamt-Restrisikos im Risikomanagementplan festgelegt werden müssen (Normabschnitt 4.4). Wichtig zu wissen ist, dass diese Kriterien sich von den Akzeptanzkriterien für Einzelrisiken unterscheiden können. Dies ist durchaus sinnvoll, da beispielsweise die für die Bewertung

---

[3] Deutsche Ausgabe: DIN EN 62366-1:2017-07; VDE 0750-241-1:2017-07 Medizinprodukte – Teil 1: Anwendung der Gebrauchstauglichkeit auf Medizinprodukte (IEC 62366-1:2015 + COR1:2016); Deutsche Fassung EN 62366-1:2015 + AC:2015

von Einzelrisiken oftmals zugrunde gelegte zweidimensionale Risikomatrix (Kapitel 1.2.2) sich nicht ohne Weiteres auf die Bewertung des Gesamt-Restrisikos übertragen lässt.

- Ergänzt wurden die Möglichkeiten des Herstellers, wenn das Gesamt-Restrisiko unter Anwendung dieser Kriterien als nicht akzeptabel bewertet wird (Normabschnitt 8). Neben zusätzlichen Maßnahmen zur Risikobeherrschung werden auch eine Änderung des Medizinproduktes oder seiner Zweckbestimmung aufgeführt.
- Anstelle des bisherigen Anhangs D.7 wird die ISO/TR 24971 als Leitfaden referenziert.

Offenlegung von Restrisiken

- Die Anforderungen Restrisiken offenzulegen und über die Begleitdokumentation bekannt zu geben hat sich nicht prinzipiell geändert. Dies wird jetzt aber erst gefordert, wenn das Gesamt-Restrisiko bewertet und als annehmbar beurteilt wurde (Normabschnitt 8). Die Anforderungen hierzu wurden gebündelt.
- Statt des bisherigen Anhangs J wird auch hier auf die ISO/TR 24971 verwiesen.

Überprüfung des Risikomanagements

- Während dem Risikomanagementplan weiterhin ein eigener Abschnitt gewidmet ist, wurde der bisherige Normabschnitt 8 Risikomanagementbericht umbenannt in „Überprüfung des Risikomanagements" (Normabschnitt 9).
- Die Anforderung, einen Risikomanagementbericht zu verfassen, bleibt davon unberührt und es werden die gleichen Kriterien zur Überprüfung gelistet. Ergänzt wurde hierbei die Orientierung an den Vorgaben des Risikomanagementplans und die Aufrechterhaltung der Überprüfungsergebnisse, d. h. bei nachfolgenden Überprüfungen muss der Risikomanagementbericht ggf. aktualisiert werden.

Aktivitäten in der Herstellung und der Herstellung nachgelagerter Phasen

- Dieser Normabschnitt wurde durch die entsprechenden Unterabschnitte 10.1 Informationssammlung, 10.2 Informationsüberprüfung und 10.3 Maßnahmen übersichtlicher strukturiert und enthält inhaltlich die meisten Ergänzungen.
- Normabschnitt 10.1 enthält eine Auflistung der einzuschließenden Informationsquellen. Ergänzt wurden dabei die Lieferkette und der Bezug zum allgemein anerkannten Stand der Technik, welcher auch als Definition 3.28 neu in die Norm aufgenommen wurde. Normabschnitt 10.2 fordert jetzt explizit eine Überprüfung des Stands der Technik.
- Bei den zu ergreifenden Maßnahmen unter Normabschnitt 10.3 wird nach wie vor unterschieden zwischen Maßnahmen, die das spezielle Medizinprodukt betreffen, und solchen, die sich auf den Risikomanagementprozess beziehen. Die auf das Medizinprodukt ausgerichteten Maßnahmen sind allerdings detaillierter und umfangreicher beschrieben als zuvor.

Biologische Gefährdungen

- Der Anhang I Anleitung zum Verfahren der Risikoanalyse für biologische Gefährdungen wurde komplett gelöscht. Dafür wird nun im informativen Anhang A unter A.2.1 Anwendungsbereich für die biologische Beurteilung auf die ISO 10993-1 verwiesen.

1.2 Generelles Vorgehen für das Risikomanagement von Medizinprodukten

Die DIN EN ISO 14971 beschreibt einen laufenden Risikomanagementprozess, welcher mit der initialen Entwicklung des Medizinproduktes beginnt und kontinuierlich fortgesetzt wird, bis das Produkt endgültig vom Markt genommen wird. Der Prozess sieht ein sequenzielles stufenweises Vorgehen mit geeigneten Rückkopplungsschleifen vor.

Der Risikomanagementprozess umfasst über den gesamten Produktlebenszyklus im Wesentlichen die in Bild 2 dargestellten Stufen, welche teilweise iterativ durchgeführt werden.

A. Risikoanalyse
- Zweckbestimmung, vorhersehbare Fehlanwendung und sicherheitsrelevante Merkmale
- Identifikation von Gefährdungen und Gefährdungssituationen
- Einschätzung der damit verbundenen Risiken

B. Risikobewertung
- Bewertung des Risikos anhand festgelegter Akzeptanzkriterien

D. Risikoüberwachung
- Überprüfung
- Sammeln relevanter Informationen über den gesamten Produktlebenszyklus
- Bei Bedarf Einleiten von Risikobeherrschungsmaßnahmen

C. Risikobeherrschung
- Maßnahmen zur Risikobeherrschung
- Bewertung des Restrisikos
- Nutzen-Risiko-Analyse

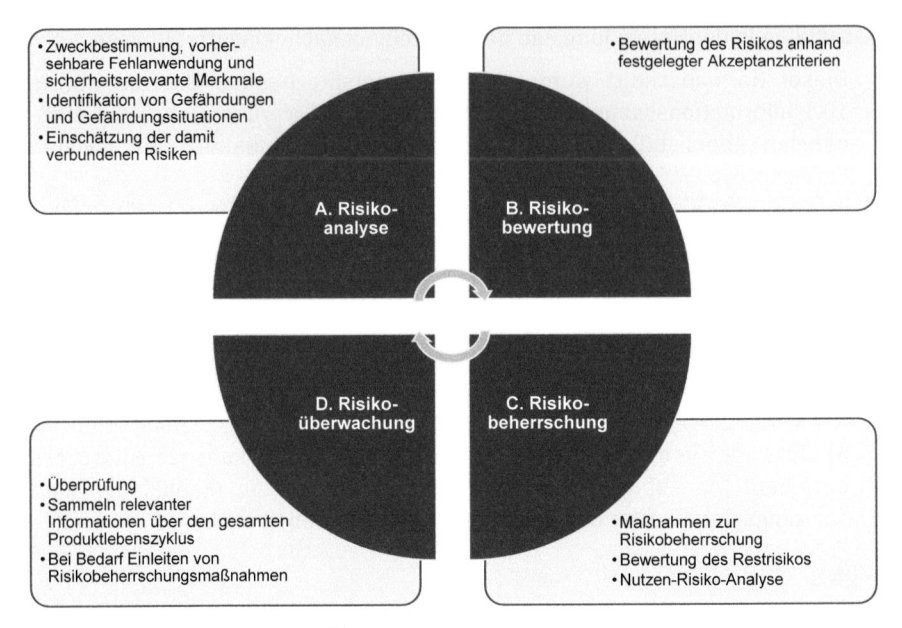

Bild 2: Risikomanagementzyklus

Risikomanagementakte

Die durchgeführten Risikomanagementaktivitäten werden über die erstellte Risikomanagementakte nachgewiesen. Diese enthält alle Aufzeichnungen und Dokumente, die beim Risikomanagement entstehen, und muss über den gesamten Produktlebenszyklus aufrechterhalten, d. h. bei Bedarf aktualisiert werden. Dabei gibt es keine Vorgaben zu Form oder Art des zu verwendenden Mediums. Relevante Dokumente anderer Akten wie z. B. die Zweckbestimmung oder die biologische Evaluierung können referenziert werden und sind damit mindestens als Verweis oder Hinweis ebenfalls Teil der Risikomanagementakte.

Tabelle 2: Inhalt und Anforderungen an die Risikomanagementakte

Risikomanagementakte (Normabschnitt 4.5)		
Risikomanagementplan (Normabschnitt 4.4)	**Risikomanagement**[4] (Normabschnitte 5, 6, 7, 8)	**Risikomanagementbericht** (Normabschnitt 9)
Checkliste – Inhalt		

☐ Zielsetzung und geplante Tätigkeiten für die relevanten Lebenszyklusphasen
 	
☐ Verantwortlichkeiten und Befugnisse
 	
☐ Überprüfungen des Risikomanagements
 	
☐ Risikoakzeptanzkriterien
 	
☐ Bewertungsmethode und Kriterien für Gesamt-Restrisiko
 	
☐ Verifizierung der Implementierung und Wirksamkeit der Risikobeherrschungsmaßnahmen
 	
☐ Erfassung und Überprüfung relevanter Informationen während Herstellung und nachgelagerter Phasen
	☐ Risikoanalyse
	  – Zweckbestimmung (ggf. Verweis)
	  – Vernünftigerweise vorhersehbare Fehlanwendung(en)
	  – Sicherheitsbezogene Merkmale
	  – Identifizierte Gefährdungen, Gefährdungssituationen und resultierender Schaden
	  – Risikoeinschätzung: Schweregrad, Eintrittswahrscheinlichkeit
	
	☐ Bewertung der Risikoakzeptanz: vor und nach Risikobeherrschung
	
	☐ Risikobeherrschung: ausgewählte Maßnahmen, Verifikation der Implementierung und Wirksamkeit
		Überprüfungsergebnisse zu:
		
		☐ Implementierung des Risikomanagementplans
		
		☐ Vertretbarkeit des Gesamt-Restrisikos
		
		☐ Vorhandensein von Methoden für das Sammeln und Überprüfen relevanter Informationen während Herstellung und nachgelagerten Phasen

---

[4] Dokumentierte Ergebnisse der verschiedenen durchgeführten Risikoanalysen inklusive Risikobewertung und Risikobeherrschung

Risikomanagementakte (Normabschnitt 4.5)		
Hinweise und sonstige Anforderungen		
– Planung kann im Laufe der Zeit detailliert werden (mehrere Versionen) – Änderungen müssen dokumentiert werden (Änderungshistorie) – Verweis auf andere Planungsdokumente (z. B. Biologischer Evaluierungsplan, Verifikationsplan) ist möglich	– Risikoanalyse, -bewertung und -beherrschung muss auf jede festgestellte Gefährdung rückverfolgbar sein – Risikoanalyse(n) müssen folgende Angaben enthalten: • Aufgabenstellung • Datum der Durchführung • Analysiertes Medizinprodukt (Identität, Beschreibung) • Beteiligte Person(en)/ Organisation	– Die für die Überprüfung verantwortliche (und im Risikomanagementplan definierte) Person muss über eine entsprechende Befugnis verfügen
Aufrechterhaltung während des gesamten Produktlebenszyklus		

Die erforderlichen Inhalte ergeben sich aus den einzelnen Normabschnitten, welche am Ende jeweils den Hinweis enthalten, dass die Einhaltung der Anforderungen durch Inspektion der Risikomanagementakte überprüft wird. Konkrete Inhalte werden zusätzlich in den Normabschnitten 4.4 „Risikomanagementplan" sowie 4.5 „Risikomanagementakte" definiert.

Der Risikomanagementplan beschreibt die Risikomanagementaktivitäten für das jeweilige Medizinprodukt in jeder anwendbaren Phase des Produktlebenszyklus und muss bei Bedarf aktualisiert werden. Die Ergebnisse der Risikoanalyse, -bewertung und -beherrschung werden oft tabellarisch dargestellt, wodurch die in Normabschnitt 4.5 geforderte Rückverfolgbarkeit auf jede identifizierte Gefährdung einfach in Form einer Tabellenzeile gewährleistet ist. Tabelle 3 zeigt beispielhaft eine solche tabellarische Darstellung der Risikoanalyse zur Erfüllung der normativen Minimalanforderungen.

Tabelle 3: Beispiel einer Übersichtstabelle zur Risikoanalyse mit normativ geforderter Rückverfolgbarkeit

	Risikoanalyse			Risikobewertung[5]			Risikobeherrschung		Restrisikobewertung[5]		
Index	Gefährdung	Gefährdungssituation	Schaden	S	W	R	Maßnahme(n)	Verifikation	S	W	R

In der Praxis wird die Risikoanalysetabelle meist um weitere Spalten (z. B. zur Dokumentation der Ereigniskette, Ursache etc.) ergänzt. Alternativ können weiterführende Analysen separat dokumentiert werden (z. B. Software-Risikoanalyse, Prozess-FMEA etc.).

Die Ergebnisse der finalen Überprüfung des Risikomanagements werden im Risikomanagementbericht zusammengefasst. Die mindestens zu überprüfenden Parameter sind im Normabschnitt 9 „Überprüfung des Risikomanagements" aufgeführt.

Eine Übersicht (ohne Anspruch auf Vollständigkeit) zum möglichen Aufbau und zu Schnittstellen der Risikomanagementakte zu anderen Dokumentenakten bietet das nachfolgende Bild 3.

---

[5] S = Schweregrad, W = Eintrittswahrscheinlichkeit, R = Risikoakzeptanz

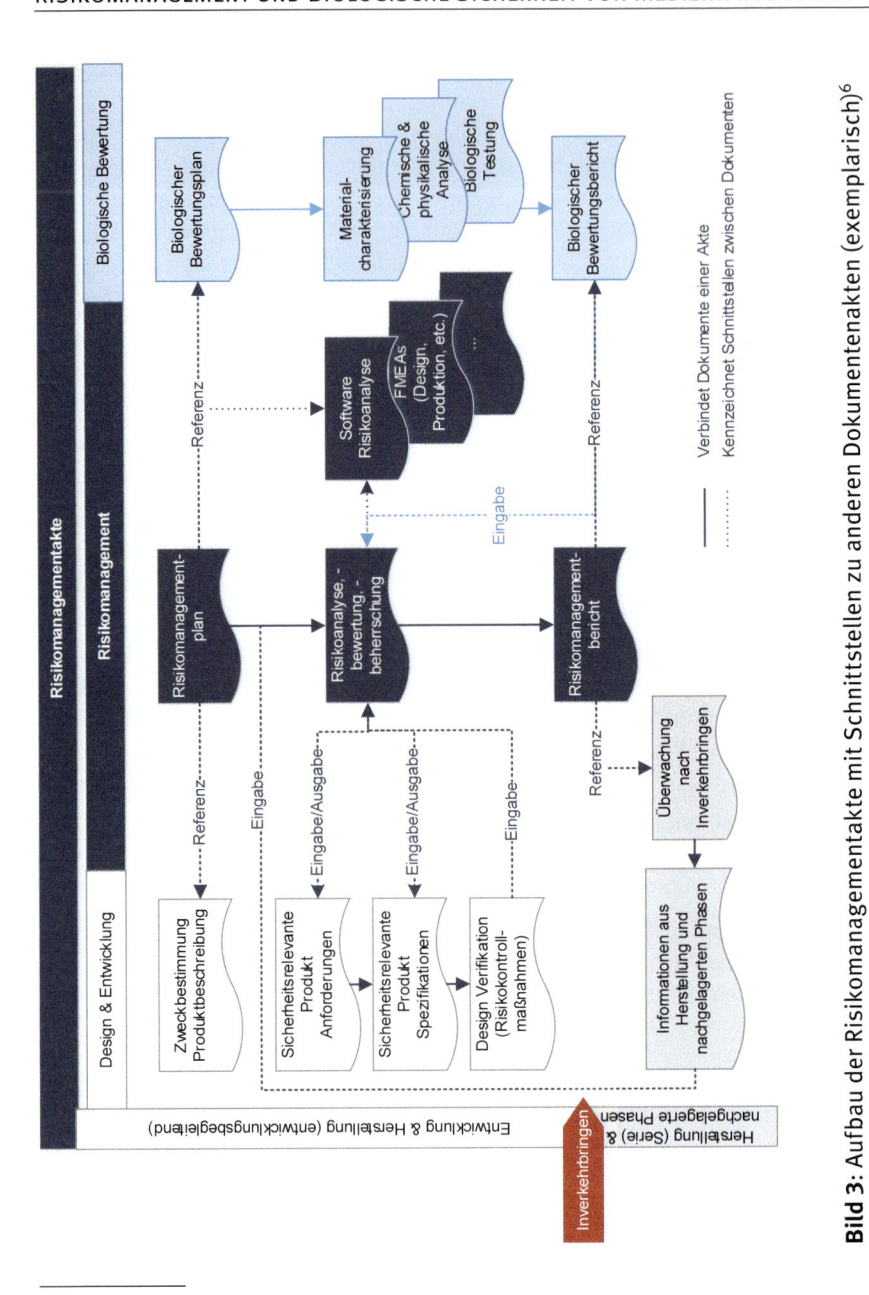

Bild 3: Aufbau der Risikomanagementakte mit Schnittstellen zu anderen Dokumentenakten (exemplarisch)[6]

---

6   MDR 2017/745 Art. 2 (28): „Inverkehrbringen" bezeichnet die erstmalige Bereitstellung eines Produkts, mit Ausnahme von Prüfprodukten, auf dem Unionsmarkt

Beispiele der Anwendung der Risikomanagementprinzipien hinsichtlich biologischer Risiken im Kontext der DIN EN ISO 10993-1 werden in Kapitel 2 erläutert, sodass in den folgenden Abschnitten nur allgemein auf das grundlegende Konzept eingegangen wird.

1.2.1 Risikoanalyse

Identifikation von Gefährdungen und Gefährdungssituationen

Das Gefährdungspotenzial wird immer vor dem Hintergrund der konkreten Zweckbestimmung und der beabsichtigten Anwendung des Medizinproduktes analysiert. Dabei sind auch die vernünftigerweise vorhersehbaren Fehlanwendungen zu berücksichtigen. Das Risikomanagement startet zunächst mit der Identifizierung von Gefährdungen, welche vom jeweiligen Medizinprodukt ausgehen können. Der Fokus liegt dabei auf den sicherheitsrelevanten Produktmerkmalen, welche unter Normal-, aber auch Fehlerbedingungen eine direkte oder indirekte Schadensquelle sein können. Nicht jede kritische Komponente, jedes Leistungsmerkmal, jeder Fehler oder jede Fehlfunktion stellen per se ein Risiko im Sinne einer Gesundheitsgefährdung dar. Entscheidend ist, inwieweit dieses in der Folge zu einer Verletzung oder zu einem Schaden bei einem Patienten, Anwender oder Dritten führt. Die Basis hierzu liefert die Analyse der Ereigniskette bis hin zur Gefährdungssituation unter Einbezug der betroffenen Person.

EMPFEHLUNG 1

Systematische Erfassung potenzieller Gefährdungen:

- Identifizierung sicherheitsrelevanter Merkmale über geeignete Produktmodelle zu kritischen Komponenten/Funktionen oder mithilfe eines Fragenkatalogs (z. B. entsprechend Annex A der ISO/TR 24971:2020);
- Erstellen genereller Checklisten zu Gefährdungen (z. B. in Anlehnung an Tabelle C.1 der DIN EN ISO 14971:2020) als Ausgangspunkt;
- Verwendung von Informationen für ähnliche Medizinprodukte aus vorangegangenen eigenen Entwicklungen zur Ergänzung produktspezifischer Gefährdungen;
- Aus Fehlern anderer lernen: Nutzung öffentlich zugänglicher nationaler Datenbanken (z. B. BfArM Risikomeldungen) und internationaler Datenbanken (z. B. EUDAMED, FDA Maude) zur Ermittlung bekannter Gefährdungen.

> **EMDR 2017/745 Anhang I:**
>
> – Der Anhang I enthält in Kapitel II einige Anforderungen, die darauf abzielen, das Risiko so gering wie möglich zu halten. Es empfiehlt sich, die entsprechenden Abschnitte von Beginn an in die Risikoanalyse zu integrieren, z. B. in Form einer Checkliste. Hierbei gibt es einige Redundanzen sowohl zu den im Annex A der ISO/TR 24971:2020 enthaltenen Fragen als auch zu den Beispielen von Gefährdungen aus Tabelle C.1 der DIN EN ISO 14971:2020.

Risikoeinschätzung

Das gewählte System zur Einschätzung des mit den identifizierten Gefährdungen verbundenen Risikos hängt von der jeweiligen Fragestellung und angewandten Methodik ab (Tabelle 4). Aufgrund der Definition des Risikos als Kombination von Wahrscheinlichkeit des Auftretens eines Schadens und des Schweregrades dieses Schadens sind diese beiden Parameter der kleinste gemeinsame Nenner in allen Risikokonzepten nach DIN EN ISO 14971.

Ein bewährter Ansatz ist die Verwendung einer zweidimensionalen Risikomatrix, indem der Schweregrad in Abhängigkeit der jeweiligen Eintrittswahrscheinlichkeit dargestellt wird (Bild 4). Hierfür wird zunächst eine geeignete Anzahl ansteigender Schweregrad- und Wahrscheinlichkeitsniveaus anhand qualitativer oder quantitativer Kriterien definiert.

Anschließend werden die Risiken für die identifizierten Gefährdungen entsprechend dieser Matrix eingeschätzt.

Wahrscheinlichkeit (W)	Schweregrad (S)				
	S1	S2	S3	S4	S5
W5	$R_{1,7}$		R_9		
W4		$R_{2,6}$			
W3			R_4		R_3
W2					
W1	R_{10}	$R_{5,8}$			

Schweregradniveaus
S1: Vernachlässigbar
S2: Gering
S3: Ernst
S4: Kritisch
S5: Katastrophal

Wahrscheinlichkeitsniveaus
W1: Unwahrscheinlich
W2: Fernliegend
W3: Gelegentlich
W4: Wahrscheinlich
W5: Häufig

Bild 4: Beispiel einer zweidimensionalen Risikomatrix („Risikograf") mit 10 eingeschätzten Risiken (R1 bis R10)

Es gibt bezüglich der Anzahl der zu verwendenden Niveaus und der Kriterien keine normativen Vorgaben. Die Norm berücksichtigt aber die Tatsache, dass die Wahrscheinlichkeit nicht immer eingeschätzt werden kann. Als Beispiele hierfür werden in der ISO/TR 24971:2020 (5.5.3) Software-Fehler, das Übertragungsrisiko von BSE, aber auch toxikologische Gefährdungen z.B. durch gentoxische Kanzerogene und sensibilisierende Agentien genannt. Im Fokus stehen dann die möglichen Auswirkungen. Das Vorgehen in solchen Fällen muss entsprechend im Risikomanagementplan beschrieben werden.

Die Risikoeinschätzung ist zunächst nur eine Zuordnung der vorab definierten Werte hinsichtlich Schweregrad und Wahrscheinlichkeit. Sie sagt noch nichts über die Akzeptanz des damit eingeschätzten Risikos aus, bildet aber die Grundlage für die anschließende Risikobewertung.

Neben der zweidimensionalen Risikomatrix haben sich in der Praxis auch dreidimensionale Matrizen z.B. im Bereich Fehler-Möglichkeits- und Einflussanalyse (FMEA) etabliert. Als drittes Bewertungskriterium wird hier noch die mögliche Detektion des Fehlers herangezogen (Kapitel 1.4).

EMPFEHLUNG 2

- Bei der Definition geeigneter Schweregrade kann man sich an Kriterien der entsprechenden Richtlinien für zu meldende Ereignisse und Vorkommnisse orientieren (z.B. MEDDEV Guidance[7]).

- Erläuterungen der Kriterien für den Schweregrad durch produktspezifische Schadensbeispiele erleichtern die Einschätzung bei der Durchführung der Risikoanalyse durch ein interdisziplinäres Risikomanagementteam.

- In Ermangelung ausreichend verfügbarer Daten oder Informationen zur quantitativen Einschätzung der Wahrscheinlichkeit kann diese auch mittels qualitativer Deskriptoren eingeschätzt werden. Hilfestellung hierzu gibt es in der ISO/TR 24971:2020 (5.5.2).

---

7 MEDDEV 2.12-1 Rev. 8 Kapitel 5.1.1

1.2.2 Risikobewertung

Die Risikobewertung dient der Bestimmung der Akzeptanz des Risikos für jede identifizierte Gefährdungssituation, d. h. das eingeschätzte Risiko wird mit den vorab im Risikomanagementplan definierten Akzeptanzkriterien verglichen. Die Risikobewertung ist im gesamten Risikomanagementprozess an drei Stellen verankert und erfolgt aus unterschiedlichen Blickwinkeln:

a) Bewertung des individuellen Risikos (vor Risikobeherrschung)

b) Bewertung des individuellen Restrisikos (nach Risikobeherrschung)

c) Bewertung des Gesamt-Restrisikos

Nach jeder Bewertung entscheidet der Hersteller im Rahmen der Entwicklung und später im Produktlebenszyklus über das weitere Vorgehen (Bild 5). Wird das Einzel- oder Gesamt-Restrisiko als nicht akzeptabel eingestuft, stehen im Wesentlichen drei grundsätzliche Möglichkeiten zur Diskussion:

– Zusätzliche Maßnahmen zur Risikobeherrschung

– Änderung des Medizinproduktes

– Änderung der Zweckbestimmung

1 Risikomanagement nach DIN EN ISO 14971

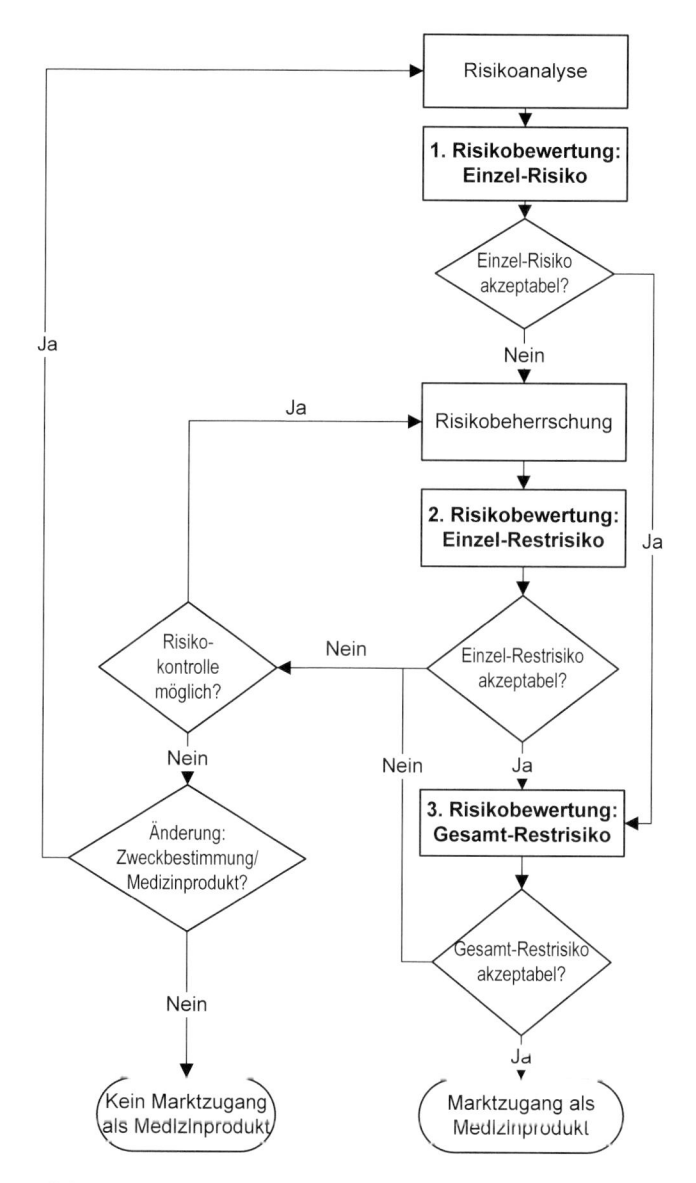

Bild 5: Entscheidungsbaum Risikobewertung

Die Kriterien für die Risikobewertung der individuellen Risiken als auch des Gesamt-Restrisikos werden auf Basis der vom Topmanagement des Herstellers vorgegebenen Risikopolitik für jedes Medizinprodukt vor der Risikoanalyse festgelegt und im Risikomanagementplan dokumentiert (Tabelle 2). Prinzipiell dürfen hierbei im Gegensatz zum Management von Geschäftsrisiken, welche nicht im Geltungsbereich der DIN EN ISO 14971 sind, ökonomische Überlegungen nicht berücksichtigt werden.

Die Akzeptanzkriterien für das Gesamt-Restrisiko können sich dabei von den Akzeptanzkriterien für Einzelrisiken unterscheiden. Die DIN EN ISO 14971 gibt keine konkreten Risikoakzeptanzkriterien vor oder legt annehmbare Risikoniveaus fest. Dies erfolgt aus gutem Grund, da die Akzeptanz von Gesundheitsrisiken von verschiedenen veränderbaren Faktoren beeinflusst wird und daher spezifisch für jedes Medizinprodukt bzw. für jede Medizinproduktkategorie festgelegt werden muss (Kapitel 1.3). Eine Hilfestellung für die Definition einer geeigneten Risikopolitik zur Etablierung von objektiven Risikoakzeptanzkriterien bietet die ISO/TR 24971 im Anhang C. Die Risikopolitik muss nachweislich in der Organisation z. B. im Qualitätsmanagementsystem dokumentiert sein.

Bewertung des (Einzel-)Risikos

Die erste Bewertung des individuellen Risikos einer identifizierten Gefährdungssituation erfolgt im Anschluss an die Risikoeinschätzung als Endpunkt des ersten Prozessschrittes „Risikoanalyse" (Kapitel 1.2.1) noch vor der Risikobeherrschung (Bild 7 A)). Sie ist im Ablaufdiagramm der DIN EN ISO 14971 (Bild 1 – Schematische Darstellung des Risikomanagement-Prozesses) als eigenständiger Prozessschritt abgebildet. Bei Verwendung einer Risikomatrix wird diese für die Risikobewertung nach vorab definierten Kriterien in einen akzeptablen (in Bild 6 grün dargestellt) und nicht akzeptablen (in Bild 6 rot dargestellt) Bereich unterteilt. Die Einteilung in Bild 6 ist exemplarisch und nicht durch die Norm vorgegeben, da sie sich aus der jeweiligen Risikopolitik ergibt. Legt man die Matrix mit den Akzeptanzbereichen über die Matrix aus Bild 4, ergibt sich folgende Darstellung:

		Schweregrad (S)					Akzeptanzbereiche:	
		S1	S2	S3	S4	S5	Akzeptables Risiko/Restrisiko	Keine Risikobeherrschung notwendig. Risiko ist so weit wie möglich reduziert.
Wahrscheinlichkeit (W)	W5						Akzeptables Restrisiko	Risikobeherrschung notwendig.
	W4						Nutzen-Risiko-Analyse notwendig	
	W3						Nicht akzeptables Restrisiko	
	W2							
	W1							

Bild 6: Beispiel einer zweidimensionalen Risikomatrix mit unterteilten Akzeptanzbereichen

Die Einteilung basiert in diesem Fall auf den unterschiedlichen Kombinationen aus Schweregrad und Eintrittswahrscheinlichkeit. Der medizinische Nutzen ist in dieser zweidimensionalen Risikomatrix zunächst noch nicht berücksichtigt. Um die Nutzen-Risiko-Analyse zu integrieren, kann ein Bereich in der Risikomatrix definiert werden, in dem für die Risikoakzeptanz noch die Nutzen-Risiko-Analyse herangezogen werden muss (weißer Bereich in Bild 6). Überwiegt der Nutzen, kann das Restrisiko als vertretbar (und damit als akzeptabel) bewertet werden. Überwiegt das Restrisiko, wird es als nicht vertretbar (und damit als nicht akzeptabel) eingestuft.

Diese erste Bewertung der Risikoakzeptanz der individuellen Risiken dient u. a. dazu, den nächsten Prozessschritt „Risikobeherrschung" spezifisch für das jeweilige Medizinprodukt vorzubereiten. Sie liefert einen Anhaltspunkt für das notwendige Ausmaß und ggf. auch die Art der zu ergreifenden Risikobeherrschungsmaßnahmen (Kapitel 1.2.3). Die DIN EN ISO 14971 beinhaltet hierbei die Option, keine weiteren (über den allgemein anerkannten Stand der Technik) hinausgehenden Maßnahmen der Risikobeherrschung zu ergreifen, wenn das Risiko bei dieser Erstbewertung bereits als akzeptabel eingestuft wurde (siehe hierzu Hinweis 2). Hierbei kann es sinnvoll sein, innerhalb des akzeptablen Bereiches einen eingeschränkten Bereich zu definieren, für den diese Option in Betracht kommt (dunkelgrüner Bereich in Bild 6 und Bild 7). Das eingeschätzte Risiko wird dann als Restrisiko behandelt. Ist das Risiko nicht akzeptabel, müssen in jedem Fall Maßnahmen zur Risikobeherrschung (Kapitel 1.2.3) durchgeführt werden.

HINWEIS 2

Zu MDR 2017/745

- Die Option, bei akzeptablen Risiken keine (weiteren) Maßnahmen zur Risikobeherrschung zu ergreifen, wurde in der Vergangenheit in Bezug auf die Erfüllung der grundlegenden Anforderungen der EU-Richtlinie 93/43/EWG über Medizinprodukte (MDD) als inhaltliche Abweichung gewertet. Entsprechend den Erläuterungen im Anhang ZA der DIN EN ISO 14971:2013 sind die grundlegenden Anforderungen der MDD dahingehend zu interpretieren, dass sämtliche Risiken ungeachtet ihres Ausmaßes so weit wie möglich zu vermindern sind.

- Da es für die aktuelle Ausgabe der DIN EN ISO 14971 noch keine entsprechende Gegenüberstellung der normativen Anforderungen mit den grundlegenden Leistungs- und Sicherheitsanforderungen in Anhang I der jetzt gültigen Medizinprodukteverordnung MDR 2017/745 (in Form eines

Z-Anhangs) gibt, kann zum Redaktionsschluss dieser Publikation (August 2021) hierzu noch kein Hinweis gegeben werden. Da jedoch auch die MDR eine möglichst weitgehende Minimierung von Risiken fordert, ist eine ähnliche Interpretation wie für die MDD zu erwarten.

Bewertung des (Einzel-)Restrisikos

Die zweite Risikobewertung findet ebenfalls noch auf der Ebene von Einzelrisiken statt, allerdings diesmal innerhalb des Prozessschrittes „Risikobeherrschung" nach der Implementierung von geeigneten Risikobeherrschungsmaßnahmen (Beispiel Bild 7 B)). Verbleibt das Risiko trotz Risikobeherrschung im nicht akzeptablen Bereich, hat der Hersteller zwei Möglichkeiten. Entweder er ergreift weitere Maßnahmen zur Risikobeherrschung oder, falls diese Option ausgeschöpft ist, er führt eine Nutzen-Risiko-Analyse durch (Beispiel Bild 7 C).

Überwiegt der Nutzen das Restrisiko, kann das Restrisiko als vertretbar und damit akzeptabel eingestuft werden. Wenn der Nutzen nicht überwiegt, hat der Hersteller noch die Möglichkeit, das Medizinprodukt oder die Zweckbestimmung zu ändern. Ist beides nicht möglich, bleibt das individuelle Restrisiko und damit in der Regel auch das Gesamt-Restrisiko nicht akzeptabel und das Medizinprodukt kann nicht für das Inverkehrbringen freigegeben werden.

A) Risikobewertung **VOR** Risikobeherrschung

	S1	S2	S3	S4	S5
W5	$R_{1,7}$		R_9		
W4		$R_{2,6}$			
W3			R_4		R_3
W2					
W1	R_{10}	$R_{5,8}$			

$R_{5,8,10}$
Keine Risikobeherrschung notwendig
$R_{1,2,3,4,6,7,9}$
Risikobeherrschung ↓ notwendig

B) Restrisikobewertung **OHNE** Nutzen-Risiko-Analyse

	S1	S2	S3	S4	S5
W5	R_1				
W4			$R_9↓$		
W3	$R_7↓$	$R_6↓$	R_4		
W2		$R_2↓$			$R_3↓$
W1	R_{10}	$R_{5/8}$			

$R_{1,2,5,6,7,8,10}$
Restrisiko akzeptabel
$R_{4,9}$
Nutzen-Risiko-Analyse notwendig
R_3
Restrisiko inakzeptabel → weitere Maßnahmen und ggf. Nutzen-Risiko-Analyse

↓ Risiko konnte minimiert werden

C) Restrisikobewertung **MIT** Nutzen-Risiko-Analyse

	S1	S2	S3	S4	S5
W5	R_1				
W4					R_9
W3	R_7	R_6	R_4		
W2		R_2			
W1	R_{10}	$R_{5/8}$			$R_3↓$

$R_{3,4}$
Nutzen überwiegt Restrisiko → akzeptabel
R_9
Restrisiko überwiegt Nutzen → nicht akzeptabel → weitere Maßnahmen

↓ Risiko konnte minimiert werden

S = Schweregrad
W = Wahrscheinlichkeit

Bild 7: Beispiel für die Verteilung der Risiken nach den verschiedenen Stufen der Risikobewertung in der Risikomatrix

Bewertung des Gesamt-Restrisikos

Nach Abschluss aller Aktivitäten zur Risikobeherrschung (Kapitel 1.2.3) inklusive Verifikation und Überprüfung auf Vollständigkeit muss ein drittes Mal bewertet werden. Diesmal wird das vom Medizinprodukt ausgehende Gesamt-Restrisiko, d. h. die kombinierte Auswirkung aller Restrisiken, zusammen betrachtet und gegen den Nutzen der Zweckbestimmung abgewogen. Hierfür sind in der Regel andere bzw. zusätzliche Bewertungskriterien und eine breitere Betrachtungsperspektive notwendig. Dabei sollte berücksichtigt werden, dass eine Vielzahl einzelner akzeptabler individueller Restrisiken in der Summe ein nicht akzeptables Gesamt-Restrisiko ergeben können. Die angewandte Methode muss im Risikomanagementplan definiert werden.

Mögliche Ansätze und Betrachtungsweisen werden in Kapitel 8 der ISO/TR 24971:2020 vorgestellt und diskutiert. Im Rahmen dieser Publikation wird nur beispielhaft auf einige Aspekte eingegangen.

a) Verteilung der Restrisiken im Risikograf

Ein praktischer methodischer Ansatz ist die visuelle Darstellung der Restrisiken und deren quantitative und/oder qualitative Analyse im Risikograf. Unter Verwendung einer Risikomatrix entsprechend Bild 7 kann die Verteilung der Einzelrisiken innerhalb der Risikomatrix unter verschiedenen Gesichtspunkten analysiert werden.

Bei der Analyse der Verteilung der Restrisiken in der Risikomatrix kann die Bildung von Clustern in Grenzbereichen sowie die Akzeptanz der Einzelrisiken betrachtet werden:

– Sind die Restrisiken gleichmäßig in der Risikomatrix verteilt oder bilden sich Cluster?
  - Wie ist die Verteilung im Grenzbereich?
  - Liegt die Mehrzahl der Risiken im niedrigen Bereich des Schweregrades?
  - Bei Risiken mit höheren Schweregraden: Liegt die Mehrzahl im niedrigen Bereich der Eintrittswahrscheinlichkeit?

– Wie viele Restrisiken konnten erst nach Nutzen-Risiko-Analyse als vertretbar eingestuft werden?

Bild 8 zeigt exemplarisch die Verteilung von 40 identifizierten Risiken anhand der Anzahl pro Feld. Liegen sehr viele Restrisiken im Grenzbereich (z. B. S3, W3) oder wurden diese erst nach einer individuellen Nutzen-Risiko-Analyse als vertretbar eingestuft, ist dies ein Indiz dafür, dass u. U. das Gesamt-Restrisiko nicht mehr akzeptabel ist. Je mehr Restrisiken im unkritischen Bereich des Risikografen (Schweregrad S1 bis S2, Wahrscheinlichkeit W1 bis W2) angesiedelt sind, desto höher ist die Wahrscheinlichkeit, dass das Gesamt-Restrisiko akzeptabel ist. Die relative Verteilung in bestimmten Bereichen des Risikografen könnte als mögliches Akzeptanzkriterium für das Gesamt-Restrisiko definiert werden.

Vor Risikobeherrschung

	S1	S2	S3	S4	S5	Σ
W5		2				2
W4	3	1		4		8
W3			5			5
W2		5		1		6
W1	10		9			19
Σ	13	8	14	4	1	40

Nach Risikobeherrschung

	S1	S2	S3	S4	S5	Σ
W5		1↓				1
W4	↓	1↓	1	↔↓		2
W3	2	1	1↓	2		6
W2	1	2↓	2	1	↓	6
W1	10	3	11		1	24
Σ	13	8	15	3	1	40

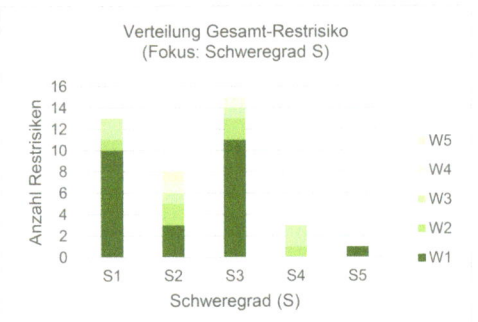

Verteilung Gesamt-Restrisiko
(Fokus: Schweregrad S)

S = Schweregrad
W = Wahrscheinlichkeit

Bild 8: Visuelle Darstellung der Verteilung der Restrisiken für die Gesamt-Restrisikobewertung

b) Überprüfung der Gesamt-Risikobeherrschung

Auch die Überprüfung der Wirksamkeit der eingeleiteten Risikobeherrschungsmaßnahmen zur Risikobeherrschung kann als „Gesamtbild" in die Gesamt-Restrisikobewertung wie folgt einfließen.

- Beeinflussen sich die Risikobeherrschungsmaßnahmen gegenseitig, indem sie sich z. B. aufheben oder widersprechen?
- Sind die Sicherheitsgrundsätze entsprechend der Priorität und verhältnismäßig zum Ausmaß des Restrisikos angewandt? Wie viele Risiken konnten bezüglich des Schweregrades minimiert werden?

Bei sich widersprechenden oder neutralisierenden Risikobeherrschungsmaßnahmen erhöht sich das Gesamt-Restrisiko. Je mehr Risiken durch inhärente Sicherheitsmaßnahmen (Kapitel 1.2.3) kontrolliert bzw. eliminiert werden, als desto geringer ist das Gesamt-Restrisiko zu bewerten.

c) Abhängigkeiten einzelner Restrisiken: Fehler- und Ereignisbaumanalysen

Wichtige Aspekte der Bewertung des Gesamtrisikos wie die gegenseitige Beeinflussung von Restrisiken oder kumulative Häufigkeiten lassen sich über die Analyse der Verteilung im Risikografen allein nicht bewerten. Hier müssen in der Regel noch andere Analysemethoden eingesetzt werden.

Resultiert ein und derselbe Schaden aus verschiedenen Gefährdungssituationen, ist die Eintrittswahrscheinlichkeit des Schadens (gesamt) höher als die Wahrscheinlichkeit, die für eine bestimmte einzelne Gefährdungssituation abgeschätzt wurde. Eine geeignete und systematische, aber auch aufwendige Analysemethode, um die kombinierte Eintrittswahrscheinlichkeit eines bestimmten Schadens abzuschätzen, ist die deduktive Fehlerbaumanalyse (näher beschrieben in DIN EN 61025). Der gemeinsame Schaden wird dabei als Hauptereignis gesetzt.

Bei Anwendung dieser Methode können entsprechende Akzeptanzkriterien für das Gesamt-Restrisiko, basierend auf kumulativen Häufigkeiten, ähnlich der Risikomatrix für Einzelrisiken definiert werden.

Auf der anderen Seite kann ein auslösendes Ereignis zu einer Vielzahl von verschiedenen Gefährdungssituationen führen. Methodisch kann hier eine Ereignisbaumanalyse (nach DIN EN 62502) durchgeführt werden, ein induktiver Ansatz, bei dem das auslösende Ereignis das Hauptereignis darstellt.

Damit das Gesamt-Restrisiko im akzeptablen Bereich bleibt, sollte noch mal bewertet werden, ob die ergriffenen Risikobeherrschungsmaßnahmen geeignet sind, solche Ereignisse mit einer zentralen Rolle in der Entstehung von Gefährdungssituationen zu verhindern oder wirksam zu reduzieren.

Ist das Gesamt-Restrisiko bewertet, muss dieses in Verhältnis zum Nutzen gesetzt werden (Kapitel 1.3.2).

Überwiegt der Nutzen das Gesamt-Restrisiko, kann dieses als vertretbar angenommen werden, auch wenn die Kriterien des Herstellers für akzeptierte Risiken überschritten werden. Hierdurch kann in Ausnahmefällen, z.B. zur Behandlung neuartiger Krankheiten, bei hohem Nutzen auch ein mit hohem Risiko behaftetes Medizinprodukt in Verkehr gebracht werden. Voraussetzung ist eine sorgfältige Bewertung und anschließende engmaschige Überwachung (Kapitel 1.2.4).

Im Falle eines nicht vertretbaren Gesamt-Restrisikos im Verhältnis zum Nutzen bleiben dem Hersteller wiederum die folgenden Optionen:

- Einleiten zusätzlicher Maßnahmen zur Risikobeherrschung;
- Änderung des Medizinproduktes und/oder
- Änderung der Zweckbestimmung des Medizinproduktes.

Bleibt das Gesamt-Restrisiko nicht vertretbar, erhält das Produkt keinen Marktzugang als Medizinprodukt.

Auch wenn das Gesamt-Restrisiko vertretbar ist, muss der Hersteller in jedem Fall in der Begleitdokumentation über signifikante Restrisiken informieren.

> **HINWEIS 3**
>
> **Zur MDR 2017/745**
>
> - Bezüglich der Kriterien für die Bewertung der Risikoakzeptanz und der verwendeten Terminologie sollten die jeweils anzuwendenden Rechtsvorschriften berücksichtigt werden.
> - Die MDR 2017/745 fordert z.B. in den grundlegenden Sicherheits- und Leistungsanforderungen, dass Risiken „auszuschließen/zu beseitigen sind" oder „so weit wie möglich" minimiert/verringert/reduziert bzw. „so gering wie möglich" gehalten werden.

1.2.3 Risikobeherrschung

Risikobeherrschung bedeutet, durch geeignete Risikobeherrschungsmaßnahmen und Entscheidungen die identifizierten Risiken auf festgelegte „akzeptable" Bereiche zu verringern oder in diesen zu halten.

Laut MDR 2017/745 Anhang I, Kapitel I ist die Minimierung von Risiken so zu verstehen, dass Risiken so weit zu verringern sind, wie es ohne negative Auswirkungen auf das Nutzen-Risiko-Verhältnis möglich ist. Das nicht weiter zu minimierende Risiko verbleibt als Restrisiko. Ziel der Risikominimierung ist es, dass sowohl das Restrisiko jeder einzelnen Gefährdung als auch das Gesamt-Restrisiko als akzeptabel (Kapitel 1.2.2) eingestuft werden kann.

Maßnahmen zur Risikobeherrschung müssen zum einen dem allgemein anerkannten Stand der Technik entsprechen. Die Anwendung von relevanten nationalen und internationalen Standards und Sicherheitsnormen stellt daher einen wichtigen Baustein bei der Risikobeherrschung dar. Zum anderen sind, wie auch in Bild 9 dargestellt, die Sicherheitsgrundsätze in folgender Rangfolge zu berücksichtigen:

1) Inhärent[8] sichere Auslegung und Herstellung, d. h. im Idealfall eine Eliminierung des Risikos;

2) Schutzmaßnahmen im Medizinprodukt oder im Herstellungsprozess;

3) Informationen für die Sicherheit (Warnungen, Vorsichtshinweise, Kontraindikationen) und ggf. Schulungen für Anwender.

Die Priorisierung der verschiedenen Optionen zur Risikobeherrschung ist auch durch die in dieser Reihenfolge zu erwartende abnehmende Wirksamkeit bezüglich der Risikominimierung gerechtfertigt.

---

[8] Die DIN EN ISO 12100 Sicherheit von Maschinen – Allgemeine Gestaltungsleitsätze – Risikobeurteilung und Risikominderung definiert „inhärent sichere Konstruktion" wie folgt: „Schutzmaßnahme, die entweder Gefährdungen beseitigt oder die mit den Gefährdungen verbundenen Risiken vermindert, indem ohne Anwendung von trennenden oder nichttrennenden Schutzeinrichtungen die Konstruktions- oder Betriebseigenschaften der Maschine verändert werden."

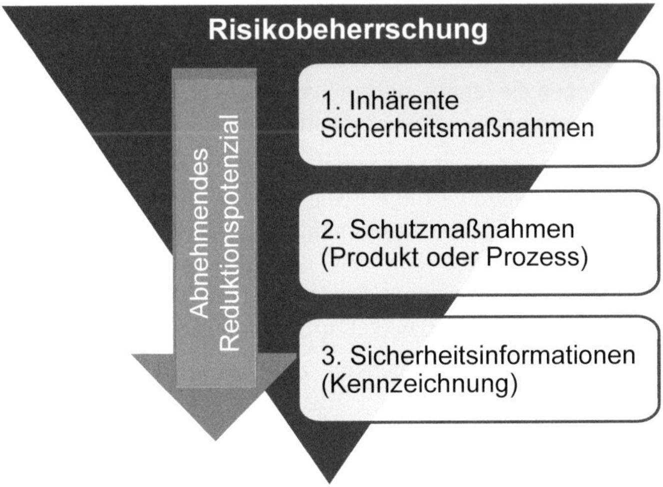

Bild 9: Risikobeherrschungsmaßnahmen – Priorität und Effektivität

Inhärente Sicherheitsmaßnahmen sind Maßnahmen, die das Risiko beseitigen, wie z. B. die Eliminierung gefährlicher Stoffe oder ein fehlersicheres Design nach dem Schlüssel-Schloss-Prinzip. Dadurch kann u. U. der potenzielle Schaden ganz vermieden oder in seiner Schwere reduziert werden. Schutzmaßnahmen wie z. B. ein akustischer Alarm oder protektive Vorrichtungen können das Produkt oder den Prozess betreffen und reduzieren die Eintrittswahrscheinlichkeit des potenziellen Schadens, der in seiner Schwere aber gleich bleibt. Das schwächste Reduktionspotenzial haben Sicherheitsinformationen. Diese tragen nur zur Risikominimierung bei, wenn mit ihnen konkrete Handlungsanweisungen verbunden sind.

Beispiele zur Anwendung dieser Sicherheitsgrundsätze im Bereich biologischer Sicherheit werden in Kapitel 2.4 gegeben. Risikobeherrschungsmaßnahmen müssen ihrerseits ebenfalls einer Risikoanalyse unterzogen werden, um sicherzustellen, dass dadurch keine neuen Gefährdungen entstehen oder bestehende Gefährdungssituationen negativ beeinflusst werden.

Nach der Implementierung der Risikobeherrschungsmaßnahmen erfolgt eine erneute Bewertung des individuellen Restrisikos und bei Bedarf weitere Iterationen der Risikobeherrschung (Kapitel 1.2.2).

Abschließend werden die Aktivitäten zur Risikobeherrschung auf Vollständigkeit überprüft und die Effektivität der implementierten Maßnahmen wird verifiziert. Im Zuge dieser Überprüfung sollte darauf geachtet werden, dass Risikobeherrschungsmaßnahmen für einzelne Risiken nicht zu widersprüchlichen Anforderungen im Gesamtkontext führen oder sich gegenseitig in ihrer Wirksamkeit beeinträchtigen. Dies stellt einen wichtigen Input für die Bewertung des Gesamt-Restrisikos dar.

1.2.4 Risikoüberprüfung und -überwachung

Risikomanagement beginnt mit der Entwicklung und muss in allen Phasen des Lebenszyklus eines Medizinproduktes fortgesetzt werden, bis dieses vom Markt genommen wird. Die Verpflichtung endet dabei erst, wenn die vorgesehene Lebensdauer des zuletzt ausgelieferten Produkts abgelaufen ist oder wenn das zuletzt im Markt befindliche Produkt außer Betrieb genommen und entsorgt wurde.

Vor dem Inverkehrbringen eines Medizinproduktes findet zunächst eine umfassende Überprüfung des bis zu diesem Zeitpunkt durchgeführten Risikomanagements statt. Die Überprüfung orientiert sich an dem für das jeweilige Produkt spezifisch erstellten Risikomanagementplan und wird im Rahmen eines Risikomanagementberichtes dokumentiert. Wichtiges Kriterium hierbei ist, dass Methoden etabliert sind, um fortlaufend risikorelevante Informationen aus der Herstellung und den der Herstellung nachgelagerten Phasen zu sammeln und zu überprüfen. Bei den nachgelagerten Phasen handelt es sich um die Lagerung, den Transport, ggf. die Installation oder Wartung sowie die Anwendung des Medizinproduktes und seine Entsorgung.

Hier gibt es eine große Schnittmenge zu der in den Rechtsvorschriften für Medizinprodukte geforderten proaktiven Überwachung nach dem Inverkehrbringen (engl. Post-Market Surveillance) durch den Hersteller. Die Informationsquellen schließen neben dem Hersteller und dem Nutzer/Anwender auch Dritte ein. Dazu zählen u. a. alle an Installation und Wartung beteiligten Verantwortlichen sowie sämtliche Akteure der Lieferkette, aber auch Personen, welche bei der Entsorgung einer Gefährdung ausgesetzt sein könnten. Grundlage ist der allgemein anerkannte Stand der Technik, zu dem auch öffentlich zugängliche Informationen über ähnliche auf dem Markt befindliche Produkte zählen.

Im Rahmen des Risikomanagements liegt der Schwerpunkt auf der Überprüfung dieser Informationen hinsichtlich neuer Gefährdungen bzw. Gefährdungssituationen oder aber Auswirkungen auf die Risikoeinschätzung und/oder Bewertung der Risikoakzeptanz. Zudem muss überprüft werden, ob sich der allgemein anerkannte Stand der Technik geändert hat.

Die zu ergreifenden Maßnahmen können das Medizinprodukt direkt oder den Risikomanagementprozess betreffen.

1.3 Risikoakzeptanz

1.3.1 Was ist ein akzeptables Risiko?

Die Bewertung, was ein akzeptables Risiko ist, kann je nach kulturellem und sozioökonomischem Hintergrund sowie Bildungsstand der betreffenden Gesellschaft und dem tatsächlichen und wahrgenommenen Gesundheitszustand des Patienten variieren[9].

Die DIN EN ISO 14971 verwendet im Zusammenhang mit der Risikobewertung einzelner Gefährdungen die Begriffe „akzeptabel" und „nicht akzeptabel". Darüber hinaus wird das Gesamt-Restrisiko bezüglich seiner Vertretbarkeit bewertet. Dies spannt den Bogen zur Definition von „Sicherheit" als Freiheit von unvertretbaren Risiken[10]. Generell müssen Risiken durch Medizinprodukte im Zusammenhang mit ihrer Anwendung gemessen am Nutzen der Zweckbestimmung für den Patienten vertretbar und mit einem hohen Maß an Gesundheitsschutz und Sicherheit vereinbar sein.

Die subjektive Einschätzung von Risiken wird im Risikomanagement nach DIN EN ISO 14971 mittels klar definierter Bewertungskriterien (Schweregrad und Eintrittswahrscheinlichkeit eines Schadens) für das jeweilige Medizinprodukt objektiviert.

Folgende drei Hauptaspekte beeinflussen maßgeblich die Akzeptanz von Risiken und müssen bei der Definition produktspezifischer Risikoakzeptanzkriterien berücksichtigt werden:

1) **Die unterschiedliche und sich ändernde Wahrnehmung je nach gesellschaftlichem Kontext.**

   Dies stellt Hersteller, welche ihre Medizinprodukte in unterschiedlichen Ländern in Verkehr bringen wollen, vor eine nicht immer leichte Aufgabe.

2) **Die Eintrittswahrscheinlichkeit und Schwere potenzieller Schäden als Grundlage für die Risikodefinition.**

   Die Schwere von möglichen Schäden am Patienten, Anwender oder Dritte kann in der Regel unter Zuhilfenahme klinischer und medizinischer Fachexperten anhand qualitativer Kriterien relativ gut eingeschätzt werden. Für

---

9 DIN EN ISO 14971:2020-07 Einleitung
10 DIN EN ISO 14971:2020-07 (3.26)

eine quantitative Einschätzung der Eintrittswahrscheinlichkeit während der Entwicklung fehlen dagegen meist noch statistisch signifikante Daten. Ist eine quantitative Einschätzung nicht oder nur mit hohem Unsicherheitsfaktor möglich, empfiehlt sich hier ebenfalls die Definition qualitativer Deskriptoren.

3) **Das Nutzen-Risiko-Verhältnis**

Wenn das Restrisiko nach Risikobeherrschung anhand der Bewertungskriterien eingeschätzt wurde, muss dieses noch in Verhältnis zum medizinischen Nutzen gesetzt werden. Hierfür wird medizinisches Expertenwissen benötigt, welches im Rahmen einer klinischen Bewertung für das jeweilige Medizinprodukt erfasst und dokumentiert wird.

HINWEIS 4

Zur MDR 2017/745

Die MDR 2017/745 fordert in den grundlegenden Sicherheits- und Leistungsanforderungen, dass Risiken gemessen am Nutzen für den Patienten „vertretbar" sein müssen. In der DIN EN ISO 14971 wird daher der Begriff „Vertretbarkeit" verwendet, wenn eine Abwägung von Nutzen gegen Risiko erfolgt ist.

1.3.2 Nutzen-Risiko-Analyse

Eine der wesentlichen Änderungen der 3. Ausgabe ist, dass dem aus der Anwendung des Medizinproduktes zu erwartenden Nutzen größere Aufmerksamkeit geschenkt wird. Dieser muss gegen die Restriken des Medizinproduktes abgewogen werden (Bild 10). Die DIN EN ISO 14971 setzt der Nutzen-Risiko-Abwägung allerdings in der Einleitung eine entscheidende Grenze, wenn es um die Nutzen-Risiko-Abwägung für ein klinisches Verfahren geht. Die Entscheidung, das Medizinprodukt in einem bestimmten klinischen Verfahren anzuwenden, ist im Anwendungsbereich der Norm explizit ausgenommen.

Die Nutzen-Risiko-Analyse kommt zunächst bei der Bewertung der Akzeptanz individueller Restrisiken nach Risikobeherrschung zum Tragen (Kapitel 1.2.2 und 1.2.3). Der Nutzen wird dabei prinzipiell immer auf Basis der Zweckbestimmung des Medizinproduktes ermittelt. Daher ist im Falle nicht akzeptabler Restrisiken neben der Änderung des Medizinproduktes auch die Änderung der Zweckbestimmung in Betracht zu ziehen. Die Bewertung von Risiken wurde in Kapitel 1.2.2 bereits besprochen. Aber wie und auf welcher Basis ist nun der

Nutzen zu bewerten? Da es beim Nutzen um positive Auswirkungen auf die Gesundheit einer Person, des Patientenmanagements oder das öffentliche Gesundheitswesen geht, ist unbestritten, dass dazu Anwendungswissen und klinische Expertise erforderlich ist.

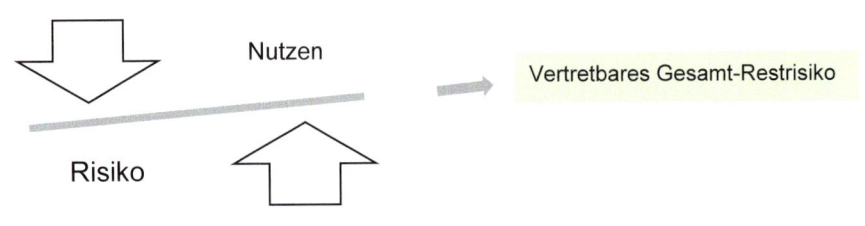

Bild 10: Nutzen-Risiko-Abwägung

Die Norm nennt hierfür Daten und Literatur, die zusammengestellt und bewertet werden dürfen, und verweist auf die ISO/TR 24971 für weitere Informationen.

Die Betrachtung klinischer Daten ist ein wesentlicher Bestandteil der klinischen Bewertung, die bei der Medizinprodukteentwicklung eine entscheidende Rolle zum Nachweis der grundlegenden Sicherheits- und Leistungsanforderungen spielt. Hierbei werden auch Informationen zum klinischen Nutzen zusammengestellt. Wichtig dabei ist die Einbeziehung ähnlicher Medizinprodukte. Wenn mit einem anderen Medizinprodukt der gleiche Nutzen bei geringerem Restrisiko erreicht werden kann, rechtfertigt das u. U. nicht die Markteinführung des eigenen Produktes mit einem höheren Restrisiko, auch wenn die Nutzen-Risiko-Analyse günstig ausfällt. Geschäftliche oder wirtschaftliche Vorteile dürfen keine Rolle spielen. Bei der Bewertung des positiven gesundheitlichen Effektes sollen Art, Größenordnung, Wahrscheinlichkeiten des Eintritts sowie die Dauer des erwarteten Nutzens berücksichtigt werden. Allgemeine Beispiele für Nutzen im Sinne einer positiven Auswirkung auf die Gesundheit sind folgende:

– Eine größere Patientenpopulation kann mit dem Medizinprodukt behandelt werden.

– Das Medizinprodukt kann in einem weniger kritischen klinischen Verfahren angewandt werden.

– Das Behandlungsintervall kann verlängert werden.

HINWEIS 5

Zur MDR 2017/745

In der MDR 2017/745 wird der „klinische Nutzen" folgendermaßen definiert:

„Klinischer Nutzen" bezeichnet die positiven Auswirkungen eines Produkts auf die Gesundheit einer Person, die anhand aussagekräftiger, messbarer und patientenrelevanter klinischer Ergebnisse einschließlich der Diagnoseergebnisse angegeben werden, oder eine positive Auswirkung auf das Patientenmanagement oder die öffentliche Gesundheit;

Ein wesentlicher Unterschied zur Definition des „Nutzen" in der ISO 14971 liegt darin, dass der klinische Nutzen mit relevanten *messbaren* klinischen Ergebnissen belegt werden muss.

HINWEIS 6

- Bei der Nutzen-Risiko-Analyse hat die ISO 14971 eine wesentliche Schnittstelle zur klinischen Bewertung (siehe hierzu MDR § 61, MEDDEV 2.7/1 rev.4, ISO 14155).
- Die FDA-Guidance „Factors to Consider When Making Benefit-Risk Determinations in Medical Device Premarket Approval and De Novo Classifications" enthält im Anhang Arbeitsblätter für die Durchführung einer systematischen Nutzen-Risiko-Analyse. Die praktischen Beispiele können auch im Rahmen der ISO 14971 hilfreich sein.

1.4 Methoden für die Risikoanalyse – Welche Technik passt zu welcher Fragestellung?

Wie bereits zu Beginn erläutert, findet das Risikomanagement während des gesamten Produktlebenszyklus statt. Die Risikoanalyse wird dabei iterativ zu verschiedenen Zeitpunkten durchgeführt und entwickelt sich sozusagen parallel mit dem Produkt. In jeder Lebenszyklusphase liegt ein anderer Reifegrad des Produktes vor. Demnach nimmt der Detailgrad und die Tiefe der Analyse mit zunehmender Produktkenntnis ebenfalls zu. Je nach Fragestellung müssen daher u. U. unterschiedliche Methoden angewandt werden.

Mit der 3. Ausgabe der ISO 14971 ist der frühere Anhang G mit Informationen zu den verschiedenen Techniken der Risikoanalyse als Anhang B in die ISO/TR 24971 verschoben worden. Zu den dort aufgelisteten Techniken gibt es meist IEC-Normen mit weiteren detaillierten Angaben zur Vorgehensweise.

In diesem Kapitel soll nur in Kürze auf zwei der gängigsten und von der Herangehensweise prinzipiell unterschiedliche Methoden eingegangen werden. Das ist zum einen die vorläufige Gefährdungsanalyse (PHA = **P**reliminary **H**azard **A**nalysis), welche in der Regel bereits in der frühen Entwicklung angewendet wird und noch wenig Produktkenntnis erfordert. Der Schwerpunkt liegt hier auf der Identifizierung von Gefährdungen als Ausgangspunkt für die weitere Analyse. Vom Aufbau her liegt diese Methode den meisten Risikoanalysen nach ISO 14971 zugrunde. Bei der zweiten Methode handelt es sich um die Fehler-Möglichkeits- und Einflussanalyse (FMEA). Die Prozedur wurde ursprünglich 1949 für das Militär entwickelt und kam anschließend in den 1970er-Jahren, von Ford initiiert, im Bereich der Automobilindustrie flächendeckend zum Einsatz. Auslöser war ein Sicherheitsproblem des Ford-Pinto-Modells. Aufgrund der Konstruktion des Fahrzeughecks konnte es bei Auffahrunfällen leicht zu einer Beschädigung des Benzintanks kommen, wodurch das Brandrisiko durch auslaufendes Benzin bei Unfällen erhöht war. Damit wird auch schon eines der Hauptmerkmale dieser Methode deutlich, nämlich der Fokus auf Fehlermöglichkeiten und deren Konsequenzen. Benzin als brennbare Flüssigkeit stellt in diesem Fall die Gefährdung dar.

Tabelle 4: Gegenüberstellung von zwei Methoden zur Risikoanalyse: PHA und FMEA

	PHA – Vorläufige Gefährdungsanalyse	**FMEA** – Fehler-Möglichkeits- und Einflussanalyse (siehe auch IEC 60812)
Fragestellung	Von der Gefährdung zum Schaden: „Unter welchen Umständen kommt der Patient zu Schaden?"	Von der Ursache zur Wirkung: „Was geschieht, falls …?"
	Startpunkt: Schadensquelle	Startpunkt: Zustand des ersten Fehlers
Zielsetzung	– Identifizierung von Gefährdungen für den Menschen – Priorisierung hinsichtlich Schwere des möglichen Schadens	– Zuverlässigkeit des Medizinproduktes – Detektion und Kontrolle von Fehlermöglichkeiten
Anwendbarkeit	– In frühen Entwicklungsphasen mit wenig Produktkenntnis unter Normalbedingungen und im Fehlerfall anwendbar – Initialer Schritt für detaillierte Risikoanalysen	– Setzt bereits mehr Produkt- bzw. Prozesskenntnis voraus – Beispiele sind Design-, Prozess-, Anwendungs-FMEAs
Limitierung	Stößt mit zunehmender Komplexität des Medizinproduktes an seine Grenzen	Deckt nur Risiken basierend auf Fehlern, aber nicht im Normalfall ab
Bewertungskriterien	Zweidimensional: Schweregrad und Eintrittswahrscheinlichkeit des Schadens	Dreidimensional: Schweregrad des Effekts, Eintrittswahrscheinlichkeit und Detektionswahrscheinlichkeit des Fehlers

1.5 Management biologischer Risiken – Wichtige Ergänzungen zu DIN EN ISO 14971

Das Risikomanagement für biologische Gefährdungen ist eingebettet bzw. angelehnt an ein übergeordnetes Risikomanagement nach DIN EN ISO 14971. Die DIN EN ISO 14971 ist daher auch in den normativen Verweisungen der auf biologische Risiken spezialisierten Normen DIN EN ISO 10993-1 und DIN EN ISO 22442-1 gelistet. Gemeinsames Ziel ist der Schutz des Menschen vor möglichen biologischen Risiken, die sich aus der Anwendung von Medizinprodukten ergeben. Eine Definition des biologischen Risikos liefert die DIN EN ISO 10993-1. Diese leitet sich aus der entsprechenden Definition des Risikos der DIN EN ISO 14971 ab, indem die Ursache für potenzielle Schäden aufgenommen wurde.

> **3.18 Risiko (DIN EN ISO 14971)**
>
> „Kombination der Wahrscheinlichkeit des Auftretens eines *Schadens* (3.3) und des *Schweregrades* (3.27) dieses *Schadens* (3.3)".
>
> **3.2 Biologisches Risiko (DIN EN ISO 10993-1)**
>
> „Kombination der Wahrscheinlichkeit von gesundheitlichen Schäden aufgrund unerwünschter Reaktionen im Zusammenhang mit dem *Medizinprodukt* (3.14) oder Wechselwirkungen mit den *Materialien* (3.12) und der Schwere dieser Schäden".

Es gibt grundlegend zwei Sichtweisen auf biologische Risiken, die sich auch in der unterschiedlichen Zielsetzung der beiden oben erwähnten Normenreihen DIN EN ISO 10993 und DIN EN ISO 22442 widerspiegeln (Bild 11).

1 RISIKOMANAGEMENT NACH DIN EN ISO 14971

```
                                    ┌─ Bakterien, Schimmelpilze,
                                    │  Hefen, Parasiten
         ┌─ Risiken durch auf den ──┤
         │  Menschen übertragbare   │
         │  Erreger                 └─ Viren, TSE-Erreger, nicht
         │  (u. a. DIN EN ISO 22442-1)  klassifizierte Pathogene
         │
Biologische                         ┌─ Toxizität
Sicherheit ──┤                      │  (Zellen, Gene)
         │                          │
         │                          ├─ Allergisch
         │                          │  (Sensibilisierung)
         └─ Risiken durch biologische┤
            Reaktionen des Menschen ├─ Entzündung
            auf das Medizinprodukt  │  (Irritation)
            (DIN EN ISO 10993-1)    │
                                    └─ Kanzerogen, pyrogen,
                                       inflammatorisch, …
```

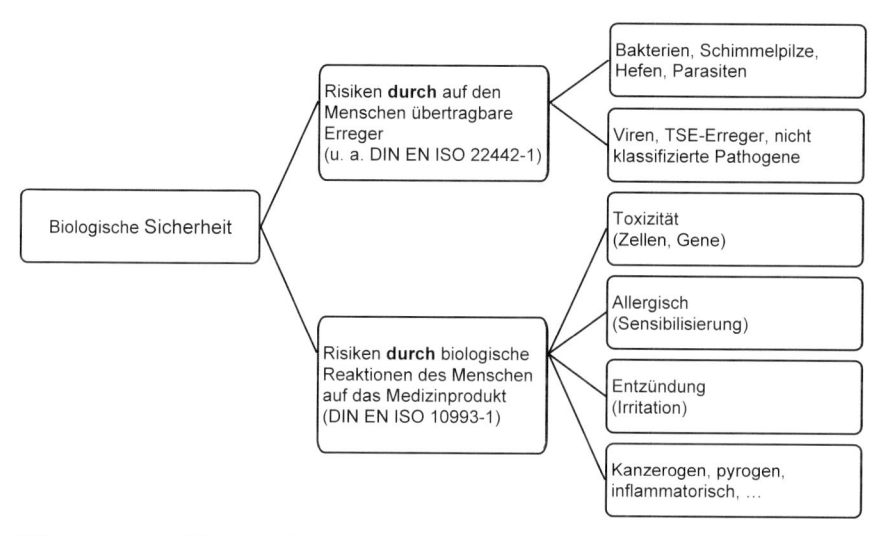

TSE Transmissible spongiforme Enzephalopathie

Bild 11: Zwei unterschiedliche Sichtweisen hinsichtlich biologischer Sicherheit

Bei der DIN EN ISO 10993-1 geht es u. a. um die Beurteilung hinsichtlich der biologischen Reaktionen (des Patienten) auf das Medizinprodukt bei dessen Anwendung und damit um die Biokompatibilität des Medizinproduktes oder der verwendeten Materialien. Die DIN EN ISO 22442-1 wiederum hat die biologischen Gefährdungen im Blick, welche sich speziell bei der Verwendung von Material tierischen Ursprungs aus Verunreinigungen durch potenziell pathogene Erreger ergeben können. Sie zieht dann für die abschließende Bewertung der biologischen Sicherheit wiederum die DIN EN ISO 10993-1 heran.

1.5.1 Schnittmenge/Unterschiede der DIN EN ISO 14971 zu DIN EN ISO 10993-1

Die DIN EN ISO 10993-1 verweist in Kapitel 4 auf einen Risikomanagementprozess in Übereinstimmung mit der ISO 14971. Die aktuelle Version der DIN EN ISO 10993-1 bezieht sich dabei jedoch noch auf die 2. Ausgabe der ISO 14971:2007. Die aus der Risikomanagementnorm übernommenen Begriffe sind allerdings auch in der 3. Ausgabe unverändert und somit weiterhin gültig. Der in Anhang B abgebildete Risikomanagementprozess nach ISO 14971:2007 ist an einigen Stellen in der aktuellen Ausgabe der ISO 14971:2019 entsprechend der in Kapitel 1.1 diskutierten Änderungen leicht abgewandelt.

Im Wesentlichen ist der zugrunde liegende Prozess mit den Hauptaktivitäten jedoch gleich geblieben.

Der ebenfalls referenzierte ehemalige Anhang I (Anleitung zum Verfahren der Risikoanalyse für biologische Gefährdungen) der ISO 14971:2007 wurde in der aktuellen Norm komplett gelöscht. Dieser behandelte Aspekte bei der Ermittlung biologischer Gefährdungen und zählt folgende Faktoren auf, die dabei zu berücksichtigen sind:

– chemische Natur der Werkstoffe
– frühere Verwendung
– Prüfdaten zur biologischen Sicherheit

Die Schnittstellen zwischen der DIN EN ISO 14971 und der DIN EN ISO 10993-1 werden anhand von praktischen Beispielen im Schnelldurchlauf in Kapitel 2 im Detail erläutert.

Explizit nicht durch die DIN-EN-ISO 10993-1 abgedeckt sind biologische Gefährdungen im Zusammenhang mit Bakterien, Schimmelpilzen, Hefen, Viren, den Erregern der transmissiblen spongiformen Enzephalopathie (TSE) und weiteren pathogenen Organismen. Um die kümmert sich die DIN EN ISO 22442-1, welche im nächsten Kapitel thematisiert wird.

1.5.2 Schnittmenge/Unterschiede der DIN EN ISO 14971 zu DIN EN ISO 22442-1

Die DIN EN ISO 22442-1:2021 verweist bereits in der Einleitung darauf, dass sie keine eigenständige Norm darstellt und nur in Verbindung mit der ISO 14971 zu verwenden ist. In den normativen Verweisen wird neben den weiteren Normenteilen ISO 22442-2, und -3 zudem die ISO 10993-1 gelistet.

Die Risikoanalyse startet mit Fragen zur Feststellung qualitativer und quantitativer Eigenschaften im Zusammenhang mit der Sicherheit von Medizinprodukten, wie in Tabelle 5 aufgeführt. Diese sind angelehnt an den Fragekatalog des Anhangs A der ISO/TR 24971 und inhaltlich entsprechend um die für Material tierischen Ursprungs relevanten Faktoren ergänzt.

Tabelle 5: Gegenüberstellung DIN EN ISO 22442-1 und ISO/TR 24971 bezüglich der Fragen zur Ermittlung sicherheitsrelevanter Merkmale

DIN EN ISO 22442-1:2021	ISO/TR 24971:2020 Anhang A (ehemals Anhang C der ISO 14971:2007)
4.2.1.1 Kommt das Produkt mit dem Patienten oder anderen Personen in Berührung? (Verweis auf D3.7 für eine Anleitung für TSE)	A.2.3
4.2.1.2 Welche Materialien und/oder Bestandteile werden in das Medizinprodukt integriert, mit ihm verwendet oder kommen mit dem Medizinprodukt in Berührung? (z. B. Berücksichtigung von geografischer Herkunft, Art, Alter, Futter der Tiere, Veterinärkontrollen etc.)	A.2.4 (Verweis auf ISO 10993-1 und ISO-22442-Normenreihe)
4.2.1.3 Wird das Produkt steril geliefert oder soll es vom Anwender sterilisiert werden oder sind andere Verfahren zur mikrobiologischen Kontrolle anwendbar? (Abschätzung der Schwankungen der Keimbelastung aufgrund der biologischen Natur)	A.2.8
4.2.1.4 Gibt es unerwünschte Abgaben von Stoffen? (Berücksichtigung der physikalischen und chemischen Merkmale der tierischen Gewebe oder Derivate)	A.2.14

Danach folgen die üblichen Schritte des Risikomanagements wie Risikobewertung, Risikobeherrschung und Bewertung des Restrisikos.

Auch die DIN EN ISO 22442-1 definiert keine Akzeptanzkriterien für die Risikobewertung, legt jedoch in Anhang C für bestimmte Derivate (wie z. B. Talg, Kohle, Peptone) aus tierischem Ausgangsmaterial Grade für die Annehmbarkeit von TSE-Risiken fest.

Bei der Risikobeherrschung wird zwischen Viren und TSE-Erregern auf der einen Seite und andere Gefahren in Bezug auf Bakterien, Schimmelpilze und Hefepilze etc. unterschieden. Die Kontrolle speziell der Risiken durch TSE-

Erreger setzt dabei schon sehr früh bei der Auswahl des tierischen Ausgangsmaterials an (z. B. gelten Häute als sicherer als Knochen zur Herstellung von Gelatine) und setzt sich bei der Beschaffung bezüglich der geografischen Herkunft (z. B. länderspezifisch unterschiedlich hohes Expositionsrisiko für BSE[11]) sowie der Verarbeitung fort (z. B. Inaktivierungs- und Eliminierungsvermögen von alkalischen und sauren Extraktionsprozessen).

Die Risikobeherrschung durch andere Mikroorganismen zielt dabei u. a. auf mikrobiologische Untersuchungen der initialen Keimbelastung sowie auf Inaktivierung oder Eliminierung während der weiteren Verarbeitung. Die DIN EN ISO 22442-1 verweist hierfür auch auf die gängigen Normen rund um die Sterilisation (z. B. DIN EN ISO 11135:2020, DIN EN ISO 11137:2020, DIN EN ISO 11737-1:2021, DIN EN ISO 14160:2021[12], DIN EN ISO 17665-1:2006) oder die aseptische Herstellung (DIN-EN-ISO-13408-Normenreihe). Für Risiken in Bezug auf unerwünschte pyrogene, immunologische und toxikologische Reaktionen wird auf die relevanten Teile der ISO-10993-Normenreihe verwiesen.

Bei der Sammlung von Informationen während der Produktion und der nachgelagerten Phasen kommt als Besonderheit das Überwachen von Zoonose-Statusänderungen der gewählten Quelle des tierischen Materials hinzu. In Kapitel 5.5 wird nochmals detaillierter auf die DIN-EN-ISO-22442-Normenreihe eingegangen.

HINWEIS 7

Zur MDR 2017/745 (Stand Juni 2021):

– Aktuell ist keine der für das Risikomanagement relevanten Normen (ISO 14971, ISO 10993-1, ISO 22442-1) bezüglich der MDR 2017/745 angepasst, d. h. die Normen enthalten entweder noch keine Z-Anhänge (ISO 14971, ISO 10993-1) oder aber den Anhang ZA, der noch den Zusammenhang mit der nicht mehr gültigen europäischen Richtlinie für Medizinprodukte 93/42/EWG (ISO 22442-1) darstellt.

– Für alle drei Normen ist eine Überarbeitung und Aktualisierung zur Unterstützung der Medizinprodukteverordnung mit mit Zieldatum spätestens 27. Mai 2024.

---

11 BSE = bovine spongiforme Enzephalopathie
12 Zum Zeitpunkt des Redaktionsschlusses dieser Publikation (August 2021) war die DIN EN ISO 14160:2021 noch nicht veröffentlicht.

2 Risikomanagement – Schnelldurchlauf mit biologischer Sicherheitsbrille

In diesem Kapitel sollen der Ablauf und die Grundprinzipien des Risikomanagements für Medizinprodukte von Anfang bis Ende mit praxisnahen Beispielen und besonderem Schwerpunkt auf relevante Aspekte der biologischen Sicherheit erklärt werden. Hinsichtlich biologischer Risiken wird das Risikomanagement nach DIN EN ISO 14971 maßgeblich durch die Anwendung der DIN-EN-ISO-10993-Normenreihe unterstützt, welche in diesem Buch in den Kapiteln 3 bis 5 ausführlich behandelt wird. Der Schnelldurchlauf ist als roter Faden des übergeordneten Risikomanagements zu verstehen mit Referenzen auf die nachfolgenden Kapitel zur DIN EN ISO 10993, welche in diesem Zusammenhang detaillierte Anforderungen und Hilfestellungen liefern.

2.1 Nutzungskontext – Wichtiger Input für die Bewertung der biologischen Sicherheit

Zweckbestimmung

Das Risikomanagement ist immer auf Basis der für das jeweilige Medizinprodukt festgelegten Zweckbestimmung durchzuführen. Die vorgesehene medizinische Indikation, die Grundgesamtheit der Patienten, der Körperteil bzw. Gewebetyp, für den eine Interaktion mit dem Medizinprodukt vorgesehen ist, das Nutzerprofil, die Anwendungsumgebung und die Arbeitsweise setzen den Rahmen für die Risikomanagementaktivitäten.

Hieraus ergibt sich schon die erste Weichenstellung für die Bewertung der biologischen Sicherheit, bei der die Exposition mit dem Medizinprodukt eine wesentliche Rolle spielt (Kapitel 3.3). Die Kontaktart (Kapitel 3.3.1) und -dauer (Kapitel 3.3.2) als Grundlage für die Kategorisierung der Medizinprodukte im Rahmen der biologischen Bewertung hängen eng mit der spezifischen Zweckbestimmung und dem konkreten Nutzungskontext des Medizinproduktes zusammen.

Auch die Definition der Patientenpopulation hat Auswirkungen auf die spätere biologische Betrachtung. So spielen bei vielen Berechnungen oder Grenzwertableitungen biologische Parameter wie z. B. das durchschnittliche Körpergewicht oder die Atemfrequenz eine Rolle, die sich bei den verschiedenen Gruppen Erwachsene, Kinder und Neugeborene teilweise deutlich unterscheiden. Ein Beispiel hierfür ist die Ableitung der tolerierbaren Exposition (TE) im Rahmen der toxikologischen Charakterisierung (Kapitel 5.2) unter Berücksichtigung des Körpergewichtes.

Tabelle 6: Angenommenes Körpergewicht für die Berechnung des TEs

Patientengruppen	Körpergewicht (für die Berechnung der tolerierbaren Exposition TE)
Erwachsene	70 kg (Männer) 58 kg (Frauen)
Kinder	10 kg
Neugeborene (< 1 Jahr)	3,5 kg

Sollte bei der toxikologischen Bewertung ein nicht akzeptables Restrisiko hinsichtlich des tolerierbaren TEs für Kinder bestehen, kann dieses u. U. durch Einschränkung der Zweckbestimmung auf Erwachsene beherrscht werden (Kapitel 1.2.2).

Vernünftigerweise vorhersehbare Fehlanwendung

Zu den biologischen Risiken bei sterilen Medizinprodukten zählen mikrobielle Verunreinigungen. Eine vernünftigerweise vorhersehbare Fehlanwendung bei solchen Produkten ist die Verwendung nach Ablauf des Haltbarkeitsdatums. Gleiches gilt für ein für Einmalgebrauch vorgesehenes Medizinprodukt, sollte dieses entgegen dem bestimmungsgemäßen Gebrauch gereinigt und prozessiert werden. Im Zuge der Expositionsberechnungen müssen die wiederholte Anwendung und die Anwendungsdauer konkreter betrachtet werden. Auch hier müssen vorhersehbare Fehlanwendung (z. B. Überschreitung der Tragedauer von Kontaktlinsen[13]) analysiert und berücksichtigt werden.

Sicherheitsrelevante Merkmale

Die zwei wichtigsten Fragen aus dem Fragenkatalog der ISO/TR 24971 Anhang A zur Identifizierung sicherheitsrelevanter Merkmale hinsichtlich biologischer Risiken sind nachfolgend exemplarisch aufgeführt.

---

13 In den Geltungsbereich der MDR 2017/745 fallen auch bestimmte Produktgruppen ohne medizinische Zweckbestimmung. Der entsprechende Anhang XVI listet u. a. Kontaktlinsen.

A 2.4 (entspricht **C.2.4** der DIN EN SIO 14971:2013) Welche Werkstoffe oder Bauteile werden mit dem Medizinprodukt verwendet oder werden zusammen mit dem Medizinprodukt gebraucht oder kommen in Berührung mit ihm?

Zu den Faktoren, die berücksichtigt werden sollten, zählen:
- die Verträglichkeit mit Substanzen, die von Bedeutung sind;
- die Verträglichkeit mit Geweben oder Körperflüssigkeiten; und
- ob sicherheitsrelevante Eigenschaften bekannt sind;
- wird das Produkt unter Verwendung von Materialien tierischen Ursprungs hergestellt?

A 2.8 (entspricht **C.2.8** der DIN EN ISO 14971:2013) Wird das Medizinprodukt steril geliefert oder soll es vom Anwender sterilisiert werden oder sind andere Verfahren der mikrobiologischen Einflussnahme anwendbar?

Zu den Faktoren, die berücksichtigt werden sollen, zählen:
- ob das Medizinprodukt für die Einweg- oder Mehrwegverpackung bestimmt ist;
- die Lagerdauer;
- Begrenzungen der Häufigkeit der Wiederverwendung;
- das Verfahren der Produktsterilisation;
- die Auswirkungen anderer nicht vom Hersteller vorgesehener Sterilisationsverfahren.

Hinsichtlich der Frage A 2.4 ist zu beachten, dass die zu betrachtenden Substanzen nicht nur die Materialien des Medizinproduktes, welche direkt oder indirekt Patientenkontakt haben können, sondern auch Produktions- und Reinigungsmittel der Herstellung sind.

Auch das Material tierischen Ursprungs aus Frage A 2.4 ist ein sicherheitsrelevantes Merkmal. Es stellt eine direkte biologische Gefährdung dar und kann bei Kontamination mit entsprechenden Krankheitserregern verantwortlich für Zoonosen sein, sofern die Pathogene nicht beseitigt oder inaktiviert werden. Beispiel hierfür ist die bovine spongiforme Enzephalophatie (kurz: BSE), eine als Rinderwahn bekannt gewordene Tierseuche, welche auf den Menschen übertragbar ist.

Der Hinweis auf das Verfahren der Produktsterilisation in Frage A 2.8 wiederum ist wichtig, da der Sterilisationsprozess direkt oder indirekt chemische Gefährdungen verursachen kann, welche die biologische Verträglichkeit beeinflussen können.

Ein Beispiel für ein direktes Gefährdungspotenzial sind Rückstände bei der Sterilisation durch Ethylenoxid. Dieser Problematik widmet sich die DIN EN ISO 10993-7 Biologische Beurteilung von Medizinprodukten – Teil 7: Ethylenoxid-Sterilisationsrückstände, welche auch als mitgeltende Norm in der DIN EN ISO 11135 (Sterilisation von Produkten für die Gesundheitsfürsorge – Ethylenoxid) entsprechend referenziert wird.

Indirekte Gefährdungen stellen Degradationsprodukte dar, welche bei der Sterilisation entstehen können (Kapitel 5.1.2). So kann es z. B. bei der Gammabestrahlung von Silikon zu oxidativer Degradation kommen.

Aus diesen Gründen erfordert die DIN EN ISO 10993-1 die Durchführung der biologischen Sicherheitsprüfung am finalen Medizinprodukt und definiert das „Endprodukt" entsprechend als ein Medizinprodukt oder dessen Komponente, das/die alle Herstellungsprozesse für das „zu vermarktende" Produkt durchlaufen hat einschließlich Verpackung und ggf. Sterilisation.

HINWEIS 8

Zu MDR 2017/745

– Sicherheitsrelevante Aspekte, die in direktem Zusammenhang zur biologischen Sicherheit stehen, werden in der MDR 2017/745 im Anhang I in Kapitel II Anforderungen an Auslegung und Herstellung behandelt:

  • Absatz 10 definiert Anforderungen an physikalische und biologische Eigenschaften. In Absatz 10.2 wird hierbei auch explizit erwähnt, dass Produkte so ausgelegt, hergestellt und verpackt werden, dass Risiken durch Schadstoffe und Rückstände für Patienten so gering wie möglich gehalten werden.

  • Absatz 11 enthält Anforderungen hinsichtlich Infektion und mikrobielle Kontamination.

  • Absatz 13 hat Produkte mit Materialien biologischen Ursprungs zum Thema.

- Die bei der biologischen Bewertung angewandte Einteilung der Kontaktdauer unterscheidet sich teilweise sowohl hinsichtlich der Terminologie als auch bezüglich der Zeiten von den für die Medizinprodukte-Klassifizierung nach MDR 2017/745 verwendeten Kriterien.

Kontaktdauer	DIN EN ISO 10993-1 (Kontaktdauer, kumulativ bei mehrfachem Kontakt)	MDR 2017/745 Anhang VIII Kapitel I (Dauer für eine ununterbrochene Anwendung unter normalen Bedingungen)
„Vorübergehend"	Nach 3.26 definiert als Kontakt von sehr kurzer Dauer ohne konkrete Zeitangabe. (keine eigene Kategorie nach 5.3.1)	‹ 60 min
„Kurzzeitig"	≤ 24 h	60 min – 30 Tage
„Länger Kontakt"	› 24 h – 30 Tage	Nicht definiert
„Langzeitig"	› 30 Tage	› 30 Tage

2.2 Startpunkt: Gefährdungsidentifizierung – Biologische Gefährdungen

Beispiele für Gefährdungen werden im Anhang C.2 der DIN EN ISO 14971 gegeben (Tabelle 7). Biologische und chemische Gefährdungen stellen hier neben den energetischen und leistungsbezogenen Gefährdungen eine eigene Kategorie dar und damit auch eine direkte Schnittstelle zu den Normenreihen DIN EN ISO 10993 und DIN EN ISO 22442.

Tabelle 7: Checkliste biologische und chemische Gefährdungen (angelehnt an DIN EN ISO 14971 Tabelle C.1)

Biologische Agenzien	Chemische Agenzien	Immunologische Agenzien
☐ Bakterien	☐ **Karzinogen, mutagen, reproduktionsbezogen**	☐ Allergen – antiseptische Substanzen – Latex
☐ Pilze	☐ Endokrin	☐ Immunsuppressiv
☐ Parasiten	☐ Kaustisch, korrosiv – sauer – alkalisch – Oxidationsmittel	☐ Reizstoffe – Reinigungsmittelrückstände
☐ Prionen	☐ Entflammbar, brennbar, explosiv	☐ **Sensibilisierend**
☐ Toxine	☐ Rauch, Dämpfe	☐ Sonstige:
☐ Viren	☐ Osmotisch	
	☐ Partikel (einschließlich Mikro- und Nanopartikel)	
	☐ **Pyrogen**	
	☐ Lösemittel	
	☐ **Toxisch** – Asbest – Schwermetalle – anorganische Giftstoffe – organische Giftstoffe – Silika	
	☐ Sonstige:	

Zu den in der Tabelle 7 fett markierten potenziellen Gefährdungen sind in der biologischen Beurteilung nach DIN EN ISO 10993-1 jeweils relevante Endpunkte (Bild 13) definiert, welche teilweise mittels In-vitro- und In-vivo-Methoden biologisch getestet werden können (Kapitel 3.4.4).

Durch die Identifizierung von potenziellen biologischen Gefährdungen ergibt sich bereits in einer sehr frühen Phase der Produktentwicklung die erste Möglichkeit der Risikobeherrschung durch eine entsprechende Materialauswahl (Kapitel 2.4).

2.3 Risiken analysieren und bewerten: Wahrscheinlichkeiten und Co

Nicht jedes Gefährdungspotenzial führt automatisch zu einer Manifestation eines gesundheitlichen Schadens. Ausgehend von der identifizierten Gefährdung wird daher in der Risikoanalyse der mögliche Weg bis zum Patientenschaden nachgezeichnet. Dies ist exemplarisch für eine biologische Gefährdung in Bild 12 gezeigt.

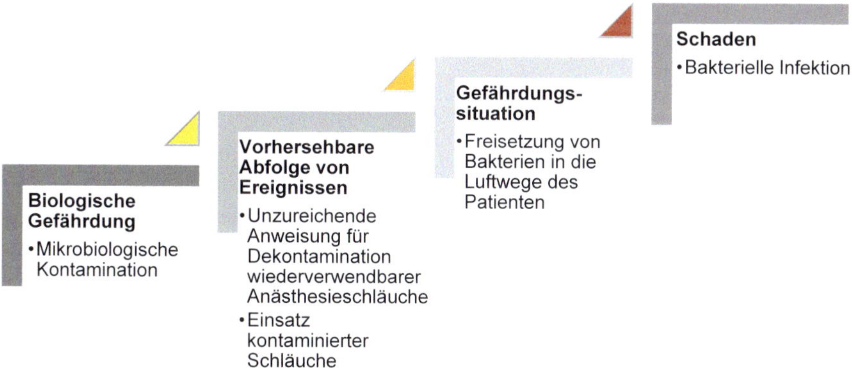

Biologische Gefährdung
- Mikrobiologische Kontamination

Vorhersehbare Abfolge von Ereignissen
- Unzureichende Anweisung für Dekontamination wiederverwendbarer Anästhesieschläuche
- Einsatz kontaminierter Schläuche

Gefährdungssituation
- Freisetzung von Bakterien in die Luftwege des Patienten

Schaden
- Bakterielle Infektion

Bild 12: Analyse eines biologischen Risikos – Ereigniskette von der Gefährdung bis zum Schaden (Beispiel aus Anhang C der DIN EN ISO 14971)

Eine Gefährdungssituation entsteht dabei nur, wenn Patienten einer (oder mehreren) Gefährdung(en) ausgesetzt sind. Diese liefert daher auch die notwendige Information des potenziellen Schadens, also der möglichen Verletzung oder Schädigung der Gesundheit von Menschen.

Die Analyse der Ereigniskette, welche zur Gefährdungssituation führt, ist wiederum die Grundlage für die Einschätzung der Wahrscheinlichkeit, dass der Schaden eintritt. Die Eintrittswahrscheinlichkeit des Schadens (W) ergibt sich aus der Kombination der Eintrittswahrscheinlichkeit der Gefährdungssituation (W1) und der Wahrscheinlichkeit, dass dies zum Schaden führt (W2).

Folgende quantitative Parameter werden für die Einschätzungen von biologischen Gefährdungen im Rahmen der biologischen Bewertung nach der DIN-EN ISO-10993-Standardreihe herangezogen:

- Dosis-Wirkungsbeziehung (Kapitel 3.4.2)
- Toxikologische Schwellenwerte (tolerierbare Aufnahme, tolerierbare Exposition, toxikologisch bedenklicher Schwellwert)
  (DIN EN ISO 10993-17, -18)
- Expositionsberechnungen und Vergleich mit gesundheitsbezogenen Grenzwerten

Ist die Ableitung gesundheitsbasierter Grenzwerte nicht möglich, sind in der Regel biologische Testungen für die toxikologische Bewertung notwendig (Kapitel 5.2).

In der praktischen Umsetzung sind der quantitativen Einschätzung der Eintrittswahrscheinlichkeit eines identifizierten Schadens oftmals durch fehlende epidemiologische Daten oder ungenügende Informationen Grenzen gesetzt.

Kann nur eine der beiden Wahrscheinlichkeitskomponenten eingeschätzt werden, empfiehlt sich ein konservativer Ansatz (Worst-Case-Betrachtung), bei dem die unbekannte Wahrscheinlichkeit gleich 1 gesetzt wird. Die ISO/TR 24971 führt hier zwei Beispiele aus dem Bereich der biologischen Sicherheit auf, für die eine Einschätzung der Eintrittswahrscheinlichkeit anerkanntermaßen als schwierig eingestuft wird:

- Bei noch relativ unbekannten biologischen Gefährdungen mit ungenauer Kenntnis der Infektiosität (z. B. BSE-Erreger) kann das Übertragungsrisiko (W2) nicht quantifiziert werden (konservativer Ansatz: W2 = 1).
- Für bestimmte toxikologische Gefahren (z. B. gentoxische Karzinogene und sensibilisierende Stoffe) lassen sich möglicherweise keine Expositionsschwellen bestimmen, unterhalb derer keine toxischen Wirkungen auftreten können.

Ist eine Wahrscheinlichkeitsabschätzung nicht möglich, stützt sich die Bewertung des Risikos nur noch auf den Schweregrad des Schadens.

Auch wenn die Eintrittswahrscheinlichkeit nicht oder nur mit einem hohen Unsicherheitsfaktor geschätzt werden kann, ist eine detaillierte Analyse der Ereigniskette immer zielführend. Kenntnis über das initiale auslösende Ereignis, beitragende Faktoren und Abhängigkeiten sind essenziell für die Ableitung risikobeherrschender Kontrollmaßnahmen. Die Risikobeherrschung zielt dann vorwiegend darauf ab, die Gefährdungssituation oder das Auftreten des Schadens zu vermeiden bzw. den Schweregrad herabzusetzen (z. B. Hinweise auf potenziell sensibilisierende Bestandteile, wenn diese nicht ersetzt werden können).

Inwieweit sich potenzielle biologische und chemische Gefährdungen tatsächlich in gesundheitlichen Schäden manifestieren, hängt dabei in den meisten Fällen von der geschätzten Exposition (Kontaktart und -dauer, Expositionsroute) ab.

2.4 Risiken minimieren und kontrollieren: Bei der Materialauswahl fängt es schon an

Risikobeherrschung nach den Sicherheitsgrundsätzen (Kapitel 1.2.3) unter Berücksichtigung des allgemein anerkannten Stands der Technik ist auch für biologische Risiken angezeigt.

Die Berücksichtigung von biologischen Sicherheitsaspekten bereits beim Design von Medizinprodukten erhöht nicht nur die Sicherheit, sondern hilft auch, Kosten und Aufwand zu sparen. Inhärentes Design setzt voraus, dass bereits bei der Materialauswahl auf Biokompatibilität geachtet wird (Kapitel 3, 3.2, 3.4.3, 3.4.4, 5.3, 6.1). Hierfür sollten alle vorhandenen Informationen mit Relevanz für die Beurteilung der Biokompatibilität (Materialdatenblätter, Zertifikate, Markterfahrungen) gesammelt und berücksichtigt werden (Kapitel 3.4.1).

HINWEIS 9

- Wichtig: Materialzertifikate stellen eine gute Ausgangsbasis dar, sind allerdings allein nicht ausreichend für den Nachweis der Biokompatibilität nach der ISO 10993 Normenreihe. Hierfür ist die Bewertung des Endproduktes notwendig, welche u. a. Wechselwirkungen und Produktionsprozesse berücksichtigt (siehe Ausführungen dazu in Kapitel 2.1 und Kapitel 3.4.1).
- Viele Materialhersteller bewerben ihre Produkte im Zusammenhang mit Medizinprodukten als „Medical Grade Material". Diese Bezeichnung ist aktuell (Stand Juni 2021) über keinen gültigen EU- oder US-Standard definiert. In Deutschland gibt es vom VDI (Verein Deutscher Ingenieure) die VDI-Richtlinie 2017 Medical Grade Plastics mit einer Definition des Begriffs „Medical Grade Plastics" und Vorgaben für Kunststoffe für die Anwendung in Medizinprodukten. In der Richtlinie werden u. a. auch Aspekte des Qualitätsmanagements hinsichtlich Rezepturkonstanz, Liefersicherheit und Änderungsmanagement betrachtet.
- In den USA werden Kunststoffe, die in der Medizintechnik und Pharmazie Anwendung finden, in der United States Pharmacopeia (USP)[14], dem US-amerikanischen Arzneibuch, in sechs Biokompatibilitäts-Klassen unterteilt. Entsprechende Prüfverfahren sind z. B. in USP Artikel <87> (*In-vitro*-Zytotoxizität) und <88> (*in vivo* akute systemische Toxizität, intrakutane Reaktivität) beschrieben. USP Class VI ist die strengste der sechs Kategorien und ist einer Pharmazulassung für polymere Materialien gleichzusetzen[15]. Eine entsprechende Einstufung erfordert die Testung des Materials auf akute systemische Toxizität und intrakutane Reaktivität sowie einen Implantationstest.

---

[14] Website United States Pharmacopeia convention (USP): www.usp.org (Zugriff vom 20. September 2021)

[15] MP-Navigator-Website (https://www.gmp-navigator.com/gmp-news/allgemeine-anforderungen-an-plastik-im-pharma-anlagenbau) (Zugriff vom 20. September 2021)

Die Anwendung der Sicherheitsgrundsätze im Rahmen der Risikobeherrschung ist nachfolgend beispielhaft gezeigt:

Beispiel:

Kollagenhaltiges Medizinprodukt – Biologisches Risiko durch Zoonose

1) **Inhärentes Design** durch entsprechende Materialauswahl: Synthetisches Kollagen statt bovines Kollagen aus tierischen Zellen oder die Verwendung von porkinem Kollagen eliminiert das konkrete Zoonoserisiko von BSE.

   In diesem Fall wäre diese spezielle Gefährdung ausgeschlossen und das Risiko kann mit dieser Maßnahme als nicht mehr zutreffend gewertet werden. Mögliche neue Risiken durch Verwendung von synthetischem Kollagen (z. B. Unverträglichkeiten) müssen anschließend erneut analysiert werden. Bei porkinem Kollagen bleibt das generelle Zoonoserisiko noch bestehen und muss entsprechend neu bewertet werden.

2) **Schutzmaßnahmen**: Anwendung der DIN-EN-ISO 22442-Standardreihe bei Gewinnung des Kollagens aus tierischen Zellen. Dies stellt eine Schutzmaßnahme dar, welche auf den Prozess abzielt.

   Schutzmaßnahmen können in der Regel die Gefährdung nicht zu 100 % verhindern und bewirken daher u. a. die Herabsetzung der Wahrscheinlichkeit. In diesem Fall kann durch geeignete Maßnahmen bei der Beschaffung des tierischen Materials (Herkunftsland mit vernachlässigbarem BSE-Risiko) und im Herstellprozess die Eintrittswahrscheinlichkeit der Gefährdungssituation (W1) auf ein akzeptables Maß reduziert werden.

3) **Informationen zur Sicherheit**: Ein Hinweis wie „Enthält Material tierischen Ursprungs. Nicht zu verwenden bei bekannter Unverträglichkeit von tierischem Kollagen".

   Dieser Option der Risikobeherrschung ist generell das schwächste minimierende Potenzial zuzuschreiben. Dies gilt es, bei der Risikobewertung nach Risikobeherrschung entsprechend zu berücksichtigen. Die Effektivität dieser Risikobeherrschungsmaßnahme hängt nicht nur von der prinzipiellen Wahrnehmung durch den Patienten, Anwender oder Dritten ab, sondern auch vom tatsächlichen Informationsgehalt. Ist die Information zur Sicherheit mit einer konkreten Handlungsanweisung gekoppelt, kann dadurch die Eintrittswahrscheinlichkeit ggf. reduziert werden, unter der Annahme, dass der Patient, Anwender oder Dritte den Anweisungen folgen. Wird nur (wie regulatorisch gefordert) eine Information zum Restrisiko gegeben, hat dies keinen positiven Einfluss auf die Risikominimierung.

In manchen Fällen sind den Optionen zur Risikobeherrschung u. U. noch praktische Grenzen gesetzt. So war der Einsatz von synthetischem Kollagen ohne tierisches Ausgangsmaterial u. a. aufgrund unzureichender Skalierbarkeit auf Produktionsmaßstab bei gleichzeitig sehr hohem Reinheitsgrad bisher limitiert.

In anderen Fällen kann die Alternative ggf. ein neues höheres Risiko darstellen. Das Ausweichen auf eine andere Tierspezies könnte mit einer höheren Unverträglichkeit einhergehen, d. h. das reduzierte Zoonoserisiko müsste gegen das erhöhte Biokompatibilitätsrisiko abgewogen werden.

Möglicherweise führt die Verwendung eines alternativen Materials auch zu Leistungseinbußen, was dann im Rahmen einer Nutzen-Risiko-Analyse bewertet werden muss.

Wie an dem Beispiel gezeigt, kann der Schweregrad des Schadens in der Regel nur durch inhärente Sicherheit reduziert werden. Mitunter ist die Grenze zwischen inhärenter Sicherheit und Schutzmaßnahme im Produkt fließend. Dies kann anhand des Beispiels einer Einwegspritze (aus der ISO/TR 24971, Tabelle 6) verdeutlicht werden. Bei der Wiederverwendung von Einwegspritzen besteht prinzipiell das biologische Risiko einer Kreuzkontamination für den Patienten bzw. generell bei gebrauchten Spritzen ein Kontaminationsrisiko des Anwenders durch versehentliche Nadelstiche. Einwegspritzen mit eingebauter „Selbstzerstörung" nach Gebrauch sind bezüglich dieser Gefährdungssituation inhärent sicher. Einige der auf dem Markt befindlichen Sicherheitsspritzen haben integrierte Technologien, wodurch die Nadel nach dem Gebrauch durch eine Art Schutzschild abgeschirmt bzw. in die Spritze zurückgezogen wird. Dadurch wird die Wiederverwendung der Spritze effektiv verhindert. In den meisten Fällen muss dieser Mechanismus allerdings erst durch den Anwender ausgelöst werden, sodass hier das Risiko nicht vollständig eliminiert ist. Dies ist daher eher als eine Schutzmaßnahme zu werten, wodurch die Eintrittswahrscheinlichkeit des Schadens stark reduziert werden kann, der Schweregrad davon aber prinzipiell unbeeinflusst bleibt. Zusätzlich ist auch hier noch die dritte Option anzuwenden und der Anwender darauf hinzuweisen, dass die Spritze nicht wiederverwendet werden darf.

Bei Maßnahmen, welche auf die Mitwirkung des Anwenders und/oder Patienten angewiesen sind, ist eine Abstimmung mit Aktivitäten zur Gebrauchstauglichkeit (Usability) sinnvoll. Die Norm DIN EN 62366-1 enthält z. B. eine entsprechende Anforderung, die Wirksamkeit von Begleitinformationen und Trainingsmaterialien ggf. als Teil der summativen Evaluation zu überprüfen. Dies kann als Nachweis zur Verifikation sicherheitsrelevanter Nutzerinformationen zur Risikobeherrschung herangezogen werden.

2.5 Risikoakzeptanz: Ein Restrisiko bleibt – wie sicher ist das Produkt?

Die Ergebnisse zur biologischen Sicherheit werden im biologischen Bewertungsbericht zusammengefasst (Kapitel 3.4.5), in dem auch biologische Restrisiken benannt und ggf. Vorschläge zur Minimierung der Restrisiken gemacht werden (Kapitel 4.1). Der biologische Bewertungsbericht bildet dann wiederum den Input für die Risikoanalyse.

Im besten Fall kommt die biologische Bewertung zu dem Schluss, dass anhand der analysierten Daten für die betrachteten Endpunkte keine nicht-akzeptablen biologischen Risiken vorliegen. Restrisiken können als vernachlässigbar angesehen werden, wenn z. B. herauslösbare Substanzmengen unterhalb relevanter Grenzwerte liegen (Kapitel 3.4.2). Enthält der biologische Bewertungsbericht Hinweise auf Restrisiken und Vorschläge zur Minimierung, geht es zurück zum Prozessschritt der Risikobeherrschung (Kapitel 2.4). Sind alle Maßnahmen zur Risikobeherrschung auf Basis des Produktdesigns oder des Herstellprozesses ausgeschöpft und lassen sich toxikologisch prinzipiell relevante Materialien oder herauslösbare Substanzen nicht vermeiden, bleibt noch die Möglichkeit, die Zweckbestimmung einzuschränken (z. B. Ausschluss sensitiver Patientenpopulationen).

Identifizierte und nach Risikobeherrschung verbleibende biologische Restrisiken fließen in die finale Bewertung des Gesamtrestrisikos im Rahmen des Risikomanagements nach DIN EN ISO 14971 ein (Kapitel 1.2.2).

In jedem Fall müssen die biologischen Restrisiken zusammen mit allen anderen Restrisiken ins Verhältnis zum Nutzen im Kontext der jeweiligen Zweckbestimmung des Medizinproduktes gesetzt werden. Für Medizinprodukte, welche Phthalate enthalten (siehe hierzu auch das Anwendungsbeispiel in Kapitel 6.1) gibt es eine Guideline, an der man sich für die Durchführung einer solchen Nutzen-Risiko-Analyse orientieren kann.[16] In dieser Guideline wird neben dem klinischen Nutzen auch der materialbezogene Nutzen (z. B. Flexibilität oder Hitze- und Chemikalienresistenz) betrachtet. Eine bestimmte Flexibilität kann wiederum Voraussetzung für den klinischen Nutzen einer geringeren mechanischen Reizung sein. Bessere Hitzeresistenz könnte ggf. eine verbesserte Sterilisation möglich machen und damit das Infektionsrisiko senken.

---

16 Scheer 2019 GUIDELINES on the benefit-risk assessment of the presence of phthalates in certain medical devices covering phthalates which are carcinogenic, mutagenic, toxic to reproduction (CMR) or have endocrine-disrupting (ED) properties

Nur wenn der Nutzen insgesamt überwiegt, kann das Gesamtrestrisiko als vertretbar eingeschätzt werden. Auf alle Fälle muss der Patient und/oder Anwender über entsprechende Restrisiken informiert werden (z. B. allergene Inhaltsstoffe, siehe auch Kapitel 4.1).

> **HINWEIS 10**
>
> **Zu MDR 2017/745:**
>
> Der Fall, dass biologisch bedenkliche Produktbestandteile nicht immer vermieden werden können, findet im Anhang I in Kapitel II „Anforderungen an Auslegung und Herstellung" unter 10.4 Berücksichtigung:
>
> – Absatz 10.4.1 definiert Bedingungen für den Fall, dass Medizinprodukte krebserzeugende, erbgutverändernde oder fortpflanzungsgefährdende Stoffe („CMR-Stoffe") oder endokrin wirkende Stoffe enthalten. Wird der Grenzwert von 0,1 % Massenanteil überschritten, muss dies entsprechend 10.4.2 gerechtfertigt werden (siehe auch Hinweis 11 in Kapitel 3).
>
> – Absatz 10.4.2 fordert bei Vorhandensein solcher Stoffe eine entsprechende Rechtfertigung, gestützt auf
>
>   • eine Analyse und Schätzung der potenziellen Exposition von Patienten oder Anwender,
>
>   • eine Analyse möglicher alternativen Stoffe, Werkstoffe oder Auslegung,
>
>   • eine Begründung, warum alternative Stoffe/Werkstoffe oder Auslegung im Zusammenhang mit der Erhaltung der Funktionalität, der Leistung und des Nutzen-Risiko-Verhältnisses unangebracht sind,
>
>   • wissenschaftliche Leitlinien (entsprechend 10.4.3, 10.4.4).
>
> – Absatz 10.4.5. macht Vorgaben zur Kennzeichnungspflicht.

Absolute Sicherheit gibt es auch bei Medizinprodukten nicht. Allerdings kann durch ein sorgfältig durchgeführtes Risikomanagement nach DIN EN ISO 14971 und DIN EN ISO 10993-1 ein unvertretbares biologisches Risiko identifiziert und vermieden werden. Die nachfolgenden Kapitel geben hierzu einen vertiefenden Einblick in die ISO-10993-Normenreihe und zahlreiche praktische Hinweise zur Umsetzung.

3 Die biologische Sicherheitsprüfung nach DIN EN ISO 10993-1:2021

Die biologische Sicherheitsprüfung stellt einen wesentlichen Bestandteil des Risikomanagementprozesses dar. Ziel der Prüfung ist es, potenzielle biologische Risiken verbunden mit der Anwendung des entsprechenden Medizinproduktes zu erkennen, zu prüfen und potenzielle Gefahren auf ein Minimum zu reduzieren. Die Prüfung der biologischen Sicherheit ist notwendig, um die grundlegenden Sicherheitsanforderungen eines Medizinproduktes nach Anhang I, Kapitel II der Medizinprodukteverordnung (EU) 2017/745 (MDR) zu erfüllen.

Obwohl die biologische Sicherheitsprüfung am finalen Medizinprodukt oder einem äquivalenten Testmuster erfolgt, sind Aspekte der biologischen Sicherheit schon bei der Materialauswahl zu berücksichtigen. So sind Stoffe mit hohem Gefährdungspotenzial, sogenannte CMR-Stoffe, (Stoffe mit krebserzeugendem, erbgutveränderndem oder fortpflanzungsgefährdendem Potenzial der Kategorie 1) und Stoffe, die in den Hormonstoffwechsel eingreifen (sogenannte endokrine Disruptoren), im Produkt weitestgehend zu vermeiden und sollten nicht vorsätzlich bei der Herstellung des Medizinprodukts verwendet werden (siehe auch MDR Anhang I, Kapitel II, Abschnitt 10.4). Sobald der Gehalt solcher Gefährdungsstoffe einen Massenprozentanteil von 0,1 % überschreitet, sind zusätzliche Nutzen-Risiko-Analysen notwendig. Dies gilt insbesondere für invasiv angewandte Medizinprodukte (z. B. Implantate, chirurgische Instrumente) sowie extern kommunizierende Produkte (z. B. Infusionsbeutel, Infusionsschläuche). Daher bekommt die Materialcharakterisierung der Medizinprodukte einen hohen Stellenwert im Rahmen der biologischen Bewertung.

> **HINWEIS 11**
>
> **MDR 2017/745 Abschnitt 1, Kapitel 2, Absatz 10.4.1:**
>
> – „Die Produkte oder die darin enthaltenen Produktbestandteile oder die darin eingesetzten Werkstoffe, die
>
>   - invasiv angewendet werden und direkt mit dem menschlichen Körper in Berührung kommen,
>   - dem Körper Arzneimittel, Körperflüssigkeiten oder sonstige Stoffe, einschließlich Gase, (wiederholt) verabreichen oder entnehmen, oder
>   - solche Arzneimittel, Körperflüssigkeiten oder sonstige Stoffe, einschließlich Gase, die dem Körper (wiederholt) verabreicht werden, transportieren oder lagern,
>
> dürfen die folgenden Stoffe nur dann in einer Konzentration von mehr als 0,1 % Massenanteil enthalten, wenn dies gemäß Abschnitt 10.4.2 gerechtfertigt ist:
>
> a) krebserzeugende, erbgutverändernde oder fortpflanzungsgefährdende Stoffe („CMR-Stoffe") der Kategorie 1A oder 1B gemäß Anhang VI Teil 3 der Verordnung (EG) Nr. 1272/2008 des Europäischen Parlaments und des Rates (1), oder
>
> b) Stoffe mit endokrin wirkenden Eigenschaften, die nach wissenschaftlichen Erkenntnissen wahrscheinlich schwerwiegende Auswirkungen auf die menschliche Gesundheit haben und die entweder in Übereinstimmung mit dem Verfahren gemäß Art. 59 der Verordnung (EG) Nr. 1907/2006 des Europäischen Parlaments und des Rates (2) oder, sobald die Kommission einen delegierten Rechtsakt gemäß Art. 5 Absatz 3 unter Absatz 1 der Verordnung (EU) Nr. 528/2012 des Europäischen Parlaments und des Rates (3) erlassen hat, in Übereinstimmung mit den darin festgelegten, die menschliche Gesundheit betreffenden Kriterien bestimmt werden."

Die DIN-EN-ISO-Norm 10993-1:2021 bildet in erster Linie die Grundlage für die biologische Sicherheitsbeurteilung. Sie enthält die allgemeine Einteilung der Medizinprodukte nach Kontaktgewebe und Kontaktdauer zum Patienten sowie eine Anleitung zur Durchführung der biologischen Sicherheitsprüfung (z. B. Identifizierung relevanter biologischer Endpunkte, Informationsbeschaffung, Methoden der Risikoanalyse). In zweiter Linie dient sie dem Ziel, die Anzahl an Tierversuchen weitestgehend zu verringern. Dies soll durch ein verstärktes

Einsetzen von analytischen Tests zur Materialcharakterisierung sowie, wenn möglich, durch das Einsetzen von *In-vitro*-Methoden für biologische Tests geschehen.

Um alle Aspekte der biologischen Sicherheitsbewertung zu berücksichtigen, werden geschulte und erfahrene Fachkräfte benötigt. Toxikologisches Fachwissen ist eine wesentliche Voraussetzung für die Bewertung, u. a. für den Bereich der Charakterisierung von Gefahrstoffen und herauslösbaren Substanzen aus den Medizinprodukten, welcher die Ableitung gesundheitsbasierter Grenzwerte beinhaltet.

Der aktuelle ISO-Standard 10993-1:2018 ist seit Dezember 2020 durch das Europäische Komitee für Normung (CEN) harmonisiert und wird für die Begutachtung der biologischen Sicherheit bereits durch Benannte Stellen und nationale Behörden als Stand der Technik herangezogen. Seit Mai 2021 ist die deutsche Version durch das Deutsche Institut für Normung (DIN) publiziert.

Im folgenden Abschnitt wird auf die Neuerungen der DIN-EN-ISO-Norm von 2021 eingegangen.

3.1 Update ISO 10993-1:2018 – Änderungen im Vergleich zur Version von 2009

Die ISO 10933-1 zur biologischen Sicherheit wurde erstmals 1992 veröffentlicht. Es folgten bis heute vier weitere Versionen der Norm, die in den Jahren 1997, 2003, 2009 und 2018 publiziert wurden. Generell gilt, dass sich das Verfahren der Risikobewertung im Vergleich zur jeweiligen Vorgängerversion nicht wesentlich geändert hat. Die präzisere Beschreibung der Prozesse und Grundlagen soll jedoch zu einem Umdenken in der Risikobewertung führen, weg von der biologischen Testung, die im Annex A beschrieben ist, hin zu einer schrittweisen produktspezifischen Risikobewertung, angefangen mit der Materialcharakterisierung/chemischen Charakterisierung.

Im Wesentlichen sind folgende Änderungen im Vergleich zur Version von 2009 vorgenommen wurden:

– Anhang A wurde überarbeitet, indem zusätzliche Endpunkte für die biologische Bewertung ergänzt wurden (siehe Bild 13). Außerdem wurde neben dem Kreuz ein weiteres Symbol (E) eingeführt, um relevante Endpunkte zu markieren. Das soll verdeutlichen, dass biologische Endpunkte nicht unbedingt getestet werden sollen, sondern auch durch alternative Daten wie z. B. klinische Daten oder toxikologische Bewertung von herauslösbaren Substanzen evaluiert werden können.

- In Anhang B wurde die Anleitung zum Risikomanagementprozess ersetzt durch den ehemaligen technischen Report ISO TR 15499, eine Anleitung zur Durchführung der biologischen Bewertung innerhalb des Risikomanagementprozesses. Der neue Anhang gibt deutlich mehr Details zur biologischen Bewertung von Medizinprodukten wieder und verknüpft diesen Teil der Risikobeurteilung enger mit der übergeordneten internationalen Norm ISO 14971:2019 zum Risikomanagementprozess.

- Im Abschnitt 3 wurden deutlich mehr Begriffe und Definitionen ergänzt. Waren es fünf Begriffe in der Norm von 2009, sind es nun 14 Begriffe. Hier wurden u. a. Begriffe wie Biokompatibilität, biologisches Risiko, direkter/indirekter Kontakt oder auch die Begriffsbestimmungen zur Kategorisierung nach Kontaktart, wie extern-kommunizierendes Produkt und Implantat, näher definiert.

- Innerhalb des Abschnitts 5 wurden weitere Kategorien zur Art des Körperkontakts und der Kontaktdauer ergänzt. Zwei neue Produktgruppen wurden ergänzt; die der Produkte ohne Kontakt und die Medizinprodukte mit vorübergehendem Kontakt zum Patienten. Können Medizinprodukte eindeutig einer der beiden Gruppen zugeordnet werden, ist keine biologische Sicherheitsprüfung für das betreffende Produkt notwendig.

- In den Abschnitten 4 und 6 wird auf die besonderen Eigenschaften und Risiken von Nanomaterialien eingegangen. Für die Evaluierung wird auf den technischen Report des ISO TR 10993-22 verwiesen, aber auch auf die mögliche Interaktion von Nanomaterialien mit biologischen Testsystemen. Außerdem wurden im Abschnitt 6 zusätzliche Informationen zu absorbierbaren Medizinprodukten ergänzt.

- In Abbildung 1 der Norm zur generellen Vorgehensweise wurde ein zusätzlicher Punkt hinsichtlich der Auswahl von Vergleichsprodukten ergänzt. Neben der Verwendung des gleichen Materials, Herstellungsprozess und klinischen Anwendung sollten Geometrie und physikalische Eigenschaften der Medizinprodukte vergleichbar sein. Eine biologische Bewertung, die allein auf der Bewertung des Vergleichspräparates beruht, ist unter den genannten Bedingungen eher unwahrscheinlich und Unterschiede müssen daher entsprechend bewertet werden.

3 Die biologische Sicherheitsprüfung nach DIN EN ISO 10993-1:2021

Medizinprodukte Charakterisierung			Endpunkte für die biologische Bewertung															
Kontaktart		Kontaktdauer	Physikalisch / Chemische Informationen	Zytotoxizität	Sensibilisierung	Irritation / Intrakutane Reaktivität	Materialbedingte Pyrogenität	Akute systemische Toxizität	Subakute systemische Toxizität	Subchronische systemische Toxizität	Chronische Toxizität	Implantationseffekte	Hämokompatibilität	Genotoxizität	Kanzerogenität	Reproduktions-/ Entwicklungstoxizität	Degradation
Kategorie	Kontakt	A – begrenzt (≤ 24 h)															
		B – verlängert (> 24 h – 30 d)															
		C – Langzeit (> 30 d)															

Bild 13: Ausschnitt aus Tabelle A1, Anhang A, aus DIN EN ISO 10993-1:2018, rot markiert sind die Bereiche, die im Vergleich zur Vorgängerversion neu eingefügt wurden

3.2 Generelle Prinzipien der biologischen Bewertung von Medizinprodukten

Die Risikobewertung besteht im Wesentlichen aus vier Schritten (siehe auch Bild 14).

1) Kategorisierung des Produktes und/oder der Produktkomponenten anhand der vorgesehenen klinischen Anwendung (und eventuell auch der vorhersehbaren Fehlanwendung) sowie der damit verbundenen Risiken.
2) Materialcharakterisierung/chemisch-physikalische Charakterisierung (kann auch über Materialäquivalenzbetrachtung erfolgen).
3) Bei vorhandenen Datenlücken und/oder potenziellen Bedenken das Durchführen von *In-vitro*-Tests.
4) Bei vorhandenen Datenlücken und/oder potenziellen Bedenken das Durchführen von biologischen Tests am Tier.

Kategorisierung des Produktes nach Kontaktart und Kontaktdauer
(evtl. Identifikation eines Vergleichsproduktes)

Materialcharakterisierung / chemische und physikalische Analyse
(gefolgt von toxikologischer Risikoanalyse)

Biologische Testung *in vitro*
(z. B. Cytotoxizität, Gentoxizität und Irritation)

Biologische Testung *in vivo*
(z. B. Implantation, materialbedingte Pyrogenität, Sensibilisierung)

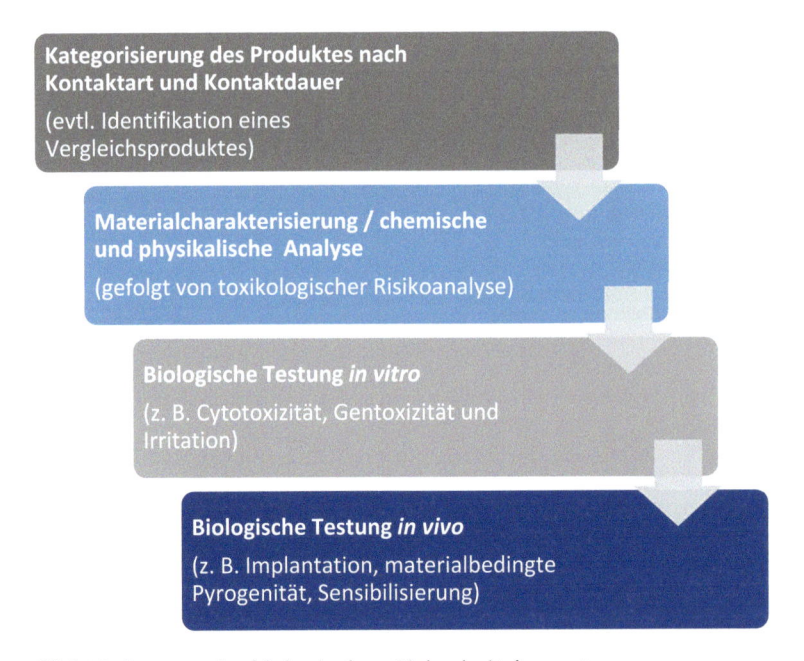

Bild 14: Prozess der biologischen Sicherheitsbewertung

Dieses schrittweise Vorgehen bei der Bewertung ist recht umfangreich und wird von Benannten Stellen und relevanten nationalen Behörden geprüft. Daher sollte für die biologische Bewertung ausreichend Zeit berücksichtigt werden, insbesondere für den Fall, dass Schwierigkeiten z. B. bei der chemischen Charakterisierung und/oder biologischen Tests auftreten.

Für den Nachweis der strukturierten Planung des biologischen Bewertungsprozesses sollte ein biologischer Bewertungsplan erstellt werden, worauf in Kapitel 4.2 näher eingegangen wird. Der biologische Bewertungsplan dient zum Festlegen der Teststrategie gemäß DIN EN ISO 10993-1:2021 sowie der Verknüpfung zur generellen Risikoanalyse nach DIN EN ISO 14971:2020.

Wie bereits erwähnt wird der Materialcharakterisierung eine bedeutendere Rolle zugewiesen. Oftmals ist die Dokumentation der verwendeten Materialien lückenhaft. Daher sollte schon bei der Materialauswahl darauf geachtet werden, welche Informationen potenzielle Rohstofflieferanten zur Verfügung stellen können. Hierfür sind Konformitätsbescheinigungen und Sicherheitsdatenblätter hilfreiche Informationsquellen. Datenlücken in der Materialcharakterisierung führen häufig zu aufwendigen chemischen Analysen, um das Gefährdungspotenzial von Inhaltsstoffen oder herauslösbaren Substanzen bewerten zu können. Auf die Materialcharakterisierung wird in Kapitel 3.4.1 näher eingegangen.

Neben dem Kontakt zu herauslösbaren chemischen Substanzen können auch physikalische Eigenschaften einen Einfluss auf die biologische Sicherheit des Produktes haben. Hier sind Eigenschaften wie z. B. Porosität, Oberflächenbeschaffenheit oder Partikeleigenschaften zu benennen. V. a. spielen diese Eigenschaften bei der lokalen Verträglichkeit von Medizinprodukten wie z. B. Implantaten eine entscheidende Rolle. Sie können einen großen Einfluss auf das örtliche Entzündungsgeschehen (z. B. Partikeltoxizität, mechanische Reibung) haben, aber auch auf die Leistung eines Medizinproduktes (z. B. Einwachsen von Knochenzellen in Implantate).

Wichtig ist, dass die biologische Sicherheit über die gesamte Lebensdauer eines Produktes gewährleistet sein soll. So kann sich z. B. das Extraktionsprofil im Laufe der Alterung von eingesetzten Materialien ändern. Hier spielt z. B. Korrosionsbeständigkeit von metallischen Rohstoffen eine wichtige Rolle. Aber auch das Herauslösen von Weichmachern aus Polymerprodukten kann sowohl zu Gesundheitsgefahren durch die Weichmacher selbst wie auch zu physikalischen Effekten (mechanischen Reizungen) führen.

Bei wiederverwertbaren Medizinprodukten wie chirurgischen Instrumente ist es zu empfehlen, Produkte in die Testung zu nehmen, welche die maximale Anzahl an Wiederaufbereitungszyklen durchlaufen haben. Hierfür können chemische Analysen in Kombination mit der toxikologischen Bewertung einen wesentlichen Anhaltspunkt für die biologische Sicherheit liefern.

3.3 Kategorisierung von Medizinprodukten

Medizinprodukte werden nach der Art des Körperkontaktes und der Dauer des Körperkontaktes mit dem Patienten eingeteilt. Die Kontaktart und -dauer sind entscheidend für die Auswahl der relevanten biologischen Endpunkte, die im Rahmen der Sicherheitsbewertung betrachtet werden müssen. Nähere Angaben findet man im Anhang A der DIN EN ISO 10993-1:2021. Die Einteilung nach Gewebekontakt und Kontaktdauer ist nicht zu vergleichen mit den Klassifizierungsregeln für die Einteilung der Risikoklassen nach Anhang VIII der MDR. Daher sollte auch für die Produkte mit einem niedrigen Risiko (Klasse-I-Produkte) geprüft werden, welche Endpunkte für das entsprechende Produkt gemäß Anhang A der DIN EN ISO 10993-1 bewertet werden müssen.

Besteht ein Medizinprodukt aus mehreren Komponenten mit unterschiedlichen Kontaktarten, wie z. B. Insulinpumpen, können die Einzelkomponenten getrennt voneinander kategorisiert werden (siehe Tabelle 8).

Tabelle 8: Kategorisierung von Produktkomponenten am Beispiel eines Infusionssets für eine Insulinpumpe

Produktkomponente	Kontaktart	Kontaktdauer
Applikationsnadel (nach Applikation wieder entfernt)	Direkt, verletzte oder beschädigte Körperoberfläche	Transient (einige Sekunden pro Applikation)
Flexüle (verbleibt subkutan)	Indirekter Kontakt – extern kommunizierendes Produkt direkter Kontakt – verletzte oder beschädigte Körperoberfläche	> 30 d (kumulative Anwendung: verbleibt für mehrere Tage und wird dann gewechselt)
Infusionsschlauch	Indirekter Kontakt – extern kommunizierendes Produkt direkter Kontakt – intakte Haut (Außenoberfläche)	> 30 d (kumulative Anwendung: verbleibt für mehrere Tage und wird dann gewechselt)
Anschluss an Insulinpumpe	Indirekter Kontakt – extern kommunizierendes Produkt	> 30 d (kumulative Anwendung: verbleibt für mehrere Tage und wird dann gewechselt)
Pflaster (zum Befestigen auf der Haut)	Direkter Kontakt – intakte Oberfläche, Haut	> 30 d (kumulative Anwendung: verbleibt für mehrere Tage und wird dann gewechselt)

Hat ein Produkt oder eine Produktkomponente zu mehreren Geweben Kontakt, sollte das Produkt oder die Komponente gemäß der strengeren Kategorie beurteilt werden. Als Beispiel soll an dieser Stelle ein Infusionsschlauch benannt werden. Während die äußere Oberfläche nur Hautkontakt hat, hat die innere Oberfläche Kontakt zum verabreichten Medikament und damit dem Inneren des Patienten, wodurch die Komponente als extern kommunizierende Komponente eingestuft wird. Die Bewertung sollte dann als extern kommunizierendes Produkt erfolgen. Ggf. kann aber auch durch getrennte Extraktion der äußeren und inneren Oberflächen eine separate Bewertung erfolgen.

Wichtig ist noch zu erwähnen, dass bei Medizinprodukten wie Kitteln, Mundschutz oder Handschuhe, die neben dem Schutz des Patienten auch zum Schutz des Anwenders bestimmt sind, die Kategorisierung auch aus der Sicht der Anwender erfolgen sollte.

3.3.1 Klassifizierung nach Kontaktart

Aufgrund des Gewebekontaktes unterscheidet man vier Gruppen:

- *Medizinprodukte ohne Kontakt* wie z. B. Zubehör von *In-vitro*-Diagnostika, Röhrchen zur Blutentnahme, medizinische Software, externe Monitore (für diese Produkte muss keine biologische Bewertung durchgeführt werden, da kein Patientenkontakt besteht.)
- *Medizinprodukte mit Oberflächenkontakt*. Hier unterscheidet man nach Hautkontakt (z. B. Fixierpflaster), Schleimhautkontakt (z. B. Holzspatel) und Kontakt zu nicht intakter Oberfläche (z. B. Wundauflagen).
- *Extern kommunizierende Produkte* sind Medizinprodukte, die partiell oder vollständig außerhalb des Körpers liegen, aber dennoch direkten oder indirekten Kontakt zu Körperflüssigkeiten oder -geweben haben. Sie werden nochmals unterteilt nach indirektem Blutkontakt (Infusionssysteme, Blutkonservenbeutel), Kontakt zu Geweben wie Knochen oder Dentin (z. B. Zahnfüllungsmaterialien, Laparoskop, Arthroskop) und Kontakt zu zirkulierendem Blut (z. B. intravaskuläre Katheter, temporäre Herzschrittmacherelektroden).
- *Implantate* sind Medizinprodukte, die in den Körper eingebracht werden oder epitheliale Oberflächen oder auch Oberflächen des Auges ersetzen und nach der Intervention im Körper verbleiben. Sie werden nochmals unterschieden nach Gewebekontakt wie Knochen (z. B. orthopädische Implantate-Endoprothetik) und Blutkontakt (z. B. dauerhafte Herzschrittmacher und Stents).

Einige Beispiele für Medizinprodukte gemäß der oben beschriebenen Einteilung nach Gewebekontakt sind in Bild 15 wiedergegeben.

Eine Produktklasse ist von der Kategorisierung ausgeschlossen: Medizinprodukte, die indirekten Kontakt mit dem Respirationstrakt haben. Hier steht die chemische Charakterisierung der herauslösbaren Substanzen, u. a. der volatilen Substanzen, im Vordergrund. Für die biologische Bewertung sollte die DIN-EN-ISO-18562-Serie herangezogen werden. Für bestimmte Produkte sind nähere Informationen zur biologischen Sicherheit in produktspezifischen Normen wiedergegeben. Bei Dentalprodukten ist sogar eine eigene Norm zur biologischen Sicherheit hinterlegt, auf die in Kapitel 5.4 eingegangen wird.

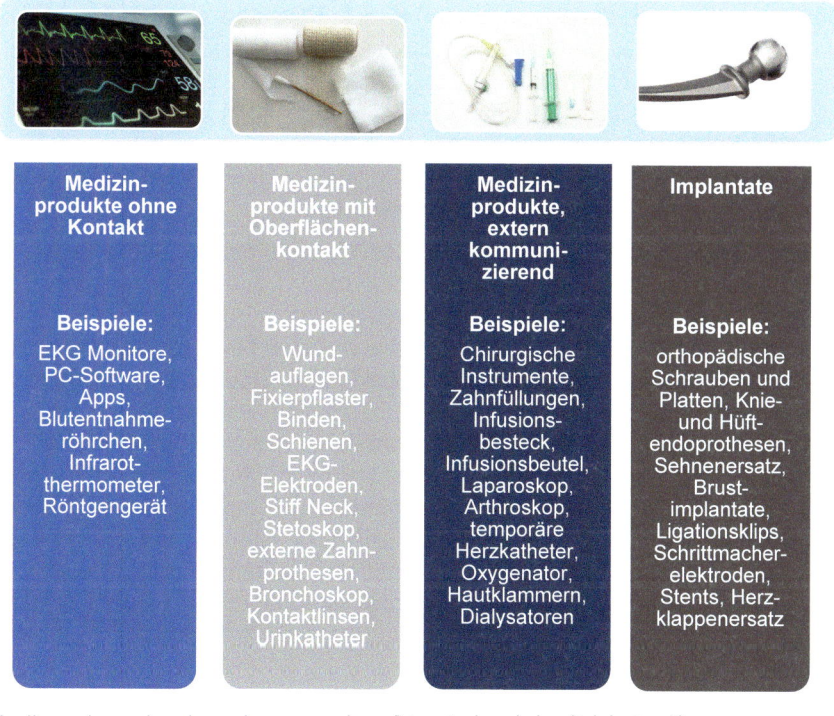

Medizinprodukte ohne Kontakt	Medizinprodukte mit Oberflächenkontakt	Medizinprodukte, extern kommunizierend	Implantate
Beispiele: EKG Monitore, PC-Software, Apps, Blutentnahmeröhrchen, Infrarotthermometer, Röntgengerät	**Beispiele:** Wundauflagen, Fixierpflaster, Binden, Schienen, EKG-Elektroden, Stiff Neck, Stetoskop, externe Zahnprothesen, Bronchoskop, Kontaktlinsen, Urinkatheter	**Beispiele:** Chirurgische Instrumente, Zahnfüllungen, Infusionsbesteck, Infusionsbeutel, Laparoskop, Arthroskop, temporäre Herzkatheter, Oxygenator, Hautklammern, Dialysatoren	**Beispiele:** orthopädische Schrauben und Platten, Knie- und Hüftendoprothesen, Sehnenersatz, Brustimplantate, Ligationsklips, Schrittmacherelektroden, Stents, Herzklappenersatz

Quellen: v. l. n. r.: lucadp, vacharapong, sharryfoto, stockpackshot (AdobeStock)

Bild 15: Medizinproduktekategorien mit Beispielen

3.3.2 Klassifizierung nach Kontaktdauer

Bisher gab es drei Zeitrahmen, zu welchen die Produkte zugeordnet wurden: Kurzzeitkontakt (< 24 h), verlängerte Kontaktdauer (> 24 h bis < 30 d), Langzeitkontakt (> 30 d). Die Unterscheidung spielt u. a. bei der Auswahl von systemischen Endpunkten eine wesentliche Rolle. So müssen z. B. chronische Toxizität und Kanzerogenität erst bei Produkten mit Langzeitkontakt laut Anhang A betrachtet werden.

Zu den genannten drei Zeitrahmen wurde in Anlehnung an die DIN EN ISO 10993-4 eine weitere Kontaktdauer ergänzt, die des transienten Kontaktes. Das betrifft Produkte, die nur sehr kurz Kontakt zum Patienten haben (in der Regel wenige Sekunden bis eine Minute). Hier legt man zugrunde, dass das biologische Risiko zu vernachlässigen ist, und es muss keine vollumfängliche biologische Bewertung durchgeführt werden. Daher reicht eine wissenschaftliche Begründung mit Beschreibung der Anwendung und des vernachlässigbaren Risikos aus. Unter gewissen Umständen kann es jedoch notwendig werden, trotzdem eine biologische Bewertung vorzunehmen, nämlich dann, wenn Rückstände (z. B. Schmierstoffe oder Partikel aus Beschichtungen) in den Körper eindringen können und dort verbleiben.

Aufgrund der Kategorisierung können relevante biologische Endpunkte aus der Tabelle A1 im Anhang A der DIN EN ISO 10993-1 entnommen werden. Das bedeutet jedoch nicht, dass diese getestet werden müssen, sondern sie sollten auf Basis von wissenschaftlich belastbaren Daten bewertet werden. Ist ein biologischer Endpunkt nicht relevant für das Produkt, muss dies entsprechend begründet werden. Während der Evaluierung können zusätzliche Aspekte zum Tragen kommen. Medizinprodukte, die Kontakt zu Reproduktionsorganen aufweisen, sollten hinsichtlich Reproduktionstoxizität bewertet werden. Wenn Medizinprodukte direkt oder indirekt mit Embryos, Föten, Neugeborenen oder Kleinkindern in Kontakt kommen, sollten entwicklungstoxische Eigenschaften analysiert und bewertet werden. Diese Aspekte sollten bei der Planung der Teststrategie berücksichtigt werden. Werden im Rahmen der Bewertung und/oder Testung Gesundheitsrisiken identifiziert, muss die Teststrategie ggf. entsprechend angepasst werden.

3.4 Der biologische Bewertungsprozess

Wie bereits in Kapitel 3.2 erwähnt, besteht die biologische Bewertung aus vier Teilschritten: der Kategorisierung des Produktes oder der Produktkomponenten anhand der klinischen Anwendung, der Materialcharakterisierung, der Durchführung von *In-vitro*-Versuchen bei vorhandenen Datenlücken und dem Durchführen von *In-vivo*-Versuchen, sollten Datenlücken mittels *In-vitro*-Versuchen nicht zu schließen sein. Da die Kategorisierung bereits in Kapitel 3.3 besprochen wurde, soll im folgenden Kapitel auf die drei nachfolgenden Teilschritte eingegangen werden.

3.4.1 Materialcharakterisierung und chemische Charakterisierung

Die Materialcharakterisierung stellt einen wesentlichen Teil der biologischen Risikobewertung dar. Bei exzellenter Datenlage ist es möglich, die biologische Bewertung allein basierend auf der Materialcharakterisierung durchzuführen. Die Erfahrung lehrt jedoch, dass häufig Datenlücken vorhanden sind, die mindestens chemische Analysen der Produkte und/oder Produktkomponenten notwendig machen. Eine gute Kooperation zwischen Rohstofflieferanten und Medizinprodukteherstellern ist daher von entscheidender Bedeutung. Wenn z. B. im technischen Datenblatt der Rohstofflieferanten steht, dass der Kunststoff nicht für die Verwendung in Medizinprodukten geeignet ist, sollte der Medizinproduktehersteller die Gründe hierfür erfragen und ggf. den Rohstoff wechseln.

Die Materialcharakterisierung sollte am finalen Produkt erfolgen, da jede Änderung auf potenzielle Gesundheitsgefahren untersucht werden müsste. Auch physikalische Eigenschaften wie z. B. Oberflächenbeschaffenheit, Porosität oder Korrosionsbeständigkeit können Einfluss auf die biologische Verträglichkeit haben. Dies sollte bei der Auswahl von Vergleichsprodukten berücksichtigt werden.

Existieren Vergleichsprodukte wie z. B. Vorgängermodelle, können Ergebnisse der biologischen Testung des Vorgängermodells für die biologische Bewertung des aktuellen Produktes (oder Nachfolgerproduktes) herangezogen werden, vorausgesetzt, eine Materialäquivalenz ist nachweislich gegeben. Dabei sind folgende Eigenschaften zu berücksichtigen:

> **ERLÄUTERUNG**
>
> **Materialäquivalenz**
>
> – Vergleichbarkeit der eingesetzten Materialien
> – Vergleichbarkeit des Herstellungsprozesses inklusive der Sterilisation
> – Vergleichbarkeit der Geometrie und physikalischen Eigenschaften
> – Vergleichbarkeit der klinischen Anwendung

Da meist mindestens in einem Punkt Unterschiede oder Datenlücken vorhanden sind, müssen diese durch entsprechende Untersuchungen wie z. B. die chemische Analyse des Extrakts mit anschließender toxikologischer Bewertung der Unterschiede im Extraktionsprofil bewertet werden.

Auch die Materialcharakterisierung kann in mehreren Teilschritten erfolgen, wie in Bild 16 dargestellt.

Die Materialcharakterisierung startet mit der qualitativen Zusammensetzung (siehe Kapitel 5.1.1) des Medizinprodukts.

Im ersten Schritt der Materialcharakterisierung gilt es, Informationen zu den bei der Herstellung des Produktes verwendeten Materialien zu sammeln und potenzielle Verunreinigungen zu identifizieren. Das setzt voraus, dass der Herstellungsprozess beginnend bei der Auswahl/beim Einkauf der Rohstoffe unter die Lupe genommen wird. Prozesshilfsmittel oder Zusatzstoffe wie z. B. Schmierstoffe, Katalysatoren oder Spinnavivagen, Verpackungsrückstände oder Reinigungsmittelrückstände (u. a. bei wiederaufbereitbaren Produkten), die Kontakt zu dem Medizinprodukt haben, sollten identifiziert werden und im Hinblick auf potenzielle Gesundheitsgefahren bewertet werden.

Z. B. kann bei Kunststoffen der Restmonomergehalt eine wesentliche Rolle spielen. Aufgrund ihrer oft hohen chemischen Reaktivität sind sie auch von toxikologischer Bedeutung. So gehören z. B. Bisphenol A, Vinylchlorid oder Formaldehyd zu den CMR-Substanzen und müssen daher besonders betrachtet werden. Bei Metalllegierungen wie Titanlegierungen oder Edelstahl kann der Nachweis standardisierter Materialien (z. B. nach der ISO-5832-Serie) ausreichend für die Sicherheit des Materials sein.

Neben der Materialzusammensetzung können klinische Erfahrungen mit demselben Material von ähnlichen Medizinprodukten mit dazu beitragen, die biologische Sicherheit des eingesetzten Materials zu belegen. Jedoch können unterschiedliche Herstellung, Gewebekontakt oder Verpackung die Vergleichbarkeit des Materials im finalen Produkt beeinträchtigen.

Die Identifizierung von gefährlichen Inhaltsstoffen oder Verunreinigungen kann auch maßgeblich für die Auswahl späterer Analyseverfahren zur Identifizierung herauslösbarer Substanzen sein.

Die Risikobewertung anhand der quantitativen Zusammensetzung von Medizinprodukten kann bei Produkten erfolgen, deren chemische Zusammensetzung genau bekannt ist (z. B. Desinfektionsmittel) oder im Falle von Produkten, die sehr klein sind und deren Exposition entsprechend gering ist, womit diese ein vernachlässigbares gesundheitliches Risiko darstellen. Kann diese Aussage nicht getroffen werden, sind weiterführende chemische Analysen notwendig.

3 Die biologische Sicherheitsprüfung nach DIN EN ISO 10993-1:2021

Untersuchung der qualitativen und quantitativen Zusammensetzung des Produktes und/oder Produktkomponenten
(inklusive Verunreinigungen durch z.B. Produktionsadditive oder Reinigungsmittel)

↓

Risikobewertung anhand der quantitativen Produktzusammensetzung
(Gefahrenbeurteilung + evt Expositionsbetrachtung, wenn 100% herausgelöst werden)

↓

Untersuchung der herauslösbaren Substanzen aus dem Produkt ("Extractable compounds")
(Extraktion unter "worst case" Bedingungen mit chemischer Analyse)

↓

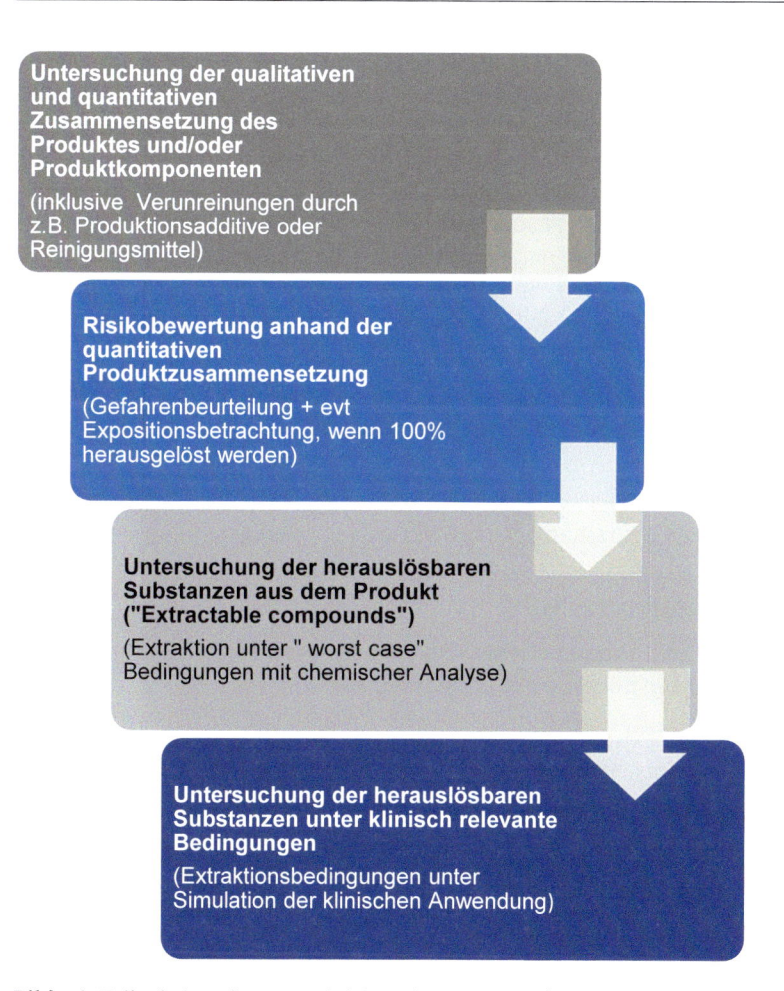

Untersuchung der herauslösbaren Substanzen unter klinisch relevante Bedingungen
(Extraktionsbedingungen unter Simulation der klinischen Anwendung)

Bild 16: Teilschritte der Materialcharakterisierung/chemischen Charakterisierung

Im nächsten Schritt werden chemische Analysen eingesetzt, um herauslösbare Substanzen zu identifizieren und deren herauslösbare Menge zu bestimmen. Diese Analysen werden nach Extraktion gemäß ISO 10993-12:2021 durchgeführt und starten meist mit Screening-Methoden wie LC-MS (Flüssigchromatografie gekoppelt mit Massenspektrometrie), GC-MS (Gaschromatografie gekoppelt mit Massenspektrometrie) oder ICP-MS/OES (Massenspektrometrie mit induktiv gekoppeltem Plasma/induktiv gekoppelte

Plasma-Emissionsspektroskopie). Sind stark flüchtige Substanzen für die Bewertung zu berücksichtigen, kommt die GC-Headspace (Gaschromatografie-Dampfraumanalyse) zum Einsatz. Sind bei der Materialcharakterisierung Gefahrenstoffe identifiziert wurden, die nicht über diese Verfahren detektiert werden können, sollten die chemischen Analysemethoden entsprechend angepasst werden. Auf die genaue Vorgehensweise der Extraktion und Analytik wird in Kapitel 5.1 eingegangen. Sollten nach erfolgter toxikologischer Risikobewertung der gefundenen Substanzen keine gesundheitlichen Bedenken bestehen, ist eine weitere Analytik unter angepassten Extraktionsbedingungen gemäß klinischer Anwendung nicht notwendig.

Andernfalls sollten nach Analyse der klinischen Anwendung die Extraktionsbedingungen optimiert werden. Hier kann an folgenden Stellschrauben gedreht werden:

- Verwendung klinikrelevanter Extraktionslösungsmittel (beispielsweise Speichelsimulantien, Anpassung des pH-Wertes des Lösungsmittels)
- Anpassung der Extraktionsdauer an die klinische Anwendung (auch Mehrfachextraktionen sind möglich)
- Anwendung substanzspezifischer Analytikmethoden zur genaueren Bestimmung der Mengen herauslösbarer Gefahrenstoffe

Die Anpassung der Extraktionsbedingungen sollte entsprechend wissenschaftlich anhand der klinischen Anwendung begründet werden.

Neben der chemischen Charakterisierung können auch physikalische Eigenschaften eine wesentliche Rolle bei der biologischen Bewertung spielen. V. a. bei Implantaten mit Blutkontakt und Implantaten, die hoher Reibung ausgesetzt sind, sollten außerdem die Gesundheitsgefahren von Mikro- und Nanopartikeln evaluiert werden. Nähere Informationen zu Nanopartikeln finden sich in der ISO/TR 10993-22:2017. Bei der Beurteilung partikelassoziierter Toxizität spielen neben der Materialkomposition und Menge weitere Eigenschaften wie Größe, Form und Oberflächenbeschaffenheit der Partikel eine wesentliche Rolle. Bei orthopädischen Implantaten sind u. a. die Gefahren der lokalen Zytotoxizität und Entzündungsreaktion verbunden mit Osteolyse als Spätfolge zu betrachten. Bei Implantaten im Blutkreislauf müssen außerdem Gefahren wie Gefäßverschlüsse und Hämolyse betrachtet werden. Für Nanopartikel ist systemische Toxizität nicht auszuschließen, da diese sich aufgrund ihrer Größe ubiquitär im Körper verteilen können. Bei metallischen Partikeln kann es außerdem zu einer erhöhten Akkumulation von gelösten Metallionen im Blut kommen, hier sind z. B. erhöhte Serumkonzentrationen von Kobalt und Chrom beschrieben, die auch zu systemischer Toxizität wie z. B. Neurotoxizität[17] führen können.

Aufgrund der vielen Eigenschaften von Partikeln (z. B. Partikelgröße, Material, Partikelform, Oberflächenbeschaffenheit), die die Toxizität beeinflussen, ist es schwierig, einen allgemein gültigen Grenzwert abzuleiten, unter dem das Risiko unbedenklich ist. Zur Bewertung des Partikelrisikos müssen Informationen aus analytischen Tests, Literatur und oder Erfahrungen aus der Klinik nach Inverkehrbringen des Medizinproduktes (z. B. Post-Market Surveillance (PMS)-Daten) herangezogen werden.

3.4.2 Toxikologische Charakterisierung

Die toxikologische Charakterisierung von Materialkomponenten oder herauslösbaren Substanzen ist ein wichtiges Werkzeug bei der biologischen Bewertung von Medizinprodukten oder Produktkomponenten. Grundlagen dafür sind in der DIN EN ISO 10993-17:2009 beschrieben. Generell erfolgt die toxikologische Charakterisierung in fünf Schritten (siehe Bild 17).

Im ersten Schritt werden toxikologische Daten gesammelt und hinsichtlich des Gefährdungspotenzials ausgewertet. Hierbei sollte auf die Qualität der Daten geachtet werden. Wenn vorhanden, sind epidemiologische Daten oder Ergebnisse (z. B. Patch-Test, Human Repeat Insult Patch Test (HRIPT)) beim Menschen den experimentellen Daten aus Tierversuchen vorzuziehen. Diese müssen aber von guter Qualität sein. Da oft Humandaten fehlen, wird auf tierexperimentelle Daten zurückgegriffen. Solche tierexperimentellen Daten sollten in erster Linie unter Berücksichtigung der guten Laborpraxis (GLP) erhoben werden oder die Methode sollte vergleichbar mit toxikologischen Guidelines (z. B. OECD-Guidelines) sein. Sollten keine Daten dazu vorliegen, kann auf andere Daten zurückgegriffen werden. Hilfreich sind auch Risikobewertungen aus anderen Produktbereichen (z. B. Cosmetic Ingredients Review (CIR), Screening Information Dataset (SIDS), Initial Assessment Profile (SIAP), Integrated Risk Information US EPA (der amerikanischen Umweltschutzbehörde), Concise International Chemical Assessment Documents (CICAD) der WHO, Risikobewertungen der EFSA (Europäische Behörde für Lebensmittelsicherheit). Deren gesammelte Daten beruhen auf regulatorisch anerkannten toxikologischen Daten und können daher als vertrauenswürdig eingestuft werden. Abgeleitete Grenzwerte in den Risikobewertungen können als Ausgangspunkt dienen, um für das Medizinprodukt im Rahmen seines bestimmungsgemäßen Gebrauchs entsprechende Grenzwerte abzuleiten.

---

17 Bijukumar DR, Segu A, Souza JCM, Li X, Barba M, Mercuri LG, J Jacobs J, Mathew MT. Systemic and local toxicity of metal debris released from hip prostheses: A review of experimental approaches. Nanomedicine. 2018 Apr; 14 (3): 951-963.

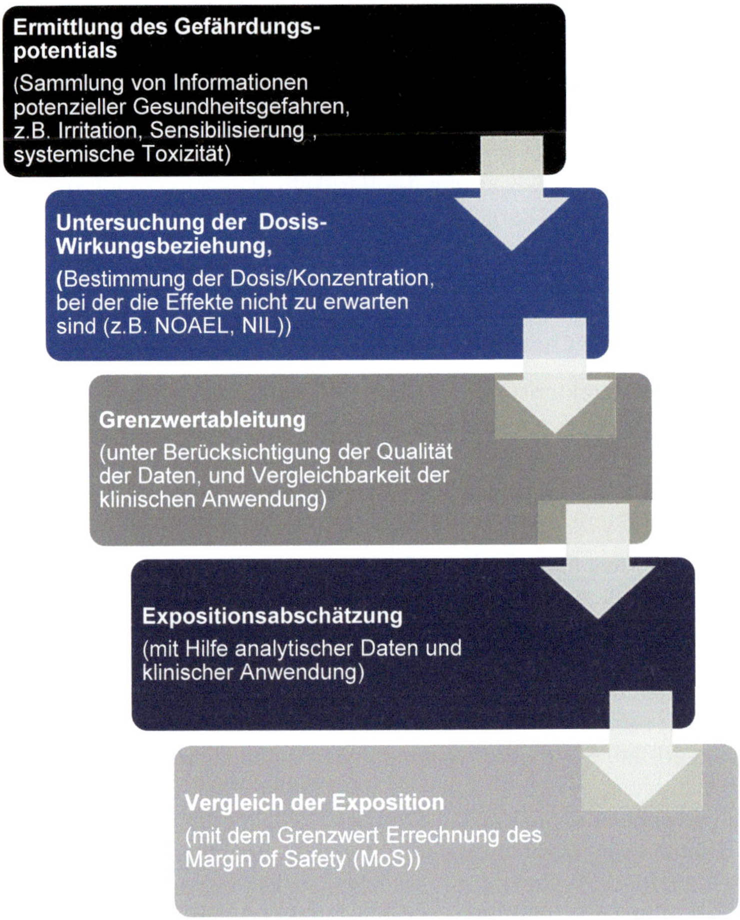

Ermittlung des Gefährdungspotentials
(Sammlung von Informationen potenzieller Gesundheitsgefahren, z.B. Irritation, Sensibilisierung, systemische Toxizität)

Untersuchung der Dosis-Wirkungsbeziehung,
(Bestimmung der Dosis/Konzentration, bei der die Effekte nicht zu erwarten sind (z.B. NOAEL, NIL))

Grenzwertableitung
(unter Berücksichtigung der Qualität der Daten, und Vergleichbarkeit der klinischen Anwendung)

Expositionsabschätzung
(mit Hilfe analytischer Daten und klinischer Anwendung)

Vergleich der Exposition
(mit dem Grenzwert Errechnung des Margin of Safety (MoS))

Verwendete Abkürzungen

NOAEL	No observed adverse effect level	TE	Tolerable exposure
NIL	Non-irritating level	TCL	Tolerable contact level
TI	Tolerable intakte	MoS	Margin of safety

Bild 17: Ablauf der toxikologischen Charakterisierung

Für den Toxikologen ist es wichtig, aus entsprechenden Humandaten und/oder tierexperimentellen Daten Dosierungen und/oder Konzentrationen abzuleiten, bei denen keine nicht akzeptierbare Gefährdung der menschlichen Gesundheit zu erwarten ist. Daher muss er sich mit Dosis-Wirkungs-Beziehungen auseinandersetzen. Wichtige Kenngrößen sind hier z. B.:

> **BEISPIEL 1**
>
> **Kenngrößen für Dosis-Wirkungs-Beziehungen**
>
> - NOAEL/NOAEC – No observed adverse effect level/concentration,
> - LOAEL/LOAEC – Low observed adverse effect level/concentration,
> - NIL – Non-irritating level,
> - MIL – Minimal irritating level,
> - EC3 – Kenngröße für sensibilisierendes Potenzial; Konzentration, bei der es zu einem dreifachen Anstieg der Zellproliferation im Lymphknoten kommt im lokalen Lymphknotentest.

Anhand dieser Daten können Grenzwerte unter Berücksichtigung von Unsicherheitsfaktoren abgeleitet werden.

Für die Ableitung von Grenzwerten wird aus den vorhandenen Daten die Studie ausgewählt, die für die klinische Anwendung des Medizinprodukts am relevantesten ist. U. U. muss hierbei mithilfe von Unsicherheitsfaktoren der Grenzwert angepasst werden. Dabei ist die interindividuelle Variabilität von Mensch zu Mensch, die Übertragung von Tier auf Mensch und die Qualität der Daten zu berücksichtigen. Auch regulatorisch anerkannte Grenzwerte (z. B. Referenzdosis (RfD: „reference dose")), akzeptierbare tägliche Aufnahmemenge (ADI: „acceptable daily intake"), zulässige tägliche Exposition (PDE: „permissible daily exposure")) müssen auf ihre Vergleichbarkeit zur klinischen Anwendung geprüft werden und sollten nicht 1:1 übernommen werden.

Nach Ermittlung der Grenzwerte wird die Menge der Substanz abgeschätzt, die mit dem Patienten Kontakt (Exposition) hat. Dies erfolgt anhand der analytischen Daten. Hier kann zum einen eine maximale Abschätzung (z. B. Mengenabschätzung anhand der Materialzusammensetzung oder unter gesteigerten Extraktionsbedingungen oder zum anderen eine Abschätzung anhand der klinischen Simulation (Mengenabschätzung nach Extraktionsversuchen, die die klinische Anwendung simulieren) vorgenommen werden. Kann nun bereits belegt werden, dass die maximale Exposition kein nicht-akzeptables Risiko für die Gesundheit des Patienten darstellt, sind weiterführende Versuche mittels simulierter Anwendung nicht mehr notwendig.

Am Ende der toxikologischen Bewertung steht der Vergleich der Exposition mit dem Grenzwert. Dabei wird der sogenannte „Margin of Safety" (MoS, Sicherheitsabstand) berechnet, indem der Quotient aus Grenzwert und Exposition gebildet wird. Dabei muss der MoS größer als 1 sein, um von einer sicheren Anwendung zu sprechen. Bei einem Wert kleiner 1 übersteigt die Exposition den Grenzwert, sodass diese ein Gesundheitsrisiko darstellen könnte.

Aber wie wird mit unbekannten Substanzen oder mit Substanzen umgegangen ohne ausreichende toxikologische Datenlage? Hierfür wurden Grenzwerte abgeleitet, bei denen das Restrisiko zu vernachlässigen ist. Für systemische Effekte oder gentoxische/kanzerogene Effekte liegt das TTC-Konzept (Schwellenwert für toxikologische Effekte: „Threshold of Toxicological Concern") zugrunde (siehe auch ISO/TS 21726). Für sensibilisierende Stoffe wie z. B. Duftstoffe in Kosmetika in Kontakt mit intakter Haut wurde der sogenannte DST (Dermal Sensitization Threshold) abgeleitet[18]. Für Verunreinigungen in parenteral oder augenärztlich anzuwendenden Arzneimitteln hat das Product Quality Research Insitute (PQRI) einen Qualifikationsschwellenwert, den sogenannten „Qualification Threshold" (QT-Wert) von 5 µg/d abgeleitet[19], unterhalb dessen das Risiko von Irritation und Sensibilisierung zu vernachlässigen ist. Daher sollten Substanzen oberhalb des Schwellenwertes identifiziert werden. Die Anwendung dieser Grenzwerte unterliegt aber auch bestimmten Bedingungen. Daher sollte die Anwendbarkeit durch erfahrene Toxikologen geprüft werden. Um ein vertretbares Restrisiko mit diesen Standardgrenzwerten abschließend beurteilen zu können, müssen die herauslösbaren Konzentrationen aller Substanzen sehr gering sein. Ansonsten sind weitere Untersuchungen notwendig.

Einige Substanzen sind aufgrund ihrer toxikologischen Eigenschaften als besonders besorgniserregend einzustufen – sogenannte SVHC-Substanzen („Substances of Very High Concern"). Die ECHA (European Chemicals Agency), die zuständige Behörde für die Chemikalienregistrierung in Europa, unterhält eine Kandidatenliste mit bekannten SVHC-Substanzen. Diese Liste enthält Stand Juli 2021 insgesamt 219 Substanzen. Neben CMR-Substanzen sind

---

18 Safford RJ, Api AM, Roberts DW, Lalko JF. Extension of the Dermal Sensitisation Threshold (DST) approach to incorporate chemicals classified as reactive. Regul Toxicol Pharmacol. 2015 Aug; 72 (3): 694-701.

19 Ball D, Blanchard J, Jacobson-Kram D, McClellan RO, McGovern T, Norwood DL, Vogel W, Wolff R, Nagao L. Development of safety qualification thresholds and their use in orally inhaled and nasal drug product evaluation. Toxicol Sci. 2007 Jun; 97 (2): 226-36.

auch Stoffe, die persistent/bioakkumulativ und toxisch in der Umwelt sind, sowie Substanzen, die den Hormonhaushalt stören, sogenannte endokrine Disruptoren, gelistet. Ein Teil dieser Gefahrenstoffe, nämlich CMR-Stoffe (Kategorie 1, 1A oder 1B) und endokrine Disruptoren mit nachgewiesener Relevanz beim Menschen, sollte in invasiven oder extern kommunizierenden Medizinprodukten laut MDR (Anhang 1, Kapitel II) nicht in Konzentrationen größer 0,1 % enthalten sein. Ansonsten ist eine separate Nutzen-Risiko-Analyse notwendig. Für Weichmacher der Phthalate wurde 2019 eine Leitlinie zur Bewertung durch die Europäische Union verabschiedet.

> **HINWEIS 12**
>
> **Zu Phthalaten in Medizinprodukten**
>
> Die Europäische Union hat im Juni 2019 eine Leitlinie zur Nutzen-Risiko-Analyse von Phthalaten in verschiedenen Medizinprodukten veröffentlicht:
>
> Scientific Committee on Health, Environmental and Emerging Risks: "Guidelines on the benefit-risk assessment of the presence of phthalates in certain medical devices covering phthalates which are carcinogenic, mutagenic, toxic to reproduction (CMR) or have endocrine-disrupting (ED) properties."

In der Regel treten herauslösbare Substanzen nicht als Einzelsubstanzen auf, sondern als Stoffgemische. Diese können unabhängige toxikologische Wirkungen aufweisen oder bei gleicher Wirkungsweise additive Effekte auslösen. In der DIN EN ISO 10993-17 ist die Vorgehensweise für die Beurteilung additiver Effekte beschrieben. Darauf wird genauer in Kapitel 5.2 eingegangen.

Einige Endpunkte aus Tabelle A1 der DIN EN ISO 10993-1 lassen sich schwer über die toxikologische Charakterisierung herauslösbarer Substanzen abdecken. Dazu zählen:

- materialbedingte Pyrogenität aufgrund fehlender Daten (nicht Bestandteil der toxikologischen Bewertung von Bioziden, Industriechemikalien, Kosmetik, Produkte des täglichen Bedarfs),

- Toleranz nach Implantation aufgrund der Beteiligung von Oberflächeneigenschaften der Produkte sowie

- Hämokompatibilität aufgrund des Einflusses mechanischer Eigenschaften z. B. bei der Hämolyse.

In diesem Kapitel wurde auf die generelle Vorgehensweise bei der toxikologischen Charakterisierung eingegangen. Bei der Informationsbeschaffung, Datenanalyse und Grenzwertableitung ist auf viele Dinge zu achten wie z. b. die Qualität der Daten, die Übertragbarkeit auf den Menschen oder die klinische Anwendung. Daher ist es zu empfehlen, die toxikologische Charakterisierung von erfahrenen Toxikologen durchführen zu lassen.

3.4.3 Datenlückenanalyse

Die Datenlückenanalyse stellt ein wesentliches Werkzeug des gesamten Prozesses der Risikoanalyse dar und kann in jedem Abschnitt des biologischen Bewertungsabschnittes eingesetzt werden. Voraussetzung für eine Datenlückenanalyse ist, die Anforderungen für das entsprechende Medizinprodukt im Bereich der biologischen Sicherheit zu definieren. Gesammelte Daten können dann den entsprechenden Anforderungen zugeordnet werden, sodass Datenlücken erkannt werden.

Besonders sinnvoll sind Datenlückenanalysen, wenn sich z. B. Produktanforderungen ändern (Aktualisierung von Richtlinien oder Normen, Anpassung der Dokumentation an die MDR), bei Änderungen im Gebrauch des Medizinproduktes (z. B. anderer Gewebekontakt, Änderung der Kontaktdauer) oder Produktänderungen (z. B. Materialwechsel, Verpackungsänderung, Änderung der Herstellungsweise, Wechsel des Rohstofflieferanten). Aber auch bei neuen Medizinprodukten ist es sinnvoll, den Bewertungsprozess mittels Datenlückenanalysen zu überwachen.

Auch vor der biologischen Bewertung kann sie im Bereich der Materialauswahl eine Rolle spielen, indem sie Anforderungen an den Rohstofflieferanten definiert oder Datenlücken in dessen Dokumentation aufzeigt.

Bei der Planung der Teststrategie liefert die Datenlückenanalyse zudem wesentliche Informationen, um Tierversuche einzusparen oder deren Notwendigkeit zu untermauern, was ein wesentliches Ziel der DIN EN ISO 10993-1:2021 darstellt.

Die Datenlückenanalyse vor und während der biologischen Bewertung kann außerdem eine Kommunikationsschnittstelle zu anderen Bereichen der Risikobewertung wie z. B. zur klinischen Risikoanalyse oder Marktüberwachung darstellen. Hier kann beispielsweise geklärt werden, ob vorhandene klinische Daten relevante biologische Endpunkte abdecken und dadurch zeitaufwendige und kostenintensive Tierversuche (z. B. Implantationsstudien) eingespart werden können.

Die verschiedenen Beispiele zeigen die wichtige Rolle der Datenlückenanalyse auf, die zugleich einen wesentlichen Nachweis für die strukturierte Risikoanalyse darstellt. Sie kann in den biologischen Bewertungsplan am Anfang der biologischen Bewertung einfließen, aber auch in den biologischen Bewertungsbericht am Ende der biologischen Bewertung.

3.4.4 Biologische Testung

Aufgrund von Datenlücken in der chemischen/toxikologischen Charakterisierung oder im Falle von identifizierten Gesundheitsgefährdungen im Rahmen der nachgelagerten toxikologischen Bewertung lassen sich biologische Tests oftmals nicht gänzlich vermeiden. Auch um potenzielle additive Effekte von Stoffgemischen z. B. von irritierenden Effekten zu untersuchen, können biologische Tests herangezogen werden. Generell sollten *In-vitro*-Testsysteme („Tests im Reagenzglas"), sofern validierte Testsysteme vorhanden sind, *In-vivo*-Studien am Tier vorgezogen werden, um dem Tierschutzgedanken Rechnung zu tragen. Für folgende Endpunkte sind *In-vitro*-Methoden vorhanden und validiert (aber u. U. nicht von allen nationalen oder internationalen zuständigen Behörden oder Benannten Stellen akzeptiert):

- Zytotoxizität,
- Gentoxizität,
- Irritation,
- materialbedingte Pyrogenität (Monozyten-Aktivierungstest noch nicht im vollen Umfang akzeptiert).

Biologische Sicherheitstests sollten nach den Prinzipien der Guten Laborpraxis (GLP) durchgeführt werden. Die Gute Laborpraxis ist ein Qualitätssicherungssystem, das die organisatorischen Abläufe und Rahmenbedingungen festlegt sowie Maßstäbe für die Aufzeichnung, Archivierung und Berichterstattung sicherheitsrelevanter Studien setzt. Diese Grundsätze sind in den OECD-Prinzipien der Guten Laborpraxis beschrieben, die letztmalig 1997 überarbeitet wurde[20]. Für viele Substanz- bzw. Produktgruppen (z. B. Industriechemikalien) ist die Durchführung sicherheitsrelevanter Tests nach GLP gesetzlich vorgeschrieben. Auch die ISO 10993-1 weist auf dieses Qualitätsmerkmal biologischer Tests hin. Zuweilen werden aber auch *In-vitro*-Tests (z. B. Zytotoxizitätstest) unter dem Qualitätsstandard ISO 17025 durchgeführt. Dieser

---

[20] Organisation for Economic Co-operation and Development. OECD SERIES ON PRINCIPLES OF GOOD LABORATORY PRACTICE AND COMPLIANCE MONITORING Number 1. OECD Principles on Good Laboratory Practice (as revised in 1997)

Qualitätsstandard setzt Maßstäbe u. a. in Hinblick auf die Verlässlichkeit und Reproduzierbarkeit der Methoden. Für *In-vivo*-Versuche ist jedoch die Durchführung nach GLP anzuraten, da diese auch einen speziellen Abschnitt zu tierexperimentellen Anforderungen enthält. In den nachfolgenden Abschnitten wird nochmals kurz auf die einzelnen Endpunkte eingegangen werden.

Zytotoxizität

Der Zytotoxizitätstest wird oft als Pilottest in der biologischen Sicherheit eingesetzt und dient als Indikator für potenzielle Unverträglichkeiten mit Kontaktgeweben. Die Zytotoxizitätstestung ist eine schnelle, kostengünstige und sensitive Möglichkeit, um erste Hinweise auf potenzielle Unverträglichkeiten zu bekommen[21]. Verschiedene Methoden sind in der ISO 10993-5 beschrieben. Man unterscheidet hier zwischen Extrakttest, Direktkontakttest und Indirektkontakttest. Die Auswahl des Testsystems hängt von den Materialeigenschaften, dem Kontaktgewebe und dem Verwendungszweck ab. Modifikationen des Zytotoxizitätstests sind z. B. im Bereich dentaler Medizinprodukte möglich. Hier sollte die ISO 7405 herangezogen werden. Die Beurteilung der biologischen Relevanz von beobachteter Zytotoxizität ist oft schwierig, da Schutzmechanismen der Zellen im Gewebeverband hier nicht abgebildet werden können. Häufig haben zytotoxische Ergebnisse *in vitro* in Zellkulturen keine biologische Relevanz in *In-vivo*-Assays aufgezeigt (intrakutane Reaktivität oder Implantationstests). Positive (zytotoxische) Befunde triggern oftmals die Durchführung weiterer Tests. Der Zytotoxizitätstest kann aber ein wichtiger Indikatortest für lokale Unverträglichkeiten z. B. im Hinblick auf die Materialauswahl sein oder zur Beurteilung des Einflusses der Produktlebensdauer. Der Zytotoxizitätstest kann nicht für die Beurteilung der Sensibilisierung herangezogen werden.

Irritation

Bisher war die DIN EN ISO 10993-10 für die Methodenbeschreibung von Irritationstests (Direktkontakttest, intrakutane Reaktivität) verantwortlich. Mit der Veröffentlichung der internationalen Norm ISO 10993-23 im Januar 2021 steht nun auch ein *In-vitro*-Verfahren zur Beurteilung der irritierenden Eigenschaften zur Verfügung. Der RhE („reconstructed human epidermis")-Test zeigte eine vergleichbare Reaktivität wie der intrakutane Reaktivitätstest

---

21 Li W, Zhou J, Xu Y. Study of the *in vitro* cytotoxicity testing of medical devices. Biomed Rep. 2015 Sep; 3 (5): 617-620.

in vivo [22]. Die Norm stellt auch verschiedene *In-vitro*-Tests für andere Kontaktarten wie Auge, oral oder Schleimhautkontakt im Bereich der Ausscheidungsorgane vor.

Zur Beurteilung der gewebeirritierenden Eigenschaften soll auch hier ein schrittweises Verfahren eingesetzt werden. Dazu gehört:

a) eine chemische Charakterisierung,

b) eine Literaturrecherche zu verwendeten Materialien,

c) eine *In-vitro*-Testung sowie

d) eine Tiertestung, sofern vorangegangene Bewertungen kein schlüssiges Ergebnis liefern.

Sensibilisierung

Tests für allergieauslösende Substanzen stehen nur für Kontaktallergene (Typ-IV-Allergie) zur Verfügung. Obwohl für Industriechemikalien bereits *In-vitro*-Methoden für die Identifikation sensibilisierender Substanzen regulatorisch akzeptiert sind, sind diese Versuche für den Bereich Medizinprodukte aktuell zwar in Vorbereitung, aber noch nicht vollständig anerkannt. In erster Linie sollten sensibilisierende Substanzen über die chemische Charakterisierung mit anschließender toxikologischer Bewertung identifiziert werden. Aufgrund von Datenlücken oder aufgrund der Identifikation sensibilisierender Substanzen können Tiertests notwendig werden. Die beiden relevantesten Tiertests sind der lokale Lymphknotentest (LLNA) in Mäusen und *Guinea Pig Maximization Test* (GPMT) im Meerschweinchen. Der Bühler-Test, wie in ISO 10993-10 beschrieben, wird heute aufgrund hoher Tierzahlen und geringerer Sensitivität im Vergleich zum GPMT-Test nur noch selten angewendet. Der lokale Lymphknotentest ist u. a. bei Kontakt mit intakter Haut zu empfehlen, während der GPMT-Test eher für invasive Medizinprodukte Verwendung findet. Zurzeit werden verschiedene *In-vitro*-Testverfahren für Hautsensibilisierung auf ihre Übertragbarkeit für Medizinprodukte geprüft.

Systemische Toxizität

Die systemische Toxizität nach akuter und wiederholter Gabe ist am besten über die chemische Charakterisierung abdeckbar. Mit der Ermittlung toxikologischer Grenzwerte und der Abschätzung der Exposition extrahierbarer Substanzen lässt sich das Gefährdungspotenzial gut abschätzen. Auch existieren

---

22 De Jong WH, Carraway JW, Liu C, Fan C, Liu J, Turley AP, Rollins TS, Coleman KP. The suitability of reconstructed human epidermis models for medical device irritation assessment: A comparison of *In Vitro* and *In Vivo* testing results. Toxicol In Vitro. 2020 Dec; 69: 104995.

Verfahren, um potenzielle kumulative Effekte abschätzen zu können (siehe Kapitel 5.2). Schwierig wird es, wenn herauslösbare Substanzen nicht identifiziert werden können oder für Substanzen nur unzureichende toxikologische Daten zur Verfügung stehen. Übersteigt deren Exposition den generellen Schwellenwert (z. B. TTC), können Tierversuche notwendig werden. Hier ist es ratsam, den Endpunkt der systemischen Toxizität mit Implantationsversuchen, falls notwendig, zu koppeln, um Versuchstierzahlen zu verringern.

V. a. akute Toxizitätsdaten werden oftmals für internationale nichteuropäische Zulassungen erhoben. Hier ist darauf zu achten, dass die Extrakte partikelfrei sind. Ansonsten besteht die Gefahr von Gefäßverschlüssen und Lungenembolien bei intravenöser Verabreichung, was den Tod der Tiere verursachen kann. Eine Fotodokumentation der Extrakte ist daher ein wichtiges Instrument, um potenzielle Todesursachen abzuklären.

Materialbedingte Pyrogenität

Die Fähigkeit bakterieller Rückstände und einiger bekannter chemischer Stoffe, Immunreaktionen wie Fieber auslösen zu können, muss für Medizinprodukte bewertet werden. Ausgenommen sind Medizinprodukte, die nur im Kontakt mit intakter Haut stehen. Leider fehlen hier oft toxikologische Daten für herauslösbare Substanzen, sodass die materialbedingte Pyrogenität selten über die chemische Charakterisierung abgedeckt werden kann. Drei Testmethoden für die Bewertung materialbedingter Pyrogenität stehen zur Verfügung: der LAL (Limulus-Amöbozyten-Lysat)-Test, der *In-vivo*-Pyrogenitätstest im Kaninchen und der Monozytenaktivierungstest.

Der LAL-Test detektiert nur bakterielle Endotoxine (Lipopolysacharide) und kann daher nicht für herauslösbare Substanzen verwendet werden.

Der *In-vivo*-Test im Kaninchen, wie in der europäischen und der amerikanischen Pharmakopöe beschrieben, stellt immer noch die Standardmethode dar. Der Test ist schnell durchführbar und nicht kostenintensiv, erfordert aber einen Tierversuch. Hinsichtlich der Auswertung und der Anzahl an Tieren unterscheiden sich die beiden beschriebenen Methoden. Bei internationaler Zulassung sollte die amerikanische Variante des Tests angewendet werden, da diese eine strengere Auswertung vorgibt. Da auch hier der polare Extrakt intravenös verabreicht wird, sollte dieser weitgehend partikelfrei sein. Eine Überprüfung des Extrakts vor dem Test mit Fotodokumentation ist daher zu empfehlen.

Eine vielversprechende Methode zur Untersuchung der materialbedingten Pyrogenität ist der Monozytenaktivierungstest *in vitro*[23]. Nach Kontakt mit humanem Blut oder Monozytenzelllinien wird die Freisetzung von Zytokinen wie Interleukin 6 oder Interleukin 1ß mittels ELISA bestimmt. Leider ist diese Methode noch nicht vollständig validiert und daher auch noch nicht vollständig akzeptiert. Um dem Tierschutzgedanken Rechnung zu tragen, ist ein Ringversuch ähnlich wie für die *In-vitro*-Irritation wünschenswert.

Gentoxizität

Die Untersuchung auf Gentoxizität für Medizinprodukte kann in den meisten Fällen in *In-vitro*-Versuchen durchgeführt werden. Meist wird ein bakterieller Rückmutationstest (AMES-Test) und ein Gentoxizitätstest in Säugerzellen (Maus-Lymphoma-Assay, Chromosomenaberrationstest oder Mikronukleustest *in vitro*) durchgeführt. Bei dem Test in Säugerzellen ist der Maus-Lymphoma-Test zu empfehlen, da er neben direkten Genmutationen auch Aussagen hinsichtlich Chromosomenschäden anhand der Koloniegröße ermöglicht. Leider sind Maus-Lymphomazellen sehr sensibel bezüglich Zytotoxizität. Ein positives Ergebnis in Verbindung mit starker Zytotoxizität ist daher mit Vorsicht zu bewerten.

Bei unschlüssigen Ergebnissen in den *In-vitro*-Versuchen kann ein *In-vivo*-Versuch notwendig werden. Bei der Auswahl der Testmethode sollten Hinweise auf die Art der Mutation (Genmutation, Chromosomenschaden) aus den *In-vitro*-Versuchen herangezogen werden. Für direkte Genmutationen sollte ein Genmutationsmodell wie die BigBlue Maus verwendet werden. Bei Verdacht auf Chromosomenschäden kann sowohl ein Chromosomenaberrationstest wie auch ein Mikrokerntest *in vivo* in der Maus oder der Ratte durchgeführt werden. Erfahrungsgemäß sind *In-vivo*-Versuche selten notwendig.

Bei positiven *In-vitro*-Versuchen sollte intensiv über die Materialcharakterisierung und die chemische Analyse potenzieller gentoxischer Substanzen nachgedacht und wenn möglich ein Materialaustausch in Betracht gezogen werden. Die Zulassung von Medizinprodukten mit nachgewiesener Gentoxizität ist in der Regel schwierig und bedarf einer ausführlichen Nutzen-Risiko-Betrachtung.

---

23 Borton LK, Coleman KP. Material-mediated pyrogens in medical devices: Applicability of the *in vitro* Monocyte Activation Test. ALTEX. 2018; 35 (4): 453-463.

Kanzerogenität

Man unterscheidet im Wesentlichen zwischen direkten und indirekten gentoxischen und nicht-gentoxischen (Tumorpromotoren) krebserregenden Substanzen. Während direkte DNA-reaktive Substanzen durch Mutationen die Zellwachstumskontrollen außer Kraft setzen, bewirken Tumorpromotoren die Stimulation des Zellwachstums. Für nicht-genotoxische Substanzen lassen sich substanzspezifische Grenzwerte ableiten, da generell akzeptiert ist, dass ihre Wirkweise einem Schwellenmechanismus unterliegt. Für gentoxische Substanzen ist dies allerdings abhängig davon, ob sie direkt oder indirekt einen Schaden an der DNA verursachen. Für direkt genotoxische Substanzen wird ein nicht-schwellenwertbasierter Mechanismus angenommen, sodass sich für diese Substanzen keine substanzspezifischen Grenzwerte (also eine sichere Dosis) ableiten lassen. Ein Zweijahresversuch an Ratte oder Maus ist zeitaufwendig, erfordert eine hohe Anzahl an Versuchstieren und ist sehr kostspielig. Daher ist es wichtig, gute Daten zu den verwendeten Materialien vorliegen zu haben und oder profunde Ergebnisse der chemischen Analyse herauslösbarer Substanzen heranziehen zu können.

Generell gehören krebserregende und gentoxische Substanzen mit nachgewiesener Humanrelevanz (Kategorie 1) zu den besonders besorgniserregenden Substanzen (CMR-Substanzen). Daher sollten diese Substanzen möglichst nicht im Produkt enthalten sein und deren Vorhandensein bereits bei der Materialauswahl geprüft werden und nur in Ausnahmefällen, wenn begründbar, im Endprodukt akzeptiert werden.

Implantation

Die Bewertung des Endpunktes Implantationseffekte oder besser der lokalen Verträglichkeit wird bei allen Produkttypen verlangt außer bei Kontakt mit intakter Haut und lässt sich nicht allein mittels chemischer Charakterisierung abbilden, da neben den herauslösbaren Substanzen auch die Oberflächenbeschaffenheit und Form des Produktes eine Rolle spielen. Daher sind Tierversuche oft nur über vorhandene klinische Daten zu vermeiden. U. U. lassen sich Daten vorhandener Produkte benutzen, die die gleichen Materialien verwenden, vorausgesetzt, die Materialäquivalenz lässt sich plausibel erklären. Eine Methodenbeschreibung für Implantationsversuche ist in der DIN EN ISO 10993-6:2017 niedergelegt.

Hämokompatibilität

Bei Blutkontakt des Medizinproduktes muss auch die Verträglichkeit mit Blutkomponenten untersucht werden. So spielt die Hämolyse z. B. bei extern kommunizierenden Medizinprodukten mit indirektem Blutkontakt eine wesentliche Rolle. Treten die Produkte in Kontakt mit zirkulierendem Blut, sind weitere Effekte wie die Komplementaktivierung zu berücksichtigen. Die DIN EN ISO 10993-4:2017 gibt einen guten Einblick, wann welche Endpunkte/Parameter der Hämokompatibilität zu berücksichtigen sind.

Reproduktionstoxizität

Bei Implantaten mit Kontakt zu den Reproduktionsorganen sind auch Endpunkte wie der Einfluss auf die Fortpflanzungsfähigkeit oder die Entwicklungstoxikologie zu untersuchen. Im Allgemeinen erfolgt dies über die chemische Charakterisierung der herauslösbaren Substanzen, es kann aber auch als Bestandteil von Implantationstests analysiert werden (z. B. Untersuchung der Spermienqualität).

Degradation

Da für die biologische Evaluierung der Medizinprodukte der gesamte Lebenszyklus betrachtet werden soll, spielen Abbauprodukte eine wesentliche Rolle; insbesondere bei Produkten, die vom Körper absorbierbar sind. Daher sollte bei Implantationsstudien absorbierbarer Produkte darauf geachtet werden, dass die Versuchsdauer bis zur vollständigen Absorption geplant wird. Häufig werden Abbauprodukte über die chemische Charakterisierung von gealterten Produkten mit anschließender toxikologischer Beurteilung bewertet.

Toxikokinetik

Wie sich Abbauprodukte oder herauslösbare Substanzen im Körper verteilen und letztendlich ausgeschieden werden, wird selten untersucht. Die Toxikokinetik spielt aber eine wesentliche Rolle bei der toxikologischen Betrachtung herauslösbarer Substanzen und bei absorbierbaren Medizinprodukten. So ist sie von entscheidender Bedeutung bei der Ermittlung von Unsicherheitsfaktoren, wenn man toxikologische Daten von anderen Expositionsrouten verwendet. Bei herauslösbaren Stoffen invasiver Produkte geht man in erster Linie davon aus, dass 100 % aufgenommen wird, bei nicht-invasiven Produkten ist die Absorptionsrate für die jeweilige Expositionsroute zu berücksichtigen.

Weitere toxikologische Studien können notwendig werden, wenn aus der vorhandenen Datenlage Bedenken oder Datenlücken ableitbar sind wie z. B.:

  Kombinationsprodukte mit Arzneimittelanteilen,
- unzureichende Daten zu besorgniserregenden Degradationsprodukten,
- absorbierbare Produkte,
- Produkte mit bekannter Korrosion oder
- Produkte mit Nanomaterialien.

Neben den Endpunkten, die laut Tabelle 1 des Annex 1 der DIN EN ISO 10993-1:2021 für das jeweilige Medizinprodukt zu bewerten sind, müssen weitere Endpunkte in Betracht gezogen werden, wenn sich bei der Bewertung des Medizinproduktes ein Verdacht auf besondere toxikologische Effekte wie Immuntoxizität (ISO/TS 10993-20), Kardiotoxizität oder Neurotoxizität ergibt. Auch hier gilt, dass die Entscheidung, ob, und wenn ja, welche Tests für die biologische Bewertung notwendig sind, von erfahrenen Fachexperten aufgrund der vorhandenen produktspezifischen Daten getroffen werden sollte.

3.4.5 Die finale Bewertung der biologischen Sicherheit

Liegen alle Ergebnisse für die Bewertung der im biologischen Bewertungsplan identifizierten relevanten Endpunkte vor, sollten diese Ergebnisse in einem Bewertungsbericht zur biologischen Sicherheit (biologischer Bewertungsbericht) zusammengefasst werden. Dabei sollte sichergestellt werden, dass die biologische Sicherheit während der gesamten Lebenszeit des Medizinproduktes gewährleistet ist. Die Zusammenfassung sollte die Strategie aus dem biologischen Bewertungsplan widerspiegeln. Sollten Änderungen während der Bewertungsphase notwendig geworden sein, sollten diese benannt und begründet werden. Aus dem biologischen Bewertungsbericht sollte die schrittweise Herangehensweise hervorgehen. Die durchgeführten Tests oder der Verzicht auf Tests sollte mit dem Ziel wissenschaftlich begründet werden, dass kein unnötiges Risiko für den Patienten und ggf. für den Anwender besteht. Die Testergebnisse sollten diskutiert werden. Falls notwendig, werden Restrisiken benannt und ggf. Schritte zur Risikominimierung vorgeschlagen. Solche Schritte könnten z. B. sein: Ausschluss von Patientenkollektiven, Definition von Beobachtungskriterien für die Überwachung nach Inverkehrbringen des Medizinproduktes (Post-Market Surveillance), Erstellung von Hinweisen für die Packungsbeilage oder auch die Etikettierung des Produktes. Beendet wird der biologische Bewertungsbericht mit einer finalen Zusammenfassung aus der gesamten biologischen Sicherheitsbewertung und deren Schlussfolgerungen.

Die biologische Sicherheitsbewertung stellt einen wesentlichen Bestandteil des Risikomanagements dar. So sind deren finalen Aussagen auch ein Ausgangspunkt für die klinische Bewertung des Medizinproduktes. Deshalb ist es wichtig, dass der Bewertungsbericht die Teststrategie und die Ergebnisse gut nachvollziehbar und strukturiert wiedergibt.

4 Anhang B – Anleitung zur biologischen Sicherheitsbewertung im Risikomanagementprozess

Im Anhang I der Medizinprodukteverordnung Kapitel II sind die Anforderungen an Auslegung und Herstellung des Medizinproduktes dargelegt. Darin heißt es, dass die Produkte so ausgelegt, hergestellt und verpackt werden müssen, dass das Risiko für Patienten durch Schadstoffe und Rückstände so gering wie möglich gehalten wird. Ein besonderes Augenmerk ist dabei auf folgende Punkte zu legen (Auswahl von Punkten, die einen Einfluss auf die biologische Sicherheit haben können).

> **HINWEIS 13**
>
> **MDR 2017/745 Abschnitt 1 Kapitel 2 Absatz 10.1:**
>
> 1) Auswahl der eingesetzten Werkstoffe und Stoffe (Toxizität und Entflammbarkeit)
>
> 2) Verträglichkeit mit biologischen Geweben, Zellen oder Körperflüssigkeiten, die mit dem Produkt in Kontakt stehen, und Verträglichkeit von kombinierten Materialien untereinander. Dabei sind auch Aspekte der Verteilung im Körper (Resorption, Verteilung, Metabolismus und Ausscheidung – klassische Bestandteile der Toxikokinetik) zu beachten.
>
> 3) Verträglichkeit von Produktkomponenten untereinander
>
> 4) Auswirkung der Materialverarbeitung auf die Eigenschaften der Werkstoffe
>
> 5) Oberflächenbeschaffenheit

Der Anhang B stellt die Verbindung der biologischen Sicherheitsbewertung zum Risikomanagementprozess her und liefert eine detaillierte Anleitung zur Durchführung der biologischen Sicherheitsbewertung.

4.1 Generelle Aspekte

Wie bereits erwähnt ist die biologische Bewertung Bestandteil des Risikomanagements. Die klassische Risikobewertung enthält folgende Komponenten gemäß DIN EN ISO 14971:

- Risikoanalyse (Identifikation sicherheitsrelevanter Endpunkte unter Berücksichtigung der Anwendungsbestimmung, Identifikation von Gefahren, Abschätzung des potenziellen Risikos für jede gefährliche Situation)
- Risikobewertung
- Risikokontrolle (Untersuchung möglicher Kontrollmaßnahmen, Einführung von Kontrollmessungen, Bewertung des Restrisikos, Nutzen-Risiko-Analyse)
- Bewertung der Akzeptanz zum Gesamtrestrisiko

In Tabelle 9 sind die einzelnen Teilschritte auf die biologische Sicherheitsbewertung übertragen. Diese sind auch in Abschnitt B.3 Anleitung zum Risikomanagement beschrieben.

Tabelle 9: Der Prozess der biologischen Sicherheitsbewertung

Risikoanalyse
Identifizierung von Gesundheitsgefahren bzw. Unverträglichkeiten, die mit der Nutzung des Produktes verbunden sind:
a) Identifikation der Komponenten, die im direkten oder indirekten Gewebekontakt stehen
b) Analyse chemischer und physikalischer Eigenschaften von Materialien, Verunreinigungen, Additiven, etc. mit potenziellem Einfluss auf die Verträglichkeit des Produktes
c) Identifikation herauslösbarer Substanzen (z. B. Degradationsprodukte) aus dem Produkt und deren toxikologische Gefahren unter Berücksichtigung des Gefährdungspotenzials und Dosis-Wirkungs-Beziehung
Risikoabschätzung
Beinhaltet die Ableitung akzeptierbarer Grenzwerte (z. B. für chemische Substanzen oder Partikel) für identifizierte Gesundheitsgefahren und den Vergleich mit der Expositionsabschätzung. Ist ein Gesundheitsrisiko aufgrund der Datenlage nicht auszuschließen, sollte auch der Schweregrad berücksichtigt werden. Bei Datenlücken oder identifizierten Gefahren können chemische/physikalische Analysen und oder biologische Tests notwendig werden.

Risikobewertung
Die Risikobewertung baut auf die Risikoanalyse auf. Die identifizierten Risiken werden auf ihre Bedeutung geprüft und wenn nötig werden Möglichkeiten zur Risikominderung diskutiert. Dabei ist zu berücksichtigen, dass die Bewertung am finalen Produkt durchgeführt wird und der Lebenszyklus abgedeckt ist. Faktoren, die die biologische Sicherheit beeinflussen können, sind in Bild 18 dargestellt.
Risikokontrolle
Wurden in der Risikobewertung potenzielle Gefahren z. B. durch Datenlücken und oder Gesundheitsrisiken identifiziert, gilt es, die Risiken durch Risikokontrollmaßnahmen zu verringern. Das kann z. B. den Ausschluss von Patientengruppen bedeuten, Änderungen von Materialien, Wechsel von Rohstofflieferanten, Veränderungen im Design des Produktes, aber auch Einschluss von Beobachtungskriterien während des Post-Market-Surveillance-Prozesses. Eine enge Zusammenarbeit mit dem Risikomanagement und den verantwortlichen Experten für die klinische Bewertung ist hier von großer Wichtigkeit, um Risikokontrollmaßnahmen festlegen zu können.
Beurteilung des Restrisikos und dessen Akzeptanz
Im Anschluss an die Bewertung und Ermittlung von Risikokontrollmaßnahmen muss das Restrisiko ermittelt werden. Dabei sollte der Nutzen des Produktes das Restrisiko überwiegen. Z. B. stellen Gesundheitsrisiken, die mit gentoxischen, krebserregenden oder reproduktionstoxischen Inhaltsstoffen oder Verunreinigungen verbunden sind, ein hohes Risiko dar, u. a. bei invasiven Produkten. Vertretbar sind solche Risiken nur, falls eine positive Nutzen-Risiko-Bewertung für das Medizinprodukt vorliegt. Solche Risiken müssen entsprechend in der Packungsbeilage und Verpackung ausgewiesen werden. Auch das Vorhandensein allergener Substanzen sollte, wenn sie aus dem Produkt in relevanten Konzentrationen herausgelöst werden, z. B. in der Packungsbeilage oder der Primärverpackung zum Schutz des Patienten ausgewiesen werden.

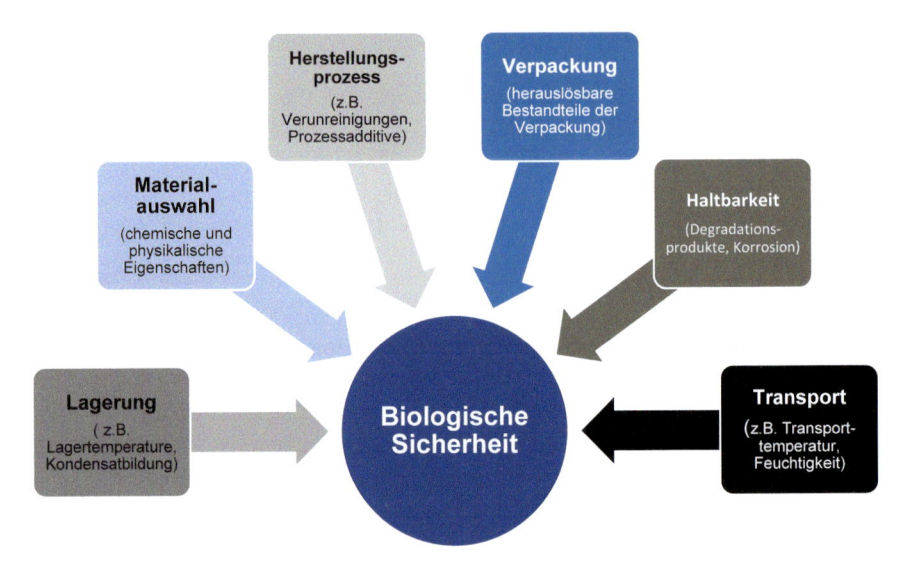

Bild 18: Faktoren mit Einfluss auf die biologische Sicherheit

4.2 Der biologische Bewertungsplan

Der biologische Sicherheitsbewertungsprozess wurde in Kapitel 3.4 beschrieben. In diesem Kapitel soll nochmals auf die Inhalte des biologischen Bewertungsplanes eingegangen werden. Im Anhang VII (Anforderungen an die Benannten Stellen), Abschnitt 4.5.4, der MDR wird festgelegt, dass die Benannten Stellen die Planung der vorklinischen Bewertung prüfen müssen. Der strukturierte biologische Bewertungsplan ist auch in den Prinzipien der DIN EN ISO 10993-1 (Abschnitt 4) beschrieben. Damit stellt der biologische Bewertungsplan das Fundament der biologischen Bewertung da. Er ist Teil des Risikomanagements laut DIN EN ISO 14971.

Die Erstellung des biologischen Bewertungsplanes sollte am Beginn der biologischen Sicherheitsbewertung stehen, spätestens mit dem Design Freeze[24]. Er legt die Vorgehensweise der biologischen Sicherheitsbewertung in Abhängigkeit von der klinischen Anwendung des Produktes fest. Für die Erstellung des Bewertungsplanes ist daher die Kenntnis des bestimmungsgemäßen Gebrauchs des Produktes und/oder der Produktkomponenten von

---

[24] Unter Design Freeze wird die endgültige Zusammensetzung des Produktes festgelegt (Materialzusammenstellung und Herstellungsprozess ändern sich nicht mehr).

entscheidender Bedeutung (Art des Gewebekontaktes, Anwendungsdauer). Mithilfe des Annex A können dann die relevanten biologischen Endpunkte zur Bewertung definiert werden. Dabei ist zu beachten, dass weitere Endpunkte hinzukommen können, die im Zusammenhang mit den eingesetzten Materialien oder der klinischen Anwendung stehen. Z. B. sollte der Einfluss auf die Fertilität bei Kontakt mit Reproduktionsorganen untersucht werden. Kommen Medizinprodukte mit besonders schützenswerten Patienten wie z. B. Neugeborenen oder Schwangeren in Kontakt, müssen Aspekte der Entwicklungstoxizität berücksichtigt werden. Kenntnisse über potenzielle Gesundheitsgefahren eingesetzter Materialien, Verunreinigungen oder Prozessadditive können ebenso bei der Auswahl relevanter biologischer Endpunkte von Bedeutung sein. Neben chemischen werden auch physikalische Eigenschaften in die Planung einbezogen. Werden z. B. Nanomaterialien (siehe ISO/TR 10993-22:2017) eingesetzt oder unterliegen Implantate großen Reibungskräften, spielen Partikelanalyse und Partikeltoxizität eine Rolle. Die Teststrategie für die biologische Bewertung sollte daher von erfahrenen Fachexperten mit entsprechenden toxikologischen Kenntnissen festgelegt werden.

Folgende Informationen sollten im biologischen Bewertungsplan mindestens enthalten sein:

- Angaben zur Informationsbeschaffung (Literaturquellen, Lieferantendaten (z. B. Sicherheitsdatenblätter, technische Datenblätter, Analysenzertifikate), firmeneigene Daten (z. B. biologische Daten und Vorgängermodelle)); nähere Informationen zur Literaturrecherche sind im Annex C der DIN EN ISO 10993-1 zu finden.

- Angaben zur Strategie der biologischen Sicherheitsbewertung inklusive erforderlicher technischer Kompetenzen der Bewerter für die spezifische medizinische Anwendung

- Angaben zur Prüfung und Freigabe des Prüfplanes (Angaben zu den entsprechenden Personen oder Teams zur Prüfung und Freigabe)

- Angaben zur finalen Prüfung der biologischen Bewertung und der finalen Schlussfolgerungen aus der biologischen Sicherheitsbewertung (Restrisiko, Kontrollmaßnahmen und Produktkennzeichnung)

Die Teststrategie der biologischen Sicherheitsbewertung kann sich aufgrund von Ergebnissen in der Prüfung ändern, z. B., wenn herauslösbare Substanzen ein Gesundheitsrisiko darstellen. Daher sollte die Teststrategie im Prüfplan potenzielle Änderungen berücksichtigen. Abweichungen zur Prüfstrategie sollten zumindest im biologischen Bewertungsbericht dargelegt und entsprechend begründet werden.

5 Weiterführende Normen für die biologische Sicherheitsbewertung

In dem folgenden Abschnitt wird auf weiterführende Normen zur Bewertung der biologischen Sicherheit eingegangen. Der Abschnitt umfasst die chemische Charakterisierung nach DIN EN ISO 10993-18:2021 und die toxikologische Bewertung nach DIN EN ISO 10993-17:2009, aber auch Informationen zu speziellen Medizinprodukten, etwa Produkte im Kontakt mit den Atemwegen nach der DIN-EN-ISO-18562-Serie, Dentalprodukte nach DIN EN ISO 7405 oder Produkte hergestellt aus bzw. mit Materialien tierischen Ursprungs, bei denen das Infektionsrisiko nach DIN EN ISO 22442-1 bewertet werden muss.

5.1 Die chemische Charakterisierung nach DIN EN ISO 10933-18:2021

Die chemische Charakterisierung eines Produktes hat einen entscheidenden Einfluss auf die Bewertung der biologischen Sicherheit eines Medizinproduktes. Sie bildet die Grundlage für die toxikologische Bewertung substanzbedingter Gesundheitsgefahren, erleichtert den Nachweis der Materialäquivalenz zu Vergleichsprodukten und leistet einen wichtigen Beitrag zur Bewertung der biologischen Sicherheit nach Veränderungen im Herstellungsprozess (z. B. Rohstofflieferantenwechsel, Veränderungen im Sterilisationsverfahren). Auch bei der Überwachung des Lebenszyklus eines Produktes bildet die chemische Charakterisierung eine wichtige Grundlage.

Auf die generelle Vorgehensweise der Materialcharakterisierung/chemischen Charakterisierung wurde bereits in Kapitel 3.4.1 eingegangen. Dieses Kapitel befasst sich eingehender mit den Anforderungen an die Materialcharakterisierung. Hier werden Fragen behandelt wie die Datenanforderungen an Rohstofflieferanten, die Planung von Analysemethoden, aber auch Einflussfaktoren auf das Extraktionsprofil herauslösbarer Substanzen.

Die DIN EN ISO 10993-18:2021 beschreibt das Verfahren der chemischen Charakterisierung in zumeist vier Teilschritten, wie in Bild 16 dargestellt. Die chemische Charakterisierung startet mit der Identifizierung und Quantifizierung der eingesetzten Materialien einschließlich Prozessadditiven und potenzieller Verunreinigungen (Schritt 1) sowie deren Bewertung (Schritt 2). Sind die Daten nicht ausreichend, um eine abschließende Bewertung vorzunehmen, stellt die chemische Analyse herauslösbarer Substanzen unter gesteigerten Extraktionsbedingungen (Schritt 3) und, falls notwendig, unter klinisch relevanten Bedingungen (Schritt 4) wichtige Informationen für die Bewertung zur Verfügung. Die chemische Charakterisierung ist dabei eng an die toxikologische Bewertung von Materialien bzw. herauslösbaren Substanzen geknüpft, worauf in Kapitel 5.2 eingegangen wird.

5.1.1 Informationen zur Materialzusammensetzung

Die Kenntnis der Materialzusammensetzung eines Produktes ist eine wesentliche Voraussetzung für die Bewertung eines Medizinproduktes. Wie bereits erwähnt ist hier eine gute Kooperation mit den Rohstofflieferanten sehr hilfreich. Der Umfang der benötigten Informationen ist von der Invasivität der Produkte abhängig. So sind für langlebige Implantate mehr Informationen notwendig als z. B. für ein Stethoskop mit Kurzzeitkontakt zur intakten Haut eines Patienten. Neben den eingesetzten Materialien sind auch eingesetzte Hilfsmittel während der Herstellung (Prozessadditive wie Schmiermittel, Reinigungsmittel oder auch Desinfektionsmittel) zu betrachten, wenn sie mit dem Medizinprodukt in Berührung kommen und daher Ursache potenzieller Verunreinigungen sein können. Folgende Informationen sind von Bedeutung für die Materialcharakterisierung (siehe Annex B ISO 10993-18):

- Name des Herstellers
- Handelsname/Marke
- Bei chemischen Substanzen: CAS (chemical abstract service)-Nummer und oder IUPAC (international Union of Pure and Applied Chemistry)-Name
- Produktcode und Nummer
- Technische Datenblätter mit Angaben zu physikalischen und chemischen Eigenschaften (z. B. Reinheit, Verunreinigungen, thermale Stabilität, Zugfestigkeit, Restmonomergehalt)
- Sicherheitsdatenblätter
- Konformitätszertifikate (z. B. Lebensmittelkontakt, USP class VI Kunststoffe, REACH)

Diese Informationen sollten bereits bei der Erstellung des biologischen Bewertungsplanes verfügbar sein. Aus diesen Daten können bereits potenzielle Gesundheitsgefahren abgeleitet werden und sie können einen Einfluss auf z. B. relevante Analytikmethoden bzw. relevante biologische Endpunkte haben. Als Beispiel ist hier der Einsatz von Weichmachern in Kunststoffen zu nennen. Bei Einsatz von Phthalaten muss geprüft werden, ob diese zu den Substanzen mit

hormonellen Wirkungen, den sogenannten endokrinen Disruptoren, zählen und damit als besonders besorgniserregenden Substanzen eingestuft werden.
Auch Herstellungsprozesse des Medizinprodukts (z. B. Temperatur, Druck, eingesetzte Lösungsmittel, Sterilisationsverfahren) können die Beschaffenheit und Zusammensetzung (z. B. Degradationsprodukte) der Rohstoffe beeinflussen. Außerdem müssen mögliche Verunreinigungen durch Verpackung oder Bedruckung von Medizinprodukten in Betracht gezogen werden. Kann hier nicht nachgewiesen werden, dass die Herstellung bzw. Verpackung oder Reprozessierung (bei Mehrfachanwendung) keinen nennenswerten Einfluss hat, sind weitere Schritte, meist eine chemische Analyse, notwendig.

5.1.2 Die chemische Analyse

Chemisch-analytische Methoden werden für die Bewertung der Materialäquivalenz bzw. für die Bestimmung der klinisch relevanten Exposition eingesetzt. Man unterscheidet zwischen den extrahierbaren und herauslösbaren Substanzen. Extrahierbar sind Substanzen, die unter gesteigerten bzw. aggressiven Extraktionsbedingungen wie z. B. erhöhten Temperaturen oder mit organischen Extraktionsmitteln herausgelöst werden. Herauslösbar sind Substanzen, die unter kliniknahen Bedingungen (z. B. biologisch relevante Extraktionsmedien, biologisch relevante Temperaturen) detektiert werden. Die Ursprünge für herauslösbare und extrahierbare Substanzen ist vielfältig:

1) Additive im Polymer: Antioxidantien, UV-Stabilisatoren, Weichmacher, Farbpigmente

2) Polymere Degradationsprodukte durch den Sterilisationsprozess, durch die Lagerung und durch den Herstellungsprozess

3) Rückstände: Monomere, Katalysatoren, Lösungsmittel

4) Herstellungsbedingte Verunreinigungen: Reinigungsmittel, Schmiermittel

5) Migration, bedingt durch sekundäre Kontaktmaterialien: Verpackung, Druckfarben, Kleber

Verschiedene chemisch-analytische Methoden spielen bei der chemischen Charakterisierung eine Rolle. Für die Untersuchungen der Materialzusammensetzung können Methoden wie z. B. Fourier-Transformation-Infrarotspektroskopie, Atomspektroskopie oder Ionenspektroskopie in Abhängigkeit der eingesetzten Rohmaterialien in Betracht gezogen werden. Weitere Beispiele sind in Tabelle 3 des Standards dargestellt.

Für die Identifizierung und Quantifizierung extrahierbarer und herauslösbarer Substanzen spielen vier verschiedene Methoden eine wesentliche Rolle:
- die Headspace-Gaschromatografie für leicht flüchtige organische Substanzen,
- die Gaschromatografie gekoppelt mit Massenspektroskopie für semiflüchtige organische Substanzen,
- die Flüssigchromatografie gekoppelt mit Massenspektroskopie für nichtflüchtige Substanzen und
- die induktive gekoppelte Plasmaspektroskopie/Ionenchromatografie für anorganische Elemente.

Diese Methoden ermöglichen die Identifikation von Substanzen in Stoffgemischen und zumindest eine semi-quantitative Erfassung der Mengen.

Andere Analysemethoden wie die gravimetrische Bestimmung von nichtflüchtigen Substanzmengen (non-volatile residues; NVR) oder die Bestimmung des Gesamtgehalts an organischen Kohlenstoff (total organic carbon; TOC) ermöglichen zwar die Mengenbestimmung, können aber keine Substanzen identifizieren. Diese Methoden werden herangezogen, um den Zeitpunkt der erschöpfenden Extraktion näherungsweise zu bestimmen, oder für den Materialvergleich nach Alterung. Beide Methoden weisen aber auch Grenzen auf. So ist die gravimetrische Methode nicht sehr sensitiv und berücksichtigt nicht die semi-flüchtigen und flüchtigen organischen Substanzen, die einen großen Anteil bei den herauslösbaren Substanzen ausmachen. Die TOC-Messung kann nur in nicht-organischen Lösemitteln (polaren Lösemitteln) erfolgen.

Neben der Flüchtigkeit von Substanzen können auch andere physikalisch-chemischen Eigenschaften eingesetzter Materialien wie z. B. die Zersetzungstemperatur oder die chemische Stabilität die eingesetzten Analysenverfahren beeinflussen. Als Beispiel sei hier Formaldehyd zu nennen. Formaldehyd ist eingestuft als humanes Kanzerogen (krebserregend). Die Verbindung ist hochreaktiv und daher schnell umgewandelt. Um Restmonomere quantitativ nachzuweisen, sollte Formaldehyd derivatisiert werden, z. B. mit Dinitrophenylhydrazinkartuschen, und anschließend analytisch nachgewiesen werden.

5.1.3 Herstellung von Extrakten

Um herauslösbare und extrahierbare Substanzen bestimmen zu können, die aus den für die Herstellung des Medizinprodukts eingesetzten Materialien wie Polymere stammen, werden die finalen Medizinprodukte extrahiert. Dazu sollte mindestens ein polares Lösemittel (z. B. Wasser, physiologische

Saline oder wässrig-alkoholische Lösung) und ein unpolares Lösemittel (n-Hexan) verwendet werden. Die Art und Weise der Extraktion hängt von der Anwendung und Beschaffenheit des Medizinproduktes ab. So hängt die Dauer der Extraktion von der Anwendungsdauer oder auch Wechselhäufigkeit des Medizinproduktes ab. Ebenso kann der Gewebekontakt über die Art des Extraktionsmittels entscheiden. Für Kontakt mit intakter Haut wird z. B. Wasser oder physiologische Saline als Extraktionsmittel eingesetzt, für Kontakt mit Blut oder Wundflüssigkeit eher eine wässrig-alkoholische Lösung. Weiterführende Angaben zum Thema Extraktion sind in der DIN EN ISO 10993-12 verankert, die zuletzt 2021 veröffentlicht wurde.

Hinsichtlich der Extraktionsmethoden unterscheidet man zwischen:

– Extraktion unter Anwendungsbedingungen
  (empfohlen für Kurzzeitkontakt < 24 h),

– erschöpfender Extraktion (empfohlen für verlängerten und Langzeitkontakt) und

– gesteigerter Extraktion (potenzielle Alternative).

Bei der erschöpfenden Extraktion handelt es sich um eine sequenzielle Extraktion. Dabei wird die Extraktion so lange wiederholt, bis nur noch 10 % der Ausgangsmenge extrahiert wird.

Bei der gesteigerten Extraktion werden Lösemittel wie n-Hexan oder Isopropanol eingesetzt, welche die Menge an extrahierten Substanzen steigern, jedoch kaum die klinische Situation abbilden. Auch die Erhöhung der Extraktionstemperatur führt zur gesteigerten Extraktion.

Wichtig ist es, bei der Extraktion darauf zu achten, dass die Lösemittel mit den verwendeten Materialien kompatibel sind. So sollte das Material nicht physikalisch oder chemisch verändert werden. Hinweise darauf könnten sein: Eintrübung der Materialien, Massenverlust oder Veränderung der Stabilität/Flexibilität. Daher ist zu empfehlen, sowohl das Produkt als auch den Extrakt visuell direkt nach Extraktion zu prüfen und den Zustand zu dokumentieren. Dafür sind Fotos der Produkte und Extrakte ein wichtiges Hilfsmittel. Vorversuche zur Testung der Materialverträglichkeit werden von vielen Testlaboratorien angeboten. Diese liefern wesentliche Informationen zur Auswahl des Extraktionsmittels. Werden Materialien angegriffen, führt dies häufig zu einer erhöhten Anzahl an extrahierbaren Substanzen, was einen erhöhten Aufwand für die toxikologische Charakterisierung darstellt bzw. auch zu Tierversuchen führen kann. Dies gilt es zu vermeiden, indem z. B. das Lösemittel entsprechend ersetzt wird.

5.1.4 Nachweisgrenze – der analytische Bewertungsschwellenwert (Analytical Evaluation Threshold, AET)

Für die Sensitivität einer analytischen Methode sind zwei Grenzwerte von Bedeutung. Der Quantifizierungsgrenzwert (Limit of Quantification, LOQ) wird durch die technische Analysemethode bestimmt. Der analytische Bewertungsschwellenwert (Analytical Evaluation Threshold, AET) ist ein Grenzwert, oberhalb dessen die herauslösbaren Substanzen identifiziert werden sollten. Der AET stellt ein wesentliches Maß für die toxikologische Bewertung der Extrakte dar. Er dient als Bestimmungsgrenze (Identifizierung und Quantifizierung) herauslösbarer und extrahierbarer organischer Substanzen. Man geht davon aus, dass unterhalb dieses Schwellenwertes kein nennenswertes Risiko für toxische Effekte besteht. Damit werden Substanzen unterhalb dieses Schwellenwertes nicht identifiziert oder bewertet. Als Ausgangspunkt für die Berechnung des AET dient der Grenzwert für gentoxische Substanzen, der im TTC-Konzept festgelegt ist (siehe Kapitel 3.4.2). Die Grenzwerte in Abhängigkeit der Behandlungsdauer sind aus der technischen Spezifikation DIN EN ISO / TS 21726 zu entnehmen. Außerdem werden Informationen über die Anwendung des Produktes benötigt. Dazu gehören Kontaktdauer, Wechselhäufigkeit und Anwendungsmenge oder Anwendungsoberfläche. Vom Labor werden die Extraktionsbedingungen (Extraktionsdauer, Extraktionsmenge oder -oberfläche und Extraktionsvolumen) benötigt sowie die Unsicherheitsfaktoren für die analytische Methode. Die Herleitung des AET-Wertes für organische Substanzen ist im Anhang E der DIN EN ISO 10993-18 beschrieben. Der Grenzwert des TTCs wird dann in eine Konzentrationsgröße umgerechnet (meist µg/mL). Eine gute Kommunikation zwischen Laborpartner und Hersteller ist hier von entscheidender Bedeutung.

Bei Produkten mit großer Oberfläche, langer Anwendungsdauer oder hoher Wechselhäufigkeit wird der AET-Wert sehr klein und unterschreitet dann häufig den von der Methode vorgegebenen LOQ. In diesem Fall ist es notwendig, den Extrakt aufzukonzentrieren.

Durch die Einführung des AETs mussten viele Labore die Sensitivität der relevanten Methoden herabsetzen. Dies hat zur Folge, dass viel mehr Substanzen aktuell identifiziert werden als vor der Einführung der Norm. Das bedeutet einen deutlich höheren Zeitaufwand bei der Identifizierung sowie bei der toxikologischen Bewertung herauslösbarer oder extrahierbarer Substanzen.

5.2 Die toxikologische Bewertung nach DIN EN ISO 10993-17

Um das toxikologische Risiko von Kontaktmaterialien und herauslösbaren und extrahierbaren Substanzen beurteilen zu können, ist es notwendig, gesundheitsbasierte Grenzwerte abzuleiten und diese im Anschluss mit der abgeschätzten Exposition des Patienten mit diesen Substanzen zu vergleichen. Die Vorgehensweise zur Grenzwertableitung ist in der DIN EN ISO 10993-17:2009 beschrieben. Die derzeitige Fassung beruht auf der ISO 10993-17 von 2002. Eine neue Fassung des Standards ist zurzeit in Überarbeitung. Eine Entwurfsfassung steht noch nicht zur Verfügung, weswegen die Herangehensweise noch auf der derzeitig gültigen Fassung beruht.

Die grundlegende Herangehensweise einer toxikologischen Bewertung wurde bereits in Kapitel 3.4.2 beschrieben. In diesem Kapitel soll auf die praktische Herangehensweise eingegangen werden. Die DIN EN ISO 10993-17 unterscheidet zwischen Grenzwerten für die systemische Toxizität, Grenzwerten für Irritation und Grenzwerten für die Kanzerogenität. Die Höhe der Grenzwerte hängt zum einen von den Substanzeigenschaften, aber auch vom Vorhandensein guter toxikologischer Daten ab. Mit der Einführung von REACH für Industriechemikalien liegen für viele Substanzen validierte Daten zur systemischen Toxizität, Hautirritation, Hautsensibilisierung, Gentoxizität und manchmal auch zur Kanzerogenität vor. Oftmals unterscheidet sich aber die Expositionsroute im Vergleich zum Medizinprodukt. Dann müssen bereits vorhandene Grenzwerte auf die klinisch relevante Expositionsroute angepasst werden. Hierfür sind Daten aus der Toxikokinetik (Verhalten eines Stoffes im Körper nach Exposition) wie Bioverfügbarkeit oder Metabolismus wichtig. Da Polymere zurzeit noch von der REACH-Registrierung ausgenommen sind, ist die Datenlage hierzu dünn.

Je weniger Informationen zu einem Fremdstoff vorhanden sind, umso höhere Unsicherheitsfaktoren werden eingesetzt, die den Grenzwert entsprechend herabsetzen. Daher ist eine gute Datenbasis von entscheidender Bedeutung. Relevante Daten umfassen neben toxikologischen Studien auch physiko-chemische Daten, die Datenbanken oder Sicherheitsdatenblättern entnommen werden können. Diese Daten geben z. B. Aufschluss über die Verteilung oder Anreicherung im Organismus. Da die toxikologische Risikobewertung auch in anderen Produktbereichen (z. B. Kosmetik, Industriechemikalien, Biozide, Lebensmittelkontaktstoffe) eine wichtige Rolle spielt, können auch toxikologische Daten aus diesen Produktbereichen bezogen werden. Die dabei erhobenen Grenzwerte, akzeptierbare tägliche Aufnahmemenge (ADI), tolerierbare tägliche Aufnahmemenge (tolerable daily intake, TDI) oder die RfD müssen auf die Übertragbarkeit für die klinische Anwendung geprüft und ggf. entsprechend angepasst werden.

Eine Auswahl an relevanten Datenquellen ist in Tabelle 10 dargestellt.

Tabelle 10: Datenquellen für die toxikologische Bewertung

Datenquelle	Beschreibung
Öffentliche Datenbanken	
ECHA: REACH registered substance factsheets/C&L inventory	Enthält Informationen zu den physikalisch-chemischen Eigenschaften und toxikologischen Studien aus den Registrierungsdossiers und zur Einstufung und Kennzeichnung laut Meldungen von Herstellern und Importeuren gemäß Artikel der Verordnung 1272/2008 EG
PubChem	Liefert Information zur chemischen Struktur, Substanzidentifikation, zu chemisch-physikalischen Eigenschaften, analytischer Identifizierung und teilweise auch zur Toxikologie. Die Datenbank kann auch genutzt werden, um strukturähnliche Substanzen zu identifizieren.
OECD: eChem Portal	Umfasst u. a. öffentlich zugängliche Daten zu physikalisch-chemischen Eigenschaften und toxikologischen Daten.
OECD Existing Chemicals Data Base	Umfasst die Risikobewertung von mehr als 2500 Stoffen mit hohem Produktionsvolumen.
Gefahrenstoffinformationssystem (GESTIS)	In dieser Datenbank sind Informationen zum sicheren Umgang mit Chemikalien am Arbeitsplatz zu mehr als 8700 Substanzen erfasst.
US EPA: Integrated Risk Information System	Enthält Grenzwertableitungen für Gefahrenstoffe nach oraler und inhalativer Exposition, die von der amerikanischen Umweltbehörde herausgegeben werden.

Datenquelle	Beschreibung
WHO-JECFA: Chemical and technical assessments of food additives	Enthält die Risikobewertungen für Lebensmittelzusatzstoffe und bezieht sich damit auf die orale Aufnahme.
Cosmetic ingredients review	Enthält toxikologische Informationen zu kosmetischen Inhaltsstoffen.
California Proposition 65	Liste von rund 900 Gefahrstoffen mit kanzerogenen oder fortpflanzungsgefährdenden Eigenschaften und deren abgeleitete Grenzwerte.
Literaturdatenbanken	
National Library of Medicine – PubMed	Frei zugängige Literaturdatenbank mit über 17 Millionen Einträgen aus mehr als 400 wissenschaftlichen Zeitschriften, enthält die Datenbanken Medline und Toxline.
Embase	Kostenpflichtige Datenbank. Sie enthält internationale Literatur mit Schwerpunkt Europa für Humanmedizin und deren Randgebiete mit pharmakologischen und toxikologischen Themen, kann über DIMDI (Deutsches Institut für medizinische Dokumentation und Information) abgerufen werden.
DMIDS (ehemals DIMDI)	Zugang zu mehr als 70 Datenbanken, wobei dieser meist kostenpflichtig ist.
Relevante Richtlinien und Standards	
ICH Q3D	Enthält Grenzwertableitungen für besorgniserregende anorganische Elemente wie Kadmium, Quecksilber oder Blei aus dem Bereich der Pharmazeutika.
ISO/TS 21726:2019	Beschreibt den Umgang mit dem TTC-Konzept für Medizinprodukte.

Nach der Erfassung der toxikologischen Daten muss man sich mit der Dosis-Wirkungs-Beziehung auseinandersetzen. Es wird nach einer Dosierung oder Konzentration gesucht, bei der keine gesundheitsschädlichen Effekte zu erwarten sind. Hierfür können bereits regulatorisch akzeptierte Grenzwerte herangezogen werden oder auch toxikologische Tests für die relevanten biologischen Endpunkte. Wenn vorhanden, sollten Daten aus validierten Sicherheitstests herangezogen werden. So haben beispielsweise toxikologische Tests, die nach OECD-Richtlinien oder OPPTS („Office of Prevention, Pesticied and Toxic Substances")-Richtlinien unter GLP (Gute Laborpraxis) durchgeführt werden, einen höheren Stellenwert als wissenschaftliche Publikationen. Daraus abgeleitete unbedenkliche Dosierungen oder Konzentrationen dienen als Ausgangspunkt für die Grenzwertberechnung für die Anwendung des Medizinproduktes.

Folgende Dosierungen spielen bei der Datenauswertung eine wichtige Rolle:

- NOAEL/LOAEL (Now/Low Observed Adverse Effect Level): Dosierungen im Tierversuch für systemische Toxizität, bei der keine besorgniserregenden toxischen Effekte / nur geringe toxische Effekte zu erwarten sind.
- MIL/NIL (Minimal/Non Irritating Level): Konzentration, bei der nur geringe bzw. keine irritierenden Effekte zu erwarten sind.
- $BMDL_5/BMDL_{10}$ (Benchmark dose lower Confidence limit): Spielt u. a. bei gentoxischen, kanzerogenen Substanzen eine Rolle. Sie beruht auf der Auswertung der Dosis-Wirkungs-Beziehung und basiert auf der Dosierung (BMD), die im Tierversuch einen adversen Effekt (z. B. Tumorinzidenz) hervorruft.

Um die erfassten Grenzwerte an die medizinische Anwendung des Medizinproduktes anzupassen, werden verschiedene Unsicherheitsfaktoren definiert: Der erste Unsicherheitsfaktor spiegelt die Variabilität von Mensch zu Mensch wider. Da meist keine Humandaten existieren, um den Faktor festzulegen, wird hier häufig ein Wert von 10 eingesetzt. Der zweite Unsicherheitsfaktor ist wichtig, wenn tierexperimentelle Daten herangezogen werden. Er spiegelt die Unterschiedlichkeit von Tier und Mensch wider. Der Wert beruht meist auf Oberflächen/Körpergewichtsverteilung bei Mensch und Tier und es gilt, je kleiner das Tier, umso größer der Unsicherheitsfaktor. Der dritte Unsicherheitsfaktor berücksichtigt weitere Unsicherheiten bezüglich der Qualität und Relevanz der Daten. Darunter fällt z. B. die Übertragbarkeit der Daten auf die klinische Anwendung, Patientenpopulation und Vergleichbarkeit der Exposition (z. B. Anwendungsdauer, Expositionsroute), aber auch die Qualität der Studien (z. B. Verwendung von validierten Testsystemen).

Mithilfe der Unsicherheitsfaktoren wird der sogenannte „Tolerable intake" (TI)-Wert bestimmt, der bei systemischen Effekten meist mit mg/kg Körpergewicht/d angegeben wird bzw. bei lokalen Effekten wie Gewebeirritation in mg oder µg/cm². Anschließend wird der Wert in einen „Tolerable Exposure" (TE)-Wert umgewandelt, der das Körpergewicht der Patientenpopulationen (Neugeborene/Kleinkinder, Kinder und Erwachsene) und ggf. auch die zusätzliche Exposition aus mehreren Medizinprodukten (siehe Abschnitt 6 des Standards) einschließt.

Die Ableitung von Grenzwerten gestaltet sich für krebserzeugende Stoffe oft schwierig. Hier muss man sich intensiv mit dem Mechanismus der Kanzerogenität auseinandersetzen. V. a. bei gentoxischen Kanzerogenen ist die Ableitung eines Grenzwertes nicht möglich. Hier sollte geprüft werden, ob die im Tier beobachteten Effekte für den Menschen relevant sind. Oft sind im Tier beobachtete Tumore aufgrund des unterschiedlichen Metabolismus für den Menschen nicht relevant. Liegen epidemiologische Daten für die Tumorinzidenz einer Substanz vor, kann möglicherweise das Krebsrisiko beurteilt werden. In der Medizin gilt ein Krebsrisiko von 1:100.000 im Allgemeinen als akzeptabel. Um das Risiko berechnen zu können, kann der sogenannte „Cancer Slope Factor" (CSF) eingesetzt werden. Liegen diese Daten nicht vor, kann mithilfe der Standardgrenzwerte für gentoxische Substanzen aus dem bereits erwähnten TTC-Konzept (1,5 µg/d für Langzeitexposition – 120 µg/d für Exposition < 30 d) gearbeitet werden.

Wie in Kapitel 3 beschrieben, gehören gentoxische Kanzerogene mit nachgewiesener Humanrelevanz zu den CMR-Stoffen. Solche Substanzen sollten in invasiven Medizinprodukten nicht in Konzentrationen größer als 0,1 % vorhanden sein. Werden solche Substanzen oder Substanzen, die in den Hormonhaushalt eingreifen, in der Analytik gefunden, sollten zusätzliche Risikobewertungen vorgenommen werden. Demnach ist das Risiko der Exposition dieser besorgniserregenden Substanzen so gering wie möglich zu halten. Bei dem Nachweis besonders besorgniserregender Substanzen sollte eine Änderung der Materialzusammensetzung, soweit möglich, in Betracht gezogen werden.

Nach Herleiten eines gesundheitsbasierten Grenzwertes wird die abgeschätzte Exposition aufgrund analytischer Daten mit dem ermittelten Grenzwert verglichen und ein sogenannter Margin of Safety (MoS) ermittelt. Liegt dieser Wert unterhalb von 1, überschreitet die Exposition den Grenzwert und weitere Untersuchungen wie z. B. biologische Tests können notwendig werden. Das passiert meist bei Substanzen mit schlechter Datenlage oder unbekannten Substanzen, da in diesem Fall die ermittelten Grenzwerte sehr konservativ, sprich, niedrig, sind.

Da nicht nur eine Substanz bei analytischen Tests herausgelöst wird, sondern meist komplexe Substanzgemische, geht die Norm im Abschnitt 5.7 auch auf die Bewertung von Gemischen ein. Gemische von chemischen Stoffen, die sich gegenseitig nicht beeinflussen, zeigen entweder jeweils verschiedene (unabhängige) Wirkungen oder gemeinsame (additive) Wirkungen. Für Chemikalienmischungen mit ähnlicher Wirkung, d. h. mit gleichem Wirkmechanismus, ist das Konzept der Dosis-Additivität die verbreitetste Methode. Dabei wird der Gesamteffekt durch die Summation der relativen Dosen und unter Berücksichtigung der unterschiedlichen Potenz der einzelnen Stoffe bestimmt. Für Mischungen von Chemikalien mit unabhängiger Wirkung ist das Konzept der Effekt-Additivität anwendbar. Hier wird das Gefährdungspotenzial der Mischung durch das Risiko des gefährlichsten Einzelstoffes in der Mischung charakterisiert. Für chemische Substanzen in Mischungen, die sich gegenseitig beeinflussen, ist davon auszugehen, dass potenzielle Kombinationseffekte stärker (synergistisch) oder schwächer (antagonistisch) sind als die bei der Additivität zu erwartende Wirkung. Hier ist es wichtig zu erwähnen, dass in tierexperimentellen Untersuchungen toxische Effekte durch Kombinationswirkungen nur bei Dosen oberhalb des NOAEL der Einzelsubstanzen nachweisbar sind. Wenn die Dosen der Einzelsubstanzen deutlich unterhalb des NOAEL liegen, ist mit keiner nachweisbaren additiven, synergistischen oder antagonistischen Wirkung zu rechnen.

Anhang B in DIN EN ISO 10993-17 beschreibt die Vorgehensweise bei Gemischen von herauslösbaren oder extrahierbaren Substanzen. Bei dieser Vorgehensweise wird ausschließlich auf die Effekt-Additivität von herauslösbaren Bestandteilen eingegangen unter der Berücksichtigung, dass die Substanzen den gleichen oder einen ähnlichen Wirkmechanismus haben. Hier wird das sogenannte „Hazard-Index"-Verfahren beschrieben, um die mögliche Schadenswirkung nach erfolgter Exposition mit dem Gemisch abzuschätzen. DIN EN ISO 10993-17 geht nicht auf mögliche synergistische bzw. antagonistische Effekte ein. Jedoch haben, wie bereits erwähnt, Literaturstudien gezeigt, dass synergistische Effekte nicht wahrscheinlich sind, wenn die Konzentration jeder Komponente eines chemischen Gemisches geringer ist als das jeweilige NOAEL. Bestehende In-vitro-Prüfungen (z. B. Zytotoxizität), die das Auftreten eines synergistischen Potenzials von chemischen Mischungen aufzeigen, und Daten der amerikanischen Gesundheitsbehörde belegen, dass In-vitro-Prüfungen in der Lage sind, interaktive Effekte, ausgelöst durch chemische Substanzen komplexer Mischungen, zu erkennen, und zwar mit höherer Sensitivität als tierexperimentelle Untersuchungen. Ein Vorschlag für die praktische Vorgehensweise von Mischungen beschreibt in einem ersten Schritt das „Hazard-Index"-Verfahren. In einem zweiten Schritt werden für eventuelle synergistische Effekte die Konzentrationen der herauslösbaren oder extrahierbaren Substanzen miteinbezogen. Sollten diese unterhalb eines bestimmten Grenzwertes liegen (z. B. NOAEL), ist nicht mit synergistischen Effekten der Mischung zu rechnen. Sollten die Konzentrationen von bestimmten chemischen Substanzen der Mischung höher sein als der jeweilige NOAEL-Wert, können in einem Folgeschritt *In-vitro*-Prüfverfahren (Zytotoxizität, Hämolyse und Gentoxizität) eingesetzt werden. Sollten hier keine Effekte auftreten, ist die Wahrscheinlichkeit für toxikologisch signifikante Interaktionen minimal. Diese Vorgehensweise steht im Moment zur Diskussion.

Wie in diesem Abschnitt verdeutlicht ist die toxikologische Bewertung herauslösbarer Substanzen kein einfaches Verfahren. Die Bewertung verlangt ein umfassendes toxikologisches Grundverständnis, um die vorhandenen toxikologischen Daten hinsichtlich ihrer Qualität und Relevanz für das zu bewertende Medizinprodukt zu beurteilen und entsprechend Grenzwerte abzuleiten. Bei Substanzen mit ungenügender Datenlage müssen u. U. weitere Verfahren angewendet werden wie z. B. die Verwendung substanzverwandter Stoffe oder Stoffgruppen (read across) oder *In-silico*-Methoden wie QSAR (Quantitative Structure-Activity Relationship)-Analysen.

5.3 Die biologische Bewertung von Medizinprodukten in Kontakt mit dem Respirationstrakt

Für Produkte wie Atemgeräte oder Inhalationshilfen, bei denen die Expositionsroute indirekt über die Atemwege erfolgt, sollte die biologische Bewertung hauptsächlich in Anlehnung an die Standardserie DIN EN ISO 18562 erfolgen. Nur Komponenten, die direkten Kontakt zu Geweben wie der Mundhöhle oder Luftröhre (z. B. Trachealtuben, Gesichtsmasken) haben, sollten auch nach der DIN EN ISO 10993-1 bewertet werden. Die Normenreihe wurde 2017 zum ersten Mal als ISO-Norm veröffentlicht und 2020 in die DIN-EN-ISO-Serie transferiert.

> **ERLÄUTERUNG**
>
> **Die Normenreihe setzt sich aus vier Normen zusammen:**
> - Teil 1 beschreibt die generelle Vorgehensweise bei der biologischen Bewertung.
> - Teil 2 beschäftigt sich mit der chemischen Analyse der Partikelfreisetzung.
> - Teil 3 beschäftigt sich mit Tests für volatile (flüchtige) Substanzen.
> - Teil 4 beschäftigt sich mit der chemischen Analyse herauslösbarer Substanzen im Kondensat.

Generelle Prinzipien der biologischen Sicherheitsbewertung wie die geeignete Materialauswahl, Materialäquivalenzbetrachtung oder die Testauswahl unter Worst-Case-Bedingungen sind vergleichbar mit den Prinzipien, die in der DIN EN ISO 10993-1 beschrieben werden.

Eine besondere Stellung bei Inhalationsprodukten hat die Partikelbewertung. Je nach Größe der Partikel können diese in unterschiedliche Tiefen des Respirationstraktes eindringen. Sehr kleine Partikel können sehr tief in die unteren Atemwege eindringen. Aufgrund der Anatomie ist es schwierig, diese Partikel wieder aus den Atemwegen zu entfernen, was dann zur Akkumulation der Partikel, zu lokaler Reizung der Atemwege und im schlimmsten Fall zur Einschränkung der Atemleistung führen kann.

Die biologische Sicherheitsbewertung beruht bei Produkten mit Inhalationsexposition hauptsächlich auf analytischen Daten und deren toxikologischer Bewertung. Nur im Fall von Kondensatbildung können Irritations- und Sensibilisierungsstudien notwendig werden. Daher nimmt die toxikologische Bewertung herauslösbarer und extrahierbarer Substanzen hier einen noch höheren Stellenwert ein als bei anderen Produkten. Es ist zu berücksichtigen, dass, soweit vorhanden, Inhalationsdaten für die Bewertung herangezogen werden sollten. Hintergrund ist der, dass die lokale Irritation des Lungengewebes oft als sensitivster Endpunkt zu betrachten ist, die bei anderen Expositionsrouten keine Rolle spielt. Akute oder chronische Entzündungsreaktionen in der Lunge können zu einer erheblichen Einschränkung der Lungenfunktion führen. Die Nutzung von toxikologischen Daten anderer Expositionspfade zur Bewertung der Inhalationstoxikologie führt häufig zur Unterschätzung der Toxizität nach Inhalation[25].

---

25 Rennen MA, Bouwman T, Wilschut A, Bessems JG, Heer CD. Oral-to-inhalation route extrapolation in occupational health risk assessment: a critical assessment. Regul Toxicol Pharmacol. 2004 Feb; 39 (1): 5-11.

Um einen relevanten Grenzwert abzuleiten ist es notwendig, zusätzlich zum Körpergewicht die Atemvolumina der verschiedenen Patientenpopulationen zu kennen. Diese sind in Kapitel 6.3 des Standards aufgeführt. Im Gegensatz zur DIN ISO 10993-17 (drei Patientengruppen) werden vier Patientengruppen unterschieden: Neugeborene (inklusive Frühgeborene mit einem Körpergewicht von 0,5 kg), Kleinkinder (Körpergewicht von 3,5 kg), Kinder (10 kg Körpergewicht) und Erwachsene (70 kg Körpergewicht). Als Ausgangswert für die Berechnung von TI- und TE- Grenzwerten sollten folgende Daten in der folgenden Reihenfolge herangezogen werden:

1) Expositionsgrenzwerte für die Inhalation (z. B. Arbeitsplatzgrenzwerte, „Occupational exposure limits" (OEL), reference concentrations (RfC))

2) Tierexperimentelle Daten nach Inhalation

3) Bei ungenügender Datenlage nach Inhalation: TTC-Werte; diese weichen etwas von den bereits vorerwähnten TTC-Werten ab und sollten daher aus der DIN EN ISO 18562-1 übernommen werden.

Sollten die ermittelten Grenzwerte überschritten werden (keine Seltenheit bei Produkten, die mit Frühgeborenen in Kontakt kommen), muss eine Nutzen-Risiko-Analyse erfolgen, um das Restrisiko beurteilen zu können. Dabei muss auch berücksichtigt werden, dass es sich z. B. um lebensrettende Medizinprodukte wie etwa ein Beatmungsgerät handeln kann. Materialalternativen sollten auch in diesen Fällen geprüft werden.

ZUSAMMENFASSUNG

– Bei Produkten im Kontakt mit den Atemwegen muss die Normenreihe DIN EN ISO 18562 herangezogen werden.

– Die biologische Bewertung umfasst hauptsächlich chemische Analysen und die toxikologische Charakterisierung.

– Für die toxikologische Charakterisierung müssen Inhalationsdaten herangezogen werden.

– Patientengruppen stimmen nicht vollständig mit DIN EN ISO 10993-17 überein.

– Nur unter bestimmten klinischen Bedingungen (Gewebekontakt, Kondensatbildung) muss zusätzlich die Normenreihe 10993 herangezogen werden.

5.4 Besonderheiten bei Medizinprodukten im Dentalbereich

Medizinprodukte, die in der Zahnmedizin eingesetzt werden (z. B. Zahnfüllungen, Wurzelfüllungen, Kronen oder Zahnimplantate) weisen einige Besonderheiten auf, weshalb bei diesen Produkten zusätzlich zur DIN EN ISO 10993-1:2021 die DIN EN ISO 7405:2019 berücksichtigt werden muss.

Zu diesen Besonderheiten gehören: Kontakt zu Geweben (Dentin, Zahnschmelz, Zahnzement und Zahnwurzel), die nur in der Mundhöhle zu finden sind, und das Einbringen von Materialien in die Mundhöhle, die zum Teil noch weitere chemische Reaktionen (z. B. Auspolymerisieren, Aushärten) durchlaufen. Zum Teil bedarf es des Kontakts mit UV-Licht, um diese chemischen Reaktionen zu starten. Damit findet der letzte Herstellungsschritt für die betreffenden Medizinprodukte erst im direkten Kontakt mit dem Patienten statt.

Die Norm enthält Beschreibungen zu bestimmten Tests (z. B. Zytotoxizitätstests, Wurzel-Dentin-Anwendungsprüfung, Pulpaüberkappungsprüfung), die hauptsächlich in der Prüfung von Medizinprodukten im Dentalbereich angewendet werden. In Anhang A findet sich eine überarbeitete Übersicht relevanter Endpunkte für zahnmedizinische Medizinprodukte, vergleichbar mit dem Anhang A in der DIN EN ISO 10993-1:2021. Anhang B und C enthalten Methodenbeschreibung für die Dentin-Barriere-Zytotoxizitätsprüfung und Anwendungsprüfung für enossale Implantate (künstliche Wurzelimplantate).

Die Einteilung der Medizinprodukte nach Kontaktart und Kontaktdauer ist vergleichbar mit der in der übergeordneten Norm DIN EN ISO 10993-1:2021. Man unterscheidet hier zwischen Produkten ohne Kontakt, mit Oberflächenkontakt, extern kommunizierende Produkte und Implantate. Eine Auswahl an Beispielen ist in Tabelle 11 wiedergegeben.

Tabelle 11: Einteilung nach Kontaktart bei Dentalprodukten (Produkte ohne Kontakt wurden ausgeschlossen)

Kontaktart	Beispiele
Oberflächenkontakt Kontakt zur intakten, verletzten Haut, Schleimhaut und externe Zahnoberflächen (Zahnschmelz, Dentin und Zement)	Dentalprothesen, Brücken, kieferorthopädische Geräte, Abdruckmassen
Extern kommunizierende Produkte Dentalprodukte, die penetrieren und in Kontakt mit der Mundschleimhaut, dentalen Hartsubstanz, Wurzel und oder dem Knochen stehen	Dentale Füllungsmaterialien wie Wurzelkanalfüllungsmaterialien
Implantate Enthält Implantate, die mit oralen Weichgeweben, Knochen und/oder Pulpadentinalgewebe Kontakt aufweisen	Implantate zur Befestigung von Kronen, Brücken oder Prothesen

Die Einteilung nach Kontaktdauer ist vergleichbar mit der in DIN EN ISO 10993-1, wobei zwischen kurzem Kontakt (< 24 h), längerem (< 30 d) und Langzeitkontakt (> 30 d) unterschieden wird. Der Begriff der transienten Anwendung ist hier nicht normativ verankert.

Die biologische Bewertung jedes zahnmedizinischen Medizinprodukts sollte nach einem strukturierten Bewertungsprogramm erfolgen. Dabei wird zwischen vier Bewertungsteilen differenziert: physikalisch-chemische Charakterisierung (noch nicht in ISO 7405 integriert), Zytotoxizitätstestung (Gruppe 1), biologische Endpunkte nach ISO 10993-1 (Gruppe 2), anwendungsbezogene Tests (Gruppe 3). Ein Schema für den biologischen Bewertungsprozess ist in Bild 19 gezeigt.

Bis auf die Materialcharakterisierung erfolgt die biologische Testung, wenn notwendig, an den Produkten in ihrer finalen Form. Bei Produkten, die im Mund auspolymerisieren, sollten die Ausgangsmaterialien hinsichtlich ihrer toxikologischen Eigenschaften geprüft werden. Das stellt für den Toxikologen häufig eine Herausforderung dar, da Monomere vor der Polymerisation häufig hochreaktive Substanzen mit entsprechendem Gefährdungspotenzial darstellen. Deshalb ist es wichtig, eine gute Expositionsabschätzung durchführen zu können. Ggf. müssen auch Effekte wie Fototoxizität bei lichtaushärtenden Materialien berücksichtigt werden. Wenn nötig können Behandlungsmethoden, die die Exposition herabsetzen wie z. B. Absaugen oder Vermeidung von Gewebekontakt mittels Abdeckung bei der Gefährdungsbeurteilung mit herangezogen werden. Im auspolymerisierten Zustand erfolgt die Bewertung meist durch die chemische und toxikologische Charakterisierung herauslösbarer und extrahierbarer Substanzen. Dabei ist darauf zu achten, dass die Prüfkörper wie unter klinischen Bedingungen z. B. mittels Anwendung von Licht oder Schutz vor Oxidation hergestellt werden. Wenn Nanomaterialien eingesetzt werden wie z. B. Siliziumdioxid, sollte auch über eine Partikelbewertung von Nanomaterialien nachgedacht werden.

Während bei anderen Medizinprodukten meist eine Methode zur Zytotoxizitätsbestimmung ausreicht, sind bei zahnmedizinischen Produkten aufgrund der Kontaktart meist mehrere Methoden notwendig. Hier sind z. B. der Agardiffusionstest, Filterdiffusionstest oder der Dentin-Barriere-Zytotoxizitätstest zu benennen. Die Entscheidung, welche Tests notwendig sind, hängt vom Produkt und dessen Anwendung ab.

Kategorisierung des Produktes nach Kontaktart
gemäß DIN EN ISO 10993-1 und DIN EN ISO 7405

Physikalisch-chemische Charakterisierung der Materialien
Beurteilung der biologischen Gefährdung eingesetzter Materialien, Verunreinigungen (vor und nach Polymerisierung)

Gruppe 1: Zytotoxizität
Je nach Anwendungsart mehrere Zytotoxizitätstests notwendig

Gruppe 2: Endpunkte nach DIN EN ISO 10993-1
z. B. Irritation, Sensibilisierung, systemische Toxizität

Gruppe 3: Anwendungsbezogene Tests
Wurzel-Dentin-Anwendungstest, Wurzelüberkappungstest, endodontische Anwendungsprüfung

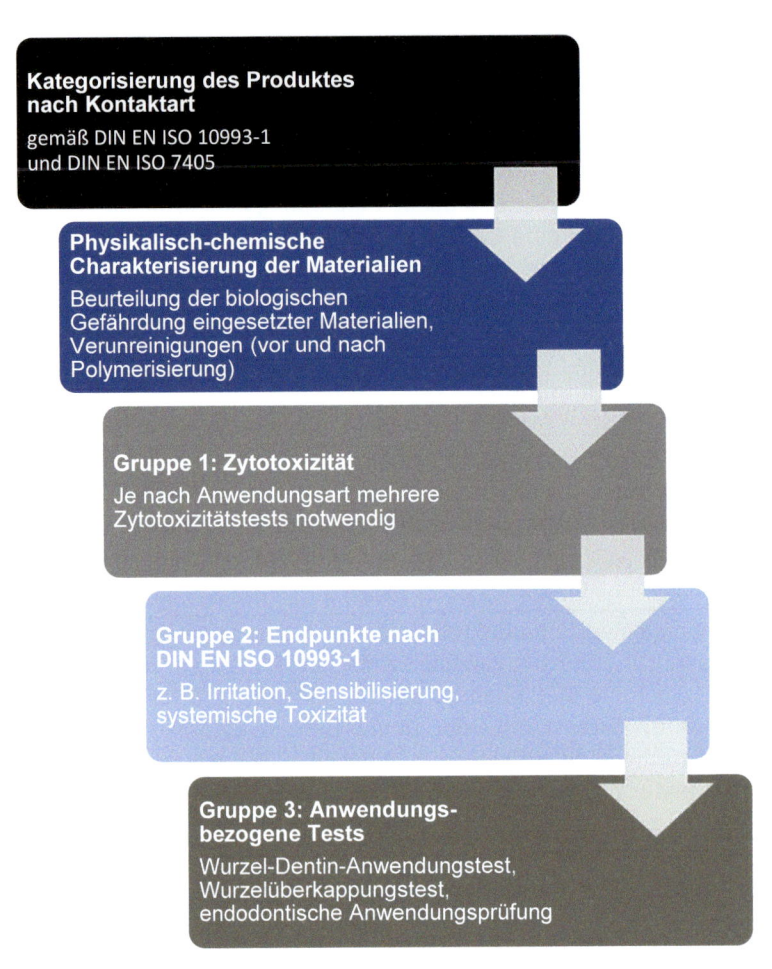

Bild 19: Ablauf der biologischen Bewertungsprüfung für Dentalprodukte

Die Gruppe 2 umfasst die relevanten biologischen Endpunkte aus der DIN EN ISO 10993-1. Auch hier sollte geprüft werden, ob einzelne Endpunkte nicht über die chemische und toxikologische Charakterisierung abgedeckt werden können, um unnötige Tierversuche zu vermeiden.

Die Gruppe 3 enthält anwendungsbezogene Tests, um die lokale Toleranz des Medizinproduktes zu testen. Dazu gehört der Wurzel-Dentin-Anwendungstest, der Pulpaüberkappungstest sowie die endodontische Anwendungsprüfung. Neben dem Sicherheitsaspekt können hier auch andere Aspekte der Produktanwendung wie z.B. Dichtigkeit des Materials geprüft werden. Die Norm schlägt hier die Nichtnager als Tierspezies vor. Häufig werden hier Hunde eingesetzt. Das Medizinprodukt wird dabei unter klinischen Anwendungsbedingungen in die entsprechenden Kavitäten eingebracht und die Zähne werden nach verschiedenen Zeitpunkten histologisch untersucht, um Aussagen über die lokale Toleranz zu erhalten. Diese Tests sind nur vermeidbar, wenn bereits biologische oder klinische Daten zur Verträglichkeit dieses Produkts oder eines Vergleichsprodukts vorliegen. Bei der Verwendung eines Vergleichsprodukts sollte vorher die Materialäquivalenz nachgewiesen sein.

ZUSAMMENFASSUNG

- Bei Produkten im Dentalbereich sind DIN EN ISO 10993-1 und DIN EN ISO 7405 heranzuziehen.
- Bei der Materialcharakterisierung kann es notwendig sein, das Produkt in nichtpolymerisierter und polymerisierter Form zu bewerten. Voraussetzung ist, dass das Produkt vor der Polymerisation Kontakt mit dem Patienten hat.
- Bei der Herstellung von Prüfkörpern sollte man die klinische Verarbeitung simulieren.
- Zusätzliche Tests (unterschiedliche Zytotoxizitätsmethoden und Anwendungstests) können notwendig sein.
- Um Tiertests einzusparen, sind Vergleichsprodukte mit guter Datenlage heranzuziehen.
- Bei Vergleichsprodukten ist ein Nachweis der Materialäquivalenz erforderlich.

5.5 Umgang mit Materialien tierischen Ursprungs

Bei Produkten mit Anteilen aus tierischen Geweben oder wenn bei deren Herstellung tierisches Material verwendet wird, muss neben den biologischen Gefahren, die aus dem Material selbst hervorgehen, auch das Infektionsrisiko mit potenziellen infektiösen Erregern wie Pilzen, Bakterien, Viren oder infektiösen Proteinen (Prionen) berücksichtigt werden. Das Vorgehen wird in der Normenreihe DIN EN ISO 22442 beschrieben.

> **ERLÄUTERUNG**
>
> **Zu dieser Normenreihe gehören:**
>
> – DIN EN ISO 22442-1: 2021: Tierische Gewebe und deren Derivate, die zur Herstellung von Medizinprodukten eingesetzt werden – Teil 1: Anwendung des Risikomanagements (ISO 22442-1:2020); Deutsche Fassung EN ISO 22442-1:2020
>
> – DIN EN ISO 22442-2: 2021: Tierische Gewebe und deren Derivate, die zur Herstellung von Medizinprodukten eingesetzt werden – Teil 2: Kontrollen der Beschaffung, Materialgewinnung und Handhabung (ISO 22442-2:2020); Deutsche Fassung
>
> – DIN EN ISO 22442-3:2008: Tierische Gewebe und deren Derivate, die zur Herstellung von Medizinprodukten eingesetzt werden – Teil 3: Validierung der Eliminierung und/oder Inaktivierung von Viren und Erregern der übertragbaren spongiösen Enzephalopathie (TSE) (ISO 22442-3:2007)
>
> – ISO/TR 22442-4:2010: Tierische Gewebe und deren Derivate, die zur Herstellung von Medizinprodukten eingesetzt werden – Teil 4: Grundlagen zur Entfernung und/oder Inaktivierung der Verursacher übertragbaren spongiösen Enzephalopathie (TSE) und Verfahren zur Validierung dieser Prozesse

Der Hersteller des Produktes muss sich sowohl mit der Herkunft der Tiere und den damit verbundenen Risiken durch infektiöse Erreger für den Menschen sowie mit dem Herstellungsverfahren und dessen Potenzial zur Inaktivierung solcher Erreger auseinandersetzen. Die Übertragung infektiöser Erreger vom Tier auf den Menschen wird als Zoonose bezeichnet. Als aktuelles Beispiel ist hier der Coronavirus SARS-CoV-2 zu nennen, welcher möglicherweise nach Übertragung von Fledermäusen auf den Menschen zu einer weltweiten Pandemie geführt hat.

Einen besonderen Stellenwert nehmen bei der Analyse die Prionen ein. Dabei handelt es sich um fehlgefaltete Proteine, die bei Mensch und Tier die sogenannte spongiforme Enzephalopathie auslösen. Diese Proteine können von verschiedenen Tierarten (Rind, Schaf, Ziege) auf den Menschen übertragen werden, was zur Fehlfaltung der körpereigenen Proteine hin zu Prionen führt. Infolgedessen erkrankt der Mensch an einer rasch fortschreitenden Demenz (Creutzfeldt-Jakob-Erkrankung), was schließlich zum Tode führt. Als Beispiel ist die Übertragung von BSE (bovine spongiforme Enzephalopathie) auf den Menschen durch Verzehr von Rindfleisch, welches durch Prionen verunreinigt war, oder durch Knochenmark und Hirn in Großbritannien in den 1980er- bis in die 1990er-Jahre zu nennen. Diese Unglücksfälle haben das Bewusstsein für Risiken verbunden mit Prionenübertragung von tierischem Material auf den Menschen deutlich geschärft. Diese speziellen Risiken werden durch die Benannten Stellen und andere regulatorische Organe geprüft. Die fehlgefalteten Proteine sind besonders resistent gegenüber verschiedenen Inaktivierungsmethoden wie der Desinfektionssäurebehandlung oder der Sterilisation mit Gammabestrahlung und Ethylenoxid. Die bisher beste Methode zur Inaktivierung stellt die Behandlung unter stark alkalischen und oder stark sauren pH-Werten über mehrere Stunden dar.

Die Verwendung tierischen Materials erfordert eine gute und nachvollziehbare Dokumentation der Haltung, Herkunft und Schlachtung der Tiere, des Transports der Rohmaterialien sowie aller Herstellungsschritte. Jeder Batch der Herstellung muss bis auf das Tier zurückzuverfolgen sein, sodass im Falle einer Kontamination mit zoonotischen Erregern diese Batches aus dem Markt entfernt werden können.

Um eine entsprechende Risikobewertung vorzunehmen, ist eine Vielzahl an Informationen wichtig:

– Registrierung und Zertifikate der Rohstofflieferanten (QMS, Exporterlaubnis in die Europäische Union (EU))
– Information zur Herkunft der Tiere (Geburtsland, Aufenthaltsland, Schlachtort, Status der Herde, Alter der Tiere beim Schlachten, Art der Fütterung, Informationen über den Langzeitgesundheitszustand der Herde)
– Information zum Schlachtbetrieb und, wenn nötig, zur Gerberei (EU des Schlachters, Schlachtmethoden inklusive der Veterinäruntersuchung vor Schlachtung, Qualifikation der Mitarbeiter und Veterinäre, Verarbeitung der Produkte)
– Wenn verschiedene Tierarten im Schlachtbetrieb oder der Gerberei verarbeitet werden, wird ein Nachweis der Trennung verschiedener Tierspezies verlangt, um Mischkontamination zu vermeiden

- Information zu Maßnahmen, um Kreuzkontaminationen (z. B. zwischen verschiedenen Schlachtungen) zu vermeiden
- Anwendung von Risikoanalyse und Risikomanagementwerkzeugen aus dem Lebensmittelbereich (HACCP oder FMEA)
- Das Fleisch muss für den Lebensmittelverzehr freigegeben sein.
- Produktbeschreibung beim Transport
- Verpackung während des Transports
- Transportbedingungen
- Angaben zur Dekontamination und Reinigung der Produktionsstätten
- Beschreibung des Produktes nach jedem Produktionsschritt (z. b. getrocknet, gefroren, zerstückelt, Größe und Dicke
- Fließdiagramm für den Herstellungsprozess (Hersteller und Rohstofflieferanten)
- Kontrollmaßnahmen vor der Gewebeauswahl
- Beschreibung der Tests und Freigabekriterien der Rohmaterialien vor der weiteren Verarbeitung
- Sicherheitsdatenblätter zu den verwendeten Chemikalien
- Quarantäneprozedur vor Freigabe des Rohmaterials für die Produktion
- Testmethoden und Akzeptanzkriterien für Bioburden und Sterilität des finalen Produktes oder auch der Zwischenprodukte
- Aufbewahrung der Dokumentation (für jeden Batch, der für die Herstellung verwendet wird)
- Spezifikationen für die Produktion (z. B. pH-Wert, Konzentration von Chemikalien, Dauer der Behandlungsmethoden, Temperaturen) und deren akzeptable Abweichungen
- Daten zu Bioburden (Aerobier- und Anaerobiertestung) und Endotoxingehalt
- Bericht zur Sterilisationsvalidierung
- Wenn vorhanden, Testreports oder Literaturdaten zur Virusinaktivierung und/oder Prioneninaktivierung
- Daten aus Implantationsstudien, Immuntoxizitätstests und oder Pyrogenitätstests nach DIN EN ISO 10993-1

Sind die Daten vorhanden, wird in einer Literaturrecherche nach potenziellen infektiösen Erregern (Bakterien, Pilze, Viren, Parasiten, Prionen) länderspezifisch gesucht. Diese werden hinsichtlich ihrer Humanrelevanz bewertet. Hierfür sollten ein Literaturrechercheprotokoll und ein Bericht erstellt werden. Sind Erreger als potenzielle Humanpathogene identifiziert, sind Informationen zur Inaktivierung dieser Pathogene notwendig. Das sollte im Vergleich mit dem Herstellungsprozess geschehen, um das Restrisiko abschätzen zu können. Bei unzureichender Datenlage müssen möglicherweise Inaktivierungsstudien unter Herstellungsbedingungen durchgeführt werden. Über die Weltorganisation zur Tiergesundheit (OIE-WAHIS) können wichtige Informationen zur länderspezifischen Tiergesundheit bezogen werden. Um eine vollständige Bewertung vorzunehmen, empfiehlt es sich, weitere Literaturdatenbanken heranzuziehen. Die Bewertung des Zoonoserisikos wird in einem Bewertungsbericht entsprechend zusammengefasst.

Diese Literatursuche sollte in regelmäßigen Abständen wiederholt werden. Über den zeitlichen Abstand entscheidet der Hersteller basierend auf dem Ergebnis des Risikomanagementprozesses nach DIN EN ISO 14971.

6 Praktische Anwendung

Im folgenden Abschnitt soll auf einzelne Aspekte der biologischen Sicherheitsbewertung praxisnah eingegangen werden. Die Abschnitte umfassen Aspekte der Materialcharakterisierung anhand eines Praxisbeispiels, Verträglichkeit von Extraktionsmitteln mit Polymeren sowie Besonderheiten bei der Zulassung im nichteuropäischen Ausland.

6.1 Anwendungsbeispiel: Infusionsbeutel aus Polyvinylchlorid

Im folgenden Beispiel soll der Einfluss der Materialcharakterisierung in Kombination mit der toxikologischen Charakterisierung auf die biologische Sicherheit erläutert werden. Als anschauliches Beispiel wurde ein Infusionsbeutel aus Polyvinylchlorid gewählt.

Im ersten Schritt wird sich die klinische Anwendung des Infusionsbeutels angeschaut.

> **ERLÄUTERUNG**
>
> **Verwendungszweck:** Infusionsbeutel zur Flüssigkeits- und Volumenersatztherapie
>
> **Patientenkollektiv:** keine Einschränkungen
>
> **Anwendungsdauer:** maximale Anwendungsdauer > 30 d kumulativ
>
> **Infusionslösungen:** kristalloide Lösungen (z. B. physiologische Saline, Ringerlösung) und kolloidale Lösungen (z. B. 6 % Hydroxyethylstärke, Dextran)

Aus der klinischen Anwendung ergibt sich folgende Klassifizierung gemäß DIN EN ISO 10993-1:2021. Das Produkt ist ein extern kommunizierendes Produkt mit einer maximalen Anwendungsdauer von mehr als 30 d. Als Patientenkollektive müssen sowohl Erwachsene, Kinder, Kleinkinder und Neugeborene in Betracht gezogen werden. Aus Anhang 1 lassen sich die folgenden relevanten Endpunkte ableiten:

- Physikalische und chemische Charakterisierung
- Zytotoxizität
- Irritation

- Sensibilisierung
- Systemische Toxizität (akut (< 24 h), subakut (≤ 30 d), subchronisch (≤ 90 d) und chronisch (> 90 d))
- Materialbedingte Pyrogenität
- Lokale Toleranz (Implantation)
- Hämokompatibilität (indirekter Kontakt mit zirkulierendem Blut)
- Gentoxizität
- Kanzerogenität

Bei Zytotoxizität und Irritation müssen für die herauslösbaren Substanzen kumulative Effekte berücksichtigt werden, wozu oft biologische Studien erforderlich sind. Aus der toxikologischen Charakterisierung heraus ist es meist schwierig, substanzspezifische Grenzwerte für die Sensibilisierung abzuleiten. Daher sind auch hier biologische Tests häufig notwendig. Zur materialbedingten Pyrogenität und Hämokompatibilität lassen sich kaum Daten für herauslösbare und extrahierbare Substanzen finden. Endpunkte, die gut über die toxikologische Charakterisierung abzudecken sind, sind folgende: **systemische Toxizität, Gentoxizität, Kanzerogenität**. Aufgrund der klinischen Anwendung und des indirekten Kontaktes sind Versuche zur lokalen Toleranz (Implantation) auch über die chemische und toxikologische Charakterisierung abdeckbar. Für die Hämokompatibilität steht die substanzbedingte Hämolyse im Vordergrund.

In diesem praktischen Beispiel soll nicht auf die gesamte biologische Bewertung eingegangen werden, aber es soll verdeutlicht werden, welche Folgen die Materialauswahl für die biologische Sicherheit haben kann. Daher muss man sich mit dem verwendeten Rohstoff des Polyvinylchlorids (PVC), mit potenziellen Verunreinigungen und Additiven auseinandersetzen.

Bei PVC handelt es sich um einen thermoplastischen Kunststoff, der durch Polykondensation von Vinylchlorid entsteht. Der Kunststoff ist ohne Zusätze kaum formbar[26]. Daher werden Zusätze wie Weichmacher oder Stabilisatoren eingesetzt, die ein gesundheitliches Risiko darstellen können. Sowohl Vinylchlorid als auch einige potenzielle Additive gehören in die Gruppe der besorgniserregenden Substanzen und sollten daher näher betrachtet werden (siehe Tabelle 12). Es muss jedoch dazu gesagt werden, dass viele PVC-Materialien, die in der Medizintechnik verwendet werden, bezüglich gesundheitlicher Risiken geprüft und die Prozessadditive dementsprechend angepasst wurden.

---

26 ChemicalSafetyFacts.org: Polyvinyl chloride https://www.chemicalsafetyfacts.org/polyvinyl-chloride/ (Zugriff vom 11. Juli 2021)

Tabelle 12: Mögliche gefährliche Verunreinigungen oder Additive in PVC-Materialien

Substanz	Gefährdungspotenzial
Vinylchlorid	Vinylchlorid ist als krebserregend, Kategorie 1A, eingestuft. Hintergrund ist das Auftreten von vinylchloridspezifischen Lebertumoren (Hämangiosarkom). Damit fällt die Substanz unter die Kategorie der CMR-Substanzen und sollte in invasiven Produkten nicht über 0,1 % enthalten sein. Rückfragen zum Restmonomergehalt im PVC-Rohmaterial sind daher wichtig im Zuge der Materialcharakterisierung [27]. **Hinweis:** Restgehalte an Vinylchlorid sollten im PVC-Herstellungsverfahren durch Auswaschung ausgetrieben werden.
Phthalate	Phthalate gehören zur Gruppe der Weichmacher und werden häufig in weichen PVC-Materialien eingesetzt. Einige Phthalate sind als reproduktionstoxisch, Kategorie 1B, eingestuft und/oder als endokrine Disruptoren. Dazu zählen: Bis(2-methoxyethyl)phthalat, Bis(2-ethylhexyl)phthalat, Dibutylphthalat, Dipentylester, 1,2-Benzendicarboxylsäure, lineare und verzweigtkettige n-Pentyl-isopentylphthalate, Di-n-pentylphthalat, Diisopentylphthalat, Benzylbutylphthalat, Diisobutylphthalat, Dihexylphthalat, Dicyclohexylphthalat[28]. Damit gehören diese Substanzen auch zu den CMR- bzw. ED-Substanzen, die im Produkt etikettierungspflichtig werden, wenn sie in invasiven Produkten in einer Menge von mehr als 0,1 % enthalten sind. Es gibt hier Alternativen an Weichmachern, die ein deutlich besseres toxikologisches Profil aufweisen. Deshalb sollte das Rohmaterial hinsichtlich der verwendeten Weichmacher ausgewählt werden.

---

27   ECHA Summary of Classification and Labelling, https://echa.europa.eu/de/information-on-chemicals/cl-inventory-database/-/discli/details/11609

28   Scheer 2019 GUIDELINES on the benefit-risk assessment of the presence of phthalates in certain medical devices covering phthalates which are carcinogenic, mutagenic, toxic to reproduction (CMR) or have endocrine-disrupting (ED) properties

Substanz	Gefährdungspotenzial
Stabilisatoren	Als Stabilisatoren werden in der heutigen Zeit eher unkritischere anorganische Elemente wie Zink, Barium oder Zinn eingesetzt. Bei älteren Verfahren kommen jedoch Elemente wie Cadmium oder Blei zur Anwendung[29]. **Cadmium:** Cadmium ist als Kanzerogen, Kategorie 1B, eingestuft, ist reproduktionstoxisch (Kategorie 2) und keimzellmutagen (Kategorie 2). Es steht damit in der Liste der besonders besorgniserregenden Stoffe gemäß EC-Verordnung 1907/2006[30]. **Blei:** Blei ist als reproduktionstoxisch (Kategorie 1A) eingestuft mit einem spezifischen Konzentrationslimit von 0,03 %[31]. Beide Schwermetalle gehören damit zur Kategorie der CMR-Stoffe, die im Produkt etikettierungspflichtig werden, wenn sie in Konzentrationen über 0,1 % enthalten sind. Bei der Produktauswahl sollte daher auf entsprechende Additive geachtet werden.

Am Beispiel des PVC-Materials sollte verdeutlicht werden, dass nicht nur physikalische Eigenschaften für die Auswahl des Materials eine Rolle spielen, sondern sich auch mit der chemischen Zusammensetzung des Materials auseinandergesetzt werden sollte. Ggf. sollten Spezifikationen hinsichtlich der chemischen Zusammensetzung festgelegt werden, um den Patienten vor gesundheitlichen Risiken zu schützen.

---

29 ChemicalSafetyFacts.org: Polyvinyl chloride https://www.chemicalsafetyfacts.org/polyvinyl-chloride/ (Zugriff vom 11. Juli 2021)

30 ECHA Summary of Classification and Labelling, https://echa.europa.eu/de/information-on-chemicals/cl-inventory-database/-/discli/details/51061

31 ECHA Summary of Classification and Labelling, https://echa.europa.eu/de/information-on-chemicals/cl-inventory-database/-/discli/details/14116

6.2 Lösungsmittelverträglichkeit für Extraktionsversuche

Aufgrund von Datenlücken in der Materialcharakterisierung sind chemische Analysen herauslösbarer Substanzen ein wesentlicher Bestandteil der biologischen Sicherheitsbewertung. Die am häufigsten eingesetzten Lösungsmittel zur Extraktion sind:

- Wasser und physiologische Saline als polare Lösungsmittel,
- wässrig-alkoholische Lösungen als Simulant für Wundflüssigkeiten oder Blut,
- Isopropanol als semipolares Lösemittel für die gesteigerte Extraktion sowie
- n-Hexan als unpolares Lösemittel.

Vinylhandschuhe vertragen z. B. kein Isopropanol oder n-Hexan, da diese die Weichmacher herauslösen. Das Material ist nach Extraktion nicht mehr flexibel und lässt sich leicht zerreißen. Die Verwendung von Wasser oder Salinen bei Produkten mit Superabsorbern (z. B. Wundauflagen) kann zum starken Anschwellen während der Extraktion führen. Dadurch kann die Dichtigkeit von Schweiß und Materialnähten beeinträchtigt werden und Füllmaterial geht in den Extrakt über.

Bevor man Extraktionsversuche durchführt, sollte man die Materialverträglichkeit kennen. In Tabelle 13 sind einige Beispiele für Materialien und deren Lösungsmittel zusammengestellt. Ggf. sind Vorstudien zur Materialverträglichkeit notwendig.

Tabelle 13: Chemikalienbeständigkeit einiger Kunststoffe

Material	Lösemittel
Polyethylen – niedrige Dichte	**Beständig:** Wasser, verdünnte Säuren, Laugen **Quellung:** Alkohole, aliphatische Kohlenwasserstoffe, Benzin, Fette und Öle **Unbeständig:** starke Säuren und Oxidationsmittel, Ester, Ketone, aromatische Kohlenwasserstoffe und chlorierte Kohlenwasserstoffe[32]

---

[32] chemikalienbestaendigkeit-von-polyethyle-260145, https://www.kunststoffe.de/a/grundlagenartikel/

Material	Lösemittel
Polyethylen – hohe Dichte	**Beständig:** Heißwasser, Mineralsäuren, Laugen, Alkohole, aliphatische Kohlenwasserstoffe, Ester, Ketone, Mineralöle, Amine, organische Säuren, Fette und Öle **Unbeständig:** oxidierende Säuren, aromatische Kohlenwasserstoffe, Kraftstoffe[33]
PVC – weich	**Beständig:** Ethanol, Wasser **Mäßig beständig:** Säuren, Laugen **Unbeständig:** Ketone (Aceton), Ester aromatische Kohlenwasserstoffe, aliphatische Kohlenwasserstoffe, Oxidationsmittel[34]
Polypropylen	**Beständig:** Ethanol, Wasser, Säuren, Laugen **Mäßig beständig:** aliphatische Kohlenwasserstoffe, Ketone, Ester **Unbeständig:** Oxidationsmittel, chlorierte Kohlenwasserstoffe, aromatische Kohlenwasserstoffe[35]
Polymethylmethacrylate	**Beständig:** aliphatische Kohlenwasserstoffe **Mäßig beständig:** Säuren, Laugen, Alkohol **Unbeständig:** Oxidationsmittel, Ketone, Ester, aromatische Kohlenwasserstoffe
Polyoxymethylen	**Beständig:** Alkohol, Ketone, aromatische und aliphatische Kohlenwasserstoffe **Mäßig beständig:** Laugen und Ester **Unbeständig:** Oxidationsmittel, Säuren
Polyethylenterephthalat	**Beständig:** Alkohole, aliphatische Kohlenwasserstoffe **Mäßig beständig:** Säuren, Ester, aromatische Kohlenwasserstoffe **Unbeständig:** Oxidationsmittel, Laugen, Ketone

---

[33] https://www.kunststoffe.de/a/grundlagenartikel/ chemikalienbestaendigkeit-von-polyethyle-260145PVC
[34] Institut für Werkstofftechnik und Kunststoffverarbeitung: Langzeitverhalten von Thermoplasten
[35] Institut für Werkstofftechnik und Kunststoffverarbeitung: Langzeitverhalten von Thermoplasten

Die Verwendung ungeeigneter Extraktionsmedien kann zu einer Vielzahl herauslösbarer Substanzen und von Degradationsprodukten (z. B. Hydrolyseprodukten) führen, die entsprechend toxikologisch bewertet werden müssen, aber wahrscheinlich keine Rolle bei der tatsächlichen klinischen Anwendung spielen. Entsprechende Vorversuche oder Informationen zur Lösemittelbeständigkeit bedeuten daher eine nennenswerte Zeitersparnis.

6.3 Besonderheiten der biologischen Sicherheitsbewertung bei der Zulassung außerhalb Europas

Die Bewertung der biologischen Sicherheit von Medizinprodukten außerhalb Europas kann Einfluss auf die biologische Bewertungsstrategie. So können etwa zusätzliche biologische Studien für die Zulassung in den USA, China oder Japan notwendig werden, während die Benannten Stellen innerhalb Europas die Bewertung über herauslösbare Substanzen durchaus akzeptieren. Auch gelten andere Extraktionstemperaturen für analytische und biologische Tests als akzeptabel. Während Europa 37° C als Extraktionstemperatur anerkennt, bevorzugt die amerikanische FDA 50° C als Extraktionstemperatur, sofern das betreffende Medizinprodukt diese Temperatur toleriert.

Obwohl die ISO 10993-1:2018 zu weiten Teilen von der amerikanischen FDA (Food and Drug Adminsitration) anerkannt wurde (bis auf Annex A), sollte auf alle Fälle der amerikanische Leitfaden zur ISO 10993-1: Use of International Standard ISO 10993-1, „Biological evaluation of medical devices – Part 1: Evaluation and testing within a risk management process" (letztmalig September 2020 veröffentlicht) herangezogen werden. Neben der bereits genannten bevorzugten höheren Extraktionstemperatur sollte die materialbedingte Pyrogenität über die USP (US Pharmacopeia) 151 durchgeführt werden, da diese Methode im Vergleich zur europäischen Pharmakopöe strenger ist. Bei Wundprodukten mit nachgewiesener Zytotoxizität *in vitro* kann eine Wundheilungsstudie im Tier notwendig werden, u. a. wenn die lokale Verträglichkeit nicht über klinische Erfahrungen nachgewiesen werden kann. Die FDA verlangt den Nachweis, dass die beobachtete Zytotoxizität keinen Einfluss auf die Wundheilungsrate hat. Wenn biologische Endpunkte über die chemische Charakterisierung mit anschließender toxikologischer Bewertung evaluiert und damit Tierversuche vermieden werden, wird das chemische Analyseverfahren oft sehr genau angeschaut. Rückfragen zur Validierung der Testmethode sind keine Seltenheit. Bei invasiven Produkten kommt es häufig vor, dass Gentoxizitätsstudien *in vitro* angefordert werden. Um alle Besonderheiten zu berücksichtigen, ist es hilfreich, die erstellte biologische Bewertungsstrategie in einem „Pre-submission Request" mit der FDA zu diskutieren.

Für jede biologische Testung sollte geprüft werden, inwieweit relevante Normen oder pharmakologische Prüfvorschriften für den amerikanischen Raum gelten. So ist z. B. die Prüfnorm für *In-vitro*-Tests zur Beurteilung des Entzündungspotenzials nur teilweise anerkannt (Satz 4 und 6 sowie Anhang B und C sind nicht anerkannt). Bei der biologischen Testung der materialbedingten Pyrogenität mittels Monozytenaktivierungstests verlangt die FDA z. B. eine produktspezifische Validierung des Testsystems.

In Japan wurde die ISO-Norm 10993-1:2018 vollständig in die japanische Norm JIS T 0993-1:2020 übernommen. Bisher gab es noch einzelne Unterschiede z. B. in der Anwendung verschiedener Gentoxizitätstestmethoden. Inwieweit diese Unterschiede noch Anwendung finden, muss sich in den nächsten Jahren zeigen. Auch hier spielt die Materialcharakterisierung eine wesentliche Rolle, u. a., wenn das Material keine Normen wie z. B. für Metalllegierungen erfüllt. Darüber hinaus werden oftmals die Rohdaten für biologische Tests neben dem Testbericht und Studienplan von der japanischen Behörde (MHLW- Ministry of Health, Labour and Welfare) angefordert. Zum Teil werden in den biologischen Tests aggressivere Extraktionsbedingungen notwendig. Als Zytotoxizitätstest wird der Colony-Forming-Cytotoxicity-Test bevorzugt.

Die Zulassung von Medizinprodukten in China ist wie für die USA und Japan zentral über die National Medical Product Administration (NMPA) gesteuert. Hier müssen die durchgeführten Tests zusätzlich mit den chinesischen Normen zur biologischen Sicherheit übereinstimmen. Es ist durchaus möglich, dass man sich mit älteren Normen zur ISO-10993-Serie auseinandersetzen muss. Obwohl die Vorgehensweise zur biologischen Bewertung gemäß ISO 10993-1:2018 in vielen Regionen der Erde anerkannt ist, kann sich die Interpretation doch deutlich unterscheiden. Daher ist die Kommunikation mit Vertretern nationaler Behörden oder Kooperationen mit nationalen Beratern ein oftmals entscheidender Vorteil für die Zulassung.

7 Schlusswort

Die biologische Sicherheitsbewertung macht einen wesentlichen Teil des Risikomanagementprozesses nach DIN EN ISO 14971 aus. Diese Publikation verbindet die allgemeine Herangehensweise der Risikobeurteilung mit den Aspekten der biologischen Sicherheitsbewertung.

In der Aktualisierung der DIN EN ISO 10993-1 wurde verstärkt auf die Bedeutung der Materialcharakterisierung eingegangen auch mit dem Ziel, die Anzahl an Tierversuchen zu reduzieren. Daher ist eine gute Datenlage hinsichtlich Materialzusammensetzung und der in der Produktion eingesetzten Hilfsstoffe eine wichtige Grundlage für die biologische Bewertung. Um die potenziellen Gesundheitsrisiken verbunden mit Medizinprodukten abschätzen zu können, bedarf es einer guten Kooperation zwischen regulatorischen, technischen Experten, aber auch mit entsprechenden Testlaboren (z. B. Analytiklaboren). Die biologische Bewertung ist Bestandteil der technischen Dokumentation aller Medizinprodukte in Kontakt mit dem Patienten und ggf. mit dem Anwender, unabhängig von der definierten Risikoklasse nach MDR. Allein der Gewebekontakt und die Anwendungsdauer entscheiden über den Umfang und Aufwand, der betrieben werden muss. Eine Auseinandersetzung mit potenziellen Gesundheitsgefahren der verwendeten Materialien (physikalisch/chemisch/toxikologisch) ist in allen Fällen notwendig. Um dem vorgeschlagenen schrittweisen Vorgang in der biologischen Sicherheitsbewertung Rechnung zu tragen, sollte der biologischen Sicherheitsbewertung ein entsprechendes Zeitfenster eingeräumt werden.

8 Abkürzungsverzeichnis

ADI
Acceptable daily intake
Akzeptierbare tägliche Aufnahmemenge

AET
Analytical Evaluation Threshold
Analytischer Schwellenwert

ALARP
As Low As Reasonable Practical
so niedrig, wie vernünftigerweise praktikabel

BfArM
Bundesinstitut für Arzneimittel und Medizinprodukte

BMDL
Benchmark Dose Lower Confidence Limit
Benchmark Dosis unteres Vertrauensintervall

BSE
Bovine spongiforme Enzephalopathie

C&L
classification & labelling
Klassifizierung und Etikettierung

CAS
Chemical Abstract Service

CEN
Europäisches Komitee für Normung

CICAD
"Concise International Chemical Assessment Documents"

CIR
"Cosmetic Ingredients Review"

CMR
Cancerogen, mutagen, reprotoxic
Kanzerogen, Mutagen, Reproduktionstoxisch

CSF
„Cancer Slope Factor"

DIMDI
Deutsches Institut für Medizinische Dokumentation und Information

DIN
Deutsches Institut für Normung

DMIDS
Deutsches Medizinprodukte-Informations- und Datenbanksystem

DNA
Desoxyribonukleinsäury

DST
Dermal sensitization threshold – Dermaler Schwellenwert für Sensibilisierung

EC3
Konzentration, bei der es zu einem dreifachen Anstieg der Zellproliferation im Lymphknoten kommt im lokalen Lymphknotentest

ECHA
Europäische Chemikalienagentur

ED
Endokriner Disruptor

EFSA
Europäische Behörde für Lebensmittelsicherheit

EG
Europäische Gemeinschaft

ELISA
„Enzyme-linked Immunosorbent Assay"

EN
Europäische Norm

Etc.
Et cetera

EU
Europäische Union

EUDAMED
Europäische Datenbank für Medizinprodukte

FDA
„Food and Drug Administration"

FMEA
Failure Mode & Effect Analysis
Fehlermöglichkeits- und -Einflussanalyse

GC
Gaschromatografie

GC-MS
Gaschromatografie gekoppelt mit Massenspektrometrie

GESTIS
Gefahrstoffinformationssystem

GLP
Gute Laborpraxis

GPMT
Guinea Pig Maximization Test
Meerschweinchen-Maximisierungstest

HACCP
Hazard Analysis Critical Control Points
Gefahrenanalyse und Festlegen von Lenkungspunkten

HRIPT
"Human Repeat Insult Patch Test"

ICH
"International Council for Harmonisation of Technical Requirements for Pharmaceuticals for Human Use"

ICP-MS/OES
Massenspektrometrie mit induktiv gekoppeltem Plasma / induktiv gekoppelte Plasma-Emissionsspektroskopie

ISO
International Organization for Standardization
Internationale Organisation für Normung

IUPAC

International Union of Pure and Applied Chemistry

Internationale Union für reine und angewandte Chemie

JECFA

Joint FAO/WHO Expert Committee on Food Additives

Gemeinsame FAO/WHO-Sachverständigenausschuss für Lebensmittelzusatzstoffe

LAL

Limulus-Amöbozyten-Lysat

LC-MS

Flüssigchromatografie gekoppelt mit Massenspektrometrie

LLNA

Lokaler Lymphknotentest

LOAEL/LOAEC

Low observed adverse effect level/concentration

niedrigste Dosis/Konzentration mit beobachteter schädlicher Wirkung

LOQ

Limit of Quantification

Bestimmungsgrenze

MAUDE

"Manufacturer and User Facility Device Experience"

MDR

Medical Devices Regulation

Medizinprodukteverordnung

MHLW

"Ministry of Health, Labour and Welfare"

MIL

Minimal irritating level

Minimal-irritierende Dosis

MoS

Margin of Safety

Sicherheitsmarge

NIL

Non-irritating level

Nicht-irritierende Dosis

NMPA

"National Medical Product Administration"

NOAEL/NOAEC

No observed adverse effect level/concentration

höchste Dosis oder Expositionskonzentration eines Stoffes ohne adverse Effekte

Nr.

Nummer

NVR

Bestimmung nichtvolatiler Substanzmengen

OECD

Organisation für wirtschaftliche Zusammenarbeit und Entwicklung

OEL

Occupational Exposure Limits

Arbeitsplatzgrenzwert

OIE-WAHIS
World Animal Health Information System
Weltorganisation für Tiergesundheit

PDE
Permissible daily exposure
zuverlässige tägliche Exposition

PMS
Post-Market Surveillance
Überwachung der Markteinführung

PQRI
"Product Quality Research Institute"

PVC
Polyvinylchlorid

QMS
Qualitätsmanagementsystem

QSAR
Quantitative Structure-Activity Relationship
Quantitative Struktur-Wirkungs-Beziehung

QT
Qualification Threshold
Qualifikationsschwellenwert

REACH
Registration, Evaluation, Authorisation and Restriction of Chemicals
Registrierung, Bewertung, Zulassung und Beschränkung chemischer Stoffe

RfD/RfC
Referenzdosis/-concentration

RhE
Reconstructed human epidermis

SARS-CoV-2
"Severe acute respiratory syndrome coronavirus type 2"

SIAP
"SIDS Initial Assessment Profile"

SIDS
"Screening Information Dataset"

SVHC
Substance of Very High Concern
besonders besorgniserregender Stoff

TCL
Tolerierbare Kontaktkonzentration

TE
Tolerierbare Exposition

TI
Tolerierbare Aufnahme

TOC
Total organic Carbon
gesamter organischer Kohlenstoffgehalt

TR
Technischer Report

TS
Technische Spezifikation

TSE

Transmissible spongiforme Enzephalopathie

TTC

"Threshold of Toxicological Concern"

USA

United States of America

Vereinigte Staaten von America

USDA

Landwirtschaftsministerium der Vereinigten Staaten

US EPA

United States Environmental Protection Agency
Amerikanische Umweltbehörde

USP

United States Pharmacopeia
Amerikanische Pharmacopoe

UV

Ultraviolettstrahlung

WHO

World Health Organisation
Weltgesundheitsorganisation

z. B.

Zum Beispiel

9 Literaturverzeichnis

[1] Verordnung (EU) 2017/745 des europäischen Parlaments und des Rates 5. April 2017 über Medizinprodukte, zur Änderung der Richtlinie 2001/83/EG, der Verordnung (EG) Nr. 178/2002 und der Verordnung (EG) Nr. 1223/2009 und zur Aufhebung der Richtlinien 90/385/EWG und 93/42/EWG des Rates über Medizinprodukte

[2] Verordnung (EU) 2017/746 des europäischen Parlaments und des Rates 5. April 2017 über In-vitro-Diagnostika und zur Aufhebung der Richtlinie 98/79/EG und des Beschlusses 2010/227/EU der Kommission

[3] DIN EN ISO 10993-1:2021-05 Biologische Beurteilung von Medizinprodukten – Teil 1: Beurteilung und Prüfungen im Rahmen eines Risikomanagementsystems (ISO 10993-1:2018, einschließlich korrigierte Fassung 2018-10); Deutsche Fassung EN ISO 10993-1:2020

[4] DIN EN ISO 14971:2020-07 Medizinprodukte – Anwendung des Risikomanagements auf Medizinprodukte (ISO 14971:2019); Deutsche Fassung EN ISO 14971:2019

[5] ISO/TR 24971:2020-06 Medizinprodukte – Leitfaden für die Anwendung von ISO 14971

[6] DIN EN ISO 14971:2013-04 Medizinprodukte – Anwendung des Risikomanagements auf Medizinprodukte (ISO 14971:2007, korrigierte Fassung 2007-10-01); Deutsche Fassung EN ISO 14971:2012 (zurückgezogen)

[7] DIN EN ISO 22442-1:2021-08 Tierische Gewebe und deren Derivate, die zur Herstellung von Medizinprodukten eingesetzt werden – Teil 1: Anwendung des Risikomanagements (ISO 22442-1:2020); Deutsche Fassung EN ISO 22442-1:2020

[8] DIN EN ISO 22442-2:2021 Tierische Gewebe und deren Derivate, die zur Herstellung von Medizinprodukten eingesetzt werden – Teil 2: Kontrollen der Beschaffung, Materialgewinnung und Handhabung (ISO 22442-2:2020); Deutsche Fassung

[9] DIN EN 62366-1:2017-07; VDE 0750-241-1:2017-07 Medizinprodukte – Teil 1: Anwendung der Gebrauchstauglichkeit auf Medizinprodukte (IEC 62366-1:2015 + COR1:2016); Deutsche Fassung EN 62366-1:2015 + AC:2015

[10] DIN EN ISO 12100 Sicherheit von Maschinen – Allgemeine Gestaltungsleitsätze – Risikobeurteilung und Risikominderung

[11] DIN EN 61025:2007-08 Fehlzustandsbaumanalyse (IEC 61025:2006); Deutsche Fassung EN 61025:2007

[12] DIN EN 62502:2011-06 Verfahren zur Analyse der Zuverlässigkeit – Ereignisbaumanalyse (ETA) (IEC 62502:2010); Deutsche Fassung EN 62502:2010

[13] DIN EN ISO 10993-4:2017-12 Biologische Beurteilung von Medizinprodukten – Teil 4: Auswahl von Prüfungen zur Wechselwirkung mit Blut (ISO 10993-4:2017); Deutsche Fassung EN ISO 10993-4:2017

[14] DIN EN ISO 10993-6:2017-09 Biologische Beurteilung von Medizinprodukten – Teil 6: Prüfungen auf lokale Effekte nach Implantationen (ISO 10993-6:2016); Deutsche Fassung EN ISO 10993-6:2016

[15] DIN EN 10993-10:2020-04 – Entwurf Biologische Beurteilung von Medizinprodukten – Teil 10: Prüfungen auf Hautsensibilisierung (ISO/DIS 10993-10:2020); Deutsche und Englische Fassung prEN ISO 10993-10:2020

[16] DIN EN 10993-12:2021-08 Biologische Beurteilung von Medizinprodukten – Teil 12: Probenvorbereitung und Referenzmaterialien (ISO 10993-12:2021); Deutsche Fassung EN ISO 10993-12:2021

[17] DIN EN 10993-17:2009-08 Biologische Beurteilung von Medizinprodukten – Teil 17: Nachweis zulässiger Grenzwerte für herauslösbare Bestandteile (ISO 10993-17:2002); Deutsche Fassung EN ISO 10993-17:2009

[18] DIN EN 10997-18: 2021-03 Biologische Beurteilung von Medizinprodukten – Teil 18: Chemische Charakterisierung von Werkstoffen für Medizinprodukte im Rahmen eines Risikomanagementsystems (ISO 10993-18:2020); Deutsche Fassung EN ISO 10993-18:2020

[19] DIN EN 10993-23:2021-10 Biologische Beurteilung von Medizinprodukten – Teil 23: Prüfungen auf Irritation (ISO 10993-23:2021); Deutsche Fassung EN ISO 10993-23:2021 [vorab bereitgestellt]

[20] ISO/TR 10993-22:2017-07 Biologische Beurteilung von Medizinprodukten – Teil 22: Leitfaden für Nanomaterialien

[21] DIN EN ISO 18562-1:2020-05 Beurteilung der Biokompatibilität der Atemgaswege bei medizinischen Anwendungen – Teil 1: Beurteilung und Prüfung innerhalb eines Risikomanagement-Prozesses (ISO 18562-1:2017); Deutsche Fassung EN ISO 18562-1:2020

[22] ISO/TS 21726:2019-02 Biologische Bewertung von Medizinprodukten – Anwendung des toxikologisch relevanten Schwellenwerts (TTC) für die

Einschätzung der Biokompatibilität von extrahierbaren Substanzen aus Medizinprodukten

[23] DIN EN ISO 7405:2019-03 Zahnheilkunde – Beurteilung der Biokompatibilität von in der Zahnheilkunde verwendeten Medizinprodukten (ISO 7405:2018, korrigierte Fassung 2018-12); Deutsche Fassung EN ISO 7405:2018

[24] SCHEER (Scientific Committee on Health, Environmental and Emerging Risks) 2019 GUIDELINES on the benefit-risk assessment of the presence of phthalates in certain medical devices covering phthalates which are carcinogenic, mutagenic, toxic to reproduction (CMR) or have endocrine-disrupting (ED) properties

[25] Bijukumar DR, Segu A, Souza JCM, Li X, Barba M, Mercuri LG, J Jacobs J, Mathew MT. Systemic and local toxicity of metal debris released from hip prostheses: A review of experimental approaches. Nanomedicine. 2018 Apr; 14 (3): 951-963.

[26] Safford RJ, Api AM, Roberts DW, Lalko JF. Extension of the Dermal Sensitisation Threshold (DST) approach to incorporate chemicals classified as reactive. Regul Toxicol Pharmacol. 2015 Aug; 72 (3): 694-701.

[27] Organisation for Economic Co-operation and Development. OECD SERIES ON PRINCIPLES OF GOOD LABORATORY PRACTICE AND COMPLIANCE MONITORING Number 1. OECD Principles on Good Laboratory Practice (as revised in 1997)

[28] Li W, Zhou J, Xu Y. Study of the *in vitro* cytotoxicity testing of medical devices. Biomed Rep. 2015 Sep; 3 (5): 617-620.

[29] De Jong WH, Carraway JW, Liu C, Fan C, Liu J, Turley AP, Rollins TS, Coleman KP. The suitability of reconstructed human epidermis models for medical device irritation assessment: A comparison of *In Vitro* and *In Vivo* testing results. Toxicol In Vitro. 2020 Dec; 69: 104995.

[30] Rennen MA, Bouwman T, Wilschut A, Bessems JG, Heer CD. Oral-to-inhalation route extrapolation in occupational health risk assessment: a critical assessment. Regul Toxicol Pharmacol. 2004 Feb; 39 (1): 5-11

[31] Borton LK, Coleman KP. Material-mediated pyrogens in medical devices: Applicability of the *in vitro* Monocyte Activation Test. ALTEX. 2018; 35 (4): 453-463.

[32] ChemicalSafetyFacts.org: Polyvinyl chloride https://www.chemicalsafetyfacts.org/polyvinyl-chloride/ (Zugriff vom 11. Juli 2021)

[33] ECHA Summary of Classification and Labelling, https://echa.europa.eu/de/information-on-chemicals/cl-inventory-database/-/discli/details/11609 (Zugriff vom 11. Juli 2021)

[34] ChemicalSafetyFacts.org: Polyvinyl chloride https://www.chemicalsafetyfacts.org/polyvinyl-chloride/ (Zugriff vom 11. Juli 2021)

[35] ECHA Summary of Classification and Labelling, https://echa.europa.eu/de/information-on-chemicals/cl-inventory-database/-/discli/details/51061 (Zugriff vom 11. Juli 2021)

[36] ECHA Summary of Classification and Labelling, https://echa.europa.eu/de/information-on-chemicals/cl-inventory-database/-/discli/details/14116 (Zugriff vom 11. Juli 2021)

[37] Chemikalienbestaendigkeit-von-polyethyle-260145, https://www.kunststoffe.de/a/grundlagenartikel/ (Zugriff vom 11. Juli 2021)

[38] https://www.kunststoffe.de/a/grundlagenartikel/ chemikalienbestaendigkeit-von-polyethyle-260145PVC (Zugriff vom 11. Juli 2021)

[39] Prof. Dr. Samuel Affolter: Langzeitverhalten von Thermoplasten, Institut für Werkstofftechnik und Kunststoffverarbeitung- Ostschweizer Fachhochschule, 2021

[40] VDI 2017:2019-07 Medical Grade Plastics (MGP)

Regularien oder Normen, die referenziert, aber inhaltlich nicht zitiert werden

DIN EN ISO 22442-3:2008 Tierische Gewebe und deren Derivate, die zur Herstellung von Medizinprodukten eingesetzt werden – Teil 3: Validierung der Eliminierung und/oder Inaktivierung von Viren und Erregern der übertragbaren spongiösen Enzephalopathie (TSE) (ISO 22442-3:2007)

ISO/TR 22442-4:2010 Tierische Gewebe und deren Derivate, die zur Herstellung von Medizinprodukten eingesetzt werden – Teil 4: Grundlagen zur Entfernung und/oder Inaktivierung der Verursacher der übertragbaren spongiösen Enzephalopathie (TSE) und Verfahren zur Validierung dieser Prozesse

DIN EN ISO 13485:2016 Medizinprodukte – Medizinprodukte – Qualitätsmanagementsysteme – Anforderungen für regulatorische Zwecke

DIN EN ISO 14155:2021-05 Klinische Prüfung von Medizinprodukten an Menschen – Gute klinische Praxis (ISO 14155:2020); Deutsche Fassung EN ISO 14155:2020

MEDDEV 2.7/1 Rev.4 Clinical evaluation: a guide for manufacturers and notified bodies under directives 93/42 and 90/385

MEDDEV 2.12/1 Rev.8 Guidance document – Market surveillance – Guidelines on a Medical Devices Vigilance System

DIN EN ISO 11135:2020-04 Sterilisation von Produkten für die Gesundheitsfürsorge – Ethylenoxid – Anforderungen an die Entwicklung, Validierung und Lenkung der Anwendung eines Sterilisationsverfahrens für Medizinprodukte (ISO 11135:2014 + Amd.1:2018); Deutsche Fassung EN ISO 11135:2014 + A1:2019

DIN EN ISO 11137: 2020-04 Sterilisation von Produkten für die Gesundheitsfürsorge – Strahlen – Teil 1: Anforderungen an die Entwicklung, Validierung und Lenkung der Anwendung eines Sterilisationsverfahrens für Medizinprodukte (ISO 11137-1:2006, einschließlich Amd.1:2013 + Amd.2:2018); Deutsche Fassung EN ISO 11137-1:2015 + A2:2019

DIN EN ISO 11737-1: 2021-10 Sterilisation von Produkten für die Gesundheitsfürsorge – Mikrobiologische Verfahren – Teil 1: Bestimmung der Population von Mikroorganismen auf Produkten (ISO 11737-1:2018 + Amd.1:2021); Deutsche Fassung EN ISO 11737-1:2018 + A1:2021 [vorab bereitgestellt]

DIN EN ISO 14160:2021-11 Sterilisation von Produkten für die Gesundheitsfürsorge – Flüssige chemische Sterilisiermittel für Medizinprodukte für den Einmalgebrauch, bei denen tierische Gewebe und deren Derivate verwendet werden – Anforderungen an die Charakterisierung, Entwicklung, Validierung und Lenkung der Anwendung eines Sterilisationsverfahrens für Medizinprodukte (ISO 14160:2020); Deutsche Fassung EN ISO 14160:2021 [vorbestellbar]

DIN EN ISO 17665-1:2006-11 Sterilisation von Produkten für die Gesundheitsfürsorge – Feuchte Hitze – Teil 1: Anforderungen an die Entwicklung, Validierung und Lenkung der Anwendung eines Sterilisationsverfahrens für Medizinprodukte (ISO 17665-1:2006); Deutsche Fassung EN ISO 17665-1:2006

ISO 13408-1:2015-12 Aseptische Herstellung von Produkten für die Gesundheitsfürsorge – Teil 1: Allgemeine Anforderungen (ISO 13408-1:2008, einschließlich Amd.1:2013); Deutsche Fassung EN ISO 13408-1:2015

DIN EN 10993-7: 2009-02 Biologische Beurteilung von Medizinprodukten – Teil 7: Ethylenoxid-Sterilisationsrückstände (ISO 10993-7:2008); Deutsche Fassung EN ISO 10993-7:2008

ISO/TS 10993-20:2006-08 Biologische Beurteilung von Medizinprodukten – Teil 20: Prinzipien und Verfahren für die immuntoxikologische Prüfung von Medizinprodukten

Verordnung (EG) Nr. 1272/2008 des Europäischen Parlaments und des Rates vom 16. Dezember 2008 über die Einstufung, Kennzeichnung und Verpackung von Stoffen und Gemischen, zur Änderung und Aufhebung der Richtlinien 67/548/EWG und 1999/45/EG und zur Änderung der Verordnung (EG) Nr. 1907/2006

JIS T 0993-1:2020 Biological evaluation of medical devices – Part 1: Evaluation and testing within a risk management process

10 Bildverzeichnis

Bild 1: Evolutionäre Entwicklung der ISO 14971 2
Bild 2: Risikomanagementzyklus 8
Bild 3: Aufbau der Risikomanagementakte mit Schnittstellen zu anderen Dokumentenakten (exemplarisch) 12
Bild 4: Beispiel einer zweidimensionalen Risikomatrix („Risikograf") mit 10 eingeschätzten Risiken (R1 bis R10) 14
Bild 5: Entscheidungsbaum Risikobewertung 17
Bild 6: Beispiel einer zweidimensionalen Risikomatrix mit unterteilten Akzeptanzbereichen 18
Bild 7: Beispiel für die Verteilung der Risiken nach den verschiedenen Stufen der Risikobewertung in der Risikomatrix 20
Bild 8: Visuelle Darstellung der Verteilung der Restrisiken für die Gesamt-Restrisikobewertung 22
Bild 9: Risikobeherrschungsmaßnahmen – Priorität und Effektivität 26
Bild 10: Nutzen-Risiko-Abwägung 30
Bild 11: Zwei unterschiedliche Sichtweisen hinsichtlich biologischer Sicherheit 35
Bild 12: Analyse eines biologischen Risikos – Ereigniskette von der Gefährdung bis zum Schaden (Beispiel aus Anhang C der DIN EN ISO 14971) 45
Bild 13: Ausschnitt aus Tabelle A1, Anhang A, aus DIN EN ISO 10993-1:2018, rot markiert sind die Bereiche, die im Vergleich zur Vorgängerversion neu eingefügt wurden 57
Bild 14: Prozess der biologischen Sicherheitsbewertung 58
Bild 15: Medizinproduktekategorien mit Beispielen 63
Bild 16: Teilschritte der Materialcharakterisierung/chemischen Charakterisierung 67
Bild 17: Ablauf der toxikologischen Charakterisierung 70
Bild 18: Faktoren mit Einfluss auf die biologische Sicherheit 86
Bild 19: Ablauf der biologischen Bewertungsprüfung für Dentalprodukte .. 106

11 Tabellenverzeichnis

Tabelle 1: Änderungen der 3. Ausgabe gegenüber der 2. Ausgabe der ISO 14971 auf einen Blick (Normabschnitte in Klammern)............ 4

Tabelle 2: Inhalt und Anforderungen an die Risikomanagementakte....... 9

Tabelle 3: Beispiel einer Übersichtstabelle zur Risikoanalyse mit normativ geforderter Rückverfolgbarkeit............................... 11

Tabelle 4: Gegenüberstellung von zwei Methoden zur Risikoanalyse: PHA und FMEA 33

Tabelle 5: Gegenüberstellung DIN EN ISO 22442-1 und ISO/TR 24971 bezüglich der Fragen zur Ermittlung sicherheitsrelevanter Merkmale...... 37

Tabelle 6: Angenommenes Körpergewicht für die Berechnung des TEs..... 40

Tabelle 7: Checkliste biologische und chemische Gefährdungen (angelehnt an DIN EN ISO 14971 Tabelle C.1)......................... 44

Tabelle 8: Kategorisierung von Produktkomponenten am Beispiel eines Infusionssets für eine Insulinpumpe 61

Tabelle 9: Der Prozess der biologischen Sicherheitsbewertung.......... 84

Tabelle 10: Datenquellen für die toxikologische Bewertung.............. 95

Tabelle 11: Einteilung nach Kontaktart bei Dentalprodukten (Produkte ohne Kontakt wurden ausgeschlossen) 104

Tabelle 12: Mögliche gefährliche Verunreinigungen oder Additive in PVC-Materialien 114

Tabelle 13: Chemikalienbeständigkeit einiger Kunststoffe 116

Anhang: DIN EN ISO 10993-1:2021-05

Biologische Beurteilung von Medizinprodukten – Teil 1: Beurteilung und Prüfungen im Rahmen eines Risikomanagementsystems

Anhang: DIN EN ISO 10993-1

Mai 2021

DIN EN ISO 10993-1

ICS 11.100.20

Ersatz für
DIN EN ISO 10993-1:2010-04

**Biologische Beurteilung von Medizinprodukten –
Teil 1: Beurteilung und Prüfungen im Rahmen eines
Risikomanagementsystems (ISO 10993-1:2018, einschließlich korrigierte
Fassung 2018-10);
Deutsche Fassung EN ISO 10993-1:2020**

Biological evaluation of medical devices –
Part 1: Evaluation and testing within a risk management process (ISO 10993-1:2018,
including corrected version 2018-10);
German version EN ISO 10993-1:2020

Évaluation biologique des dispositifs médicaux –
Partie 1: Évaluation et essais au sein d'un processus de gestion du risque (ISO 10993-1:2018,
y compris version corrigée 2018-10);
Version allemande EN ISO 10993-1:2020

Gesamtumfang 60 Seiten

DIN-Normenausschuss Feinmechanik und Optik (NAFuO)

DIN EN ISO 10993-1:2021-05

Nationales Vorwort

Dieses Dokument (EN ISO 10993-1:2020) wurde vom Technischen Komitee ISO/TC 194 „Biological and clinical evaluation of medical devices" in Zusammenarbeit mit dem Technischen Komitee CEN/TC 206 „Biologische und klinische Beurteilung von Medizinprodukten" erarbeitet, dessen Sekretariat von DIN (Deutschland) gehalten wird.

Das zuständige deutsche Arbeitsgremium ist der Arbeitsausschuss NA 027-02-12 AA „Biologische Beurteilung von Medizinprodukten" im DIN-Normenausschuss Feinmechanik und Optik (NAFuO).

Für die in diesem Dokument zitierten Dokumente wird im Folgenden auf die entsprechenden deutschen Dokumente hingewiesen:

ISO 7405	siehe	DIN EN ISO 7405
ISO 9000	siehe	DIN EN ISO 9000
ISO 9001	siehe	DIN EN ISO 9001
ISO 9004	siehe	DIN EN ISO 9004
ISO 10993-2:2006	siehe	DIN EN ISO 10993-2:2006-10
ISO 10993-3	siehe	DIN EN ISO 10993-3
ISO 10993-4	siehe	DIN EN ISO 10993-4
ISO 10993-5	siehe	DIN EN ISO 10993-5
ISO 10993-6	siehe	DIN EN ISO 10993-6
ISO 10993-7	siehe	DIN EN ISO 10993-7
ISO 10993-9	siehe	DIN EN ISO 10993-9
ISO 10993-10	siehe	DIN EN ISO 10993-10
ISO 10993-11:2017	siehe	DIN EN ISO 10993-11:2018-09
ISO 10993-12	siehe	DIN EN ISO 10993-12
ISO 10993-13	siehe	DIN EN ISO 10993-13
ISO 10993-14	siehe	DIN EN ISO 10993-14
ISO 10993-15	siehe	DIN EN ISO 10993-15
ISO 10993-16	siehe	DIN EN ISO 10993-16
ISO 10993-17	siehe	DIN EN ISO 10993-17
ISO 10993-18	siehe	DIN EN ISO 10993-18
ISO 13485:2016	siehe	DIN EN ISO 13485:2016-08
ISO 14971:2007	siehe	DIN EN ISO 14791:2013-04
ISO 18562 (all parts)	siehe	DIN EN ISO 18562 (alle Teile)
ISO/IEC 17025	siehe	DIN EN ISO/IEC 17025

Aktuelle Informationen zu diesem Dokument können über die Internetseiten von DIN (www.din.de) durch eine Suche nach der Dokumentennummer aufgerufen werden.

Anhang: DIN EN ISO 10993-1

DIN EN ISO 10993-1:2021-05

Änderungen

Gegenüber DIN EN ISO 10993-1:2010-04 wurden folgende Änderungen vorgenommen:

a) Anhang A „In einer biologischen Risikobewertung zu behandelnde Endpunkte" überarbeitet; mit neuen Spalten für „physikalische und/oder chemische Information" und „materialbedingte Pyrogenität" sowie Spalten für „chronische Toxizität", „Karzinogenität", „Reproduktions-/Entwicklungstoxizität", und „Abbau", in denen nun die zu berücksichtigenden „Endpunkte" mit „E" gekennzeichnet sind (anstelle von mit „X" gekennzeichneten „Prüfungen", die durchzuführen sind);

b) Anhang B „Anleitung zum Risikomanagementprozess" ersetzt durch „Anleitung zur Durchführung einer biologischen Beurteilung innerhalb eines Risikomanagementprozesses" (früher: ISO TR 15499);

c) zusätzliche Definitionen für Begriffe, die in der Normenreihe ISO 10993 verwendet werden;

d) zusätzliche Informationen zur Bewertung von „Medizinprodukten ohne Körperkontakt" und neue Informationen zur Bewertung von „Medizinprodukten mit vorübergehendem Kontakt zu Körperoberflächen";

e) zusätzliche Informationen zur Bewertung von Nanomaterialien und absorbierbaren Materialien;

f) zusätzliche Bezugnahme auf ISO 18562 (alle Teile), „Biocompatibility evaluation of breathing gas pathways in healthcare applications";

g) grundlegende Änderungen im gesamten Dokument.

Frühere Ausgaben

DIN EN 30993-1: 1994-12
DIN EN ISO 10993-1: 1998-06, 2003-12, 2009-10, 2010-04
DIN EN ISO 10993-1 Berichtigung 1: 1999-06

DIN EN ISO 10993-1:2021-05

Nationaler Anhang NA
(informativ)

Literaturhinweise

DIN EN ISO 7405, *Zahnheilkunde - Beurteilung der Biokompatibilität von in der Zahnheilkunde verwendeten Medizinprodukten*

DIN EN ISO 9000, *Qualitätsmanagementsysteme — Grundlagen und Begriffe*

DIN EN ISO 9001, *Qualitätsmanagementsysteme — Anforderungen*

DIN EN ISO 9004, *Qualitätsmanagement — Qualität einer Organisation — Anleitung zum Erreichen nachhaltigen Erfolgs*

DIN EN ISO 10993-2:2006-10, *Biologische Beurteilung von Medizinprodukten — Teil 2: Tierschutzbestimmungen (ISO 10993-2:2006); Deutsche Fassung EN ISO 10993-2:2006*

DIN EN ISO 10993-3, *Biologische Beurteilung von Medizinprodukten — Teil 3: Prüfungen auf Gentoxizität, Karzinogenität und Reproduktionstoxizität*

DIN EN ISO 10993-4, *Biologische Beurteilung von Medizinprodukten — Teil 4: Auswahl von Prüfungen zur Wechselwirkung mit Blut*

DIN EN ISO 10993-5, *Biologische Beurteilung von Medizinprodukten — Teil 5: Prüfungen auf In-vitro-Zytotoxizität*

DIN EN ISO 10993-6, *Biologische Beurteilung von Medizinprodukten — Teil 6: Prüfungen auf lokale Effekte nach Implantationen*

DIN EN ISO 10993-7, *Biologische Beurteilung von Medizinprodukten — Teil 7: Ethylenoxid-Sterilisationsrückstände*

DIN EN ISO 10993-9, *Biologische Beurteilung von Medizinprodukten — Teil 9: Rahmen zur Identifizierung und Quantifizierung von möglichen Abbauprodukten*

DIN EN ISO 10993-10, *Biologische Beurteilung von Medizinprodukten — Teil 10: Prüfungen auf Irritation und Hautsensibilisierung*

DIN EN ISO 10993-11:2018-09, *Biologische Beurteilung von Medizinprodukten — Teil 11: Prüfungen auf systemische Toxizität (ISO 10993-11:2017); Deutsche Fassung EN ISO 10993-11:2018*

DIN EN ISO 10993-12, *Biologische Beurteilung von Medizinprodukten — Teil 12: Probenvorbereitung und Referenzmaterialien*

DIN EN ISO 10993-13, *Biologische Beurteilung von Medizinprodukten — Teil 13: Qualitativer und quantitativer Nachweis von Abbauprodukten in Medizinprodukten aus Polymeren*

DIN EN ISO 10993-14, *Biologische Beurteilung von Medizinprodukten — Teil 14: Qualitativer und quantitativer Nachweis von keramischen Abbauprodukten*

DIN EN ISO 10993-15, *Biologische Beurteilung von Medizinprodukten — Teil 15: Qualitativer und quantitativer Nachweis von Abbauprodukten aus Metallen und Legierungen*

4

Anhang: DIN EN ISO 10993-1

DIN EN ISO 10993-1:2021-05

DIN EN ISO 10993-16, *Biologische Beurteilung von Medizinprodukten — Teil 16: Entwurf und Auslegung toxikokinetischer Untersuchungen hinsichtlich Abbauprodukten und herauslösbaren Substanzen*

DIN EN ISO 10993-17, *Biologische Beurteilung von Medizinprodukten — Teil 17: Nachweis zulässiger Grenzwerte für herauslösbare Bestandteile*

DIN EN ISO 10993-18, *Biologische Beurteilung von Medizinprodukten — Teil 18: Chemische Charakterisierung von Werkstoffen*

DIN EN ISO 13485:2016-08, *Medizinprodukte — Qualitätsmanagementsysteme — Anforderungen für regulatorische Zwecke (ISO 13485:2016); Deutsche Fassung EN ISO 13485:2016*

DIN EN ISO 14971:2013-04, *Medizinprodukte — Anwendung des Risikomanagements auf Medizinprodukte (ISO 14971:2007, korrigierte Fassung 2007-10-01); Deutsche Fassung EN ISO 14971:2012*

DIN EN ISO 18562 (alle Teile), *Beurteilung der Biokompatibilität der Atemgaswege bei medizinischen Anwendungen*

DIN EN ISO/IEC 17025, *Allgemeine Anforderungen an die Kompetenz von Prüf- und Kalibrierlaboratorien*

DIN EN ISO 10993-1:2021-05

— Leerseite —

Anhang: DIN EN ISO 10993-1

EUROPÄISCHE NORM
EUROPEAN STANDARD
NORME EUROPÉENNE

EN ISO 10993-1

Dezember 2020

ICS 11.100.20

Ersetzt EN ISO 10993-1:2009

Deutsche Fassung

Biologische Beurteilung von Medizinprodukten — Teil 1: Beurteilung und Prüfungen im Rahmen eines Risikomanagementsystems (ISO 10993-1:2018, einschließlich korrigierte Fassung 2018-10)

Biological evaluation of medical devices — Part 1: Evaluation and testing within a risk management process (ISO 10993-1:2018, including corrected version 2018-10)

Évaluation biologique des dispositifs médicaux — Partie 1: Évaluation et essais au sein d'un processus de gestion du risque (ISO 10993-1:2018, y compris version corrigée 2018-10)

Diese Europäische Norm wurde vom CEN am 10. Dezember 2020 angenommen.

Diese Europäische Norm wurde korrigiert und vom CEN-CENELEC-Management-Zentrum am 17. März 2021 neu herausgegeben.

Die CEN-Mitglieder sind gehalten, die CEN/CENELEC-Geschäftsordnung zu erfüllen, in der die Bedingungen festgelegt sind, unter denen dieser Europäischen Norm ohne jede Änderung der Status einer nationalen Norm zu geben ist. Auf dem letzten Stand befindliche Listen dieser nationalen Normen mit ihren bibliographischen Angaben sind beim CEN-CENELEC-Management-Zentrum oder bei jedem CEN-Mitglied auf Anfrage erhältlich.

Diese Europäische Norm besteht in drei offiziellen Fassungen (Deutsch, Englisch, Französisch). Eine Fassung in einer anderen Sprache, die von einem CEN-Mitglied in eigener Verantwortung durch Übersetzung in seine Landessprache gemacht und dem Management-Zentrum mitgeteilt worden ist, hat den gleichen Status wie die offiziellen Fassungen.

CEN-Mitglieder sind die nationalen Normungsinstitute von Belgien, Bulgarien, Dänemark, Deutschland, Estland, Finnland, Frankreich, Griechenland, Irland, Island, Italien, Kroatien, Lettland, Litauen, Luxemburg, Malta, den Niederlanden, Norwegen, Österreich, Polen, Portugal, der Republik Nordmazedonien, Rumänien, Schweden, der Schweiz, Serbien, der Slowakei, Slowenien, Spanien, der Tschechischen Republik, der Türkei, Ungarn, dem Vereinigten Königreich und Zypern.

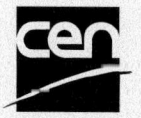

EUROPÄISCHES KOMITEE FÜR NORMUNG
EUROPEAN COMMITTEE FOR STANDARDIZATION
COMITÉ EUROPÉEN DE NORMALISATION

CEN-CENELEC Management-Zentrum: Rue de la Science 23, B-1040 Brüssel

© 2020 CEN Alle Rechte der Verwertung, gleich in welcher Form und in welchem Verfahren, sind weltweit den nationalen Mitgliedern von CEN vorbehalten.

Ref. Nr. EN ISO 10993-1:2020 D

DIN EN ISO 10993-1:2021-05
EN ISO 10993-1:2020 (D)

Inhalt

Seite

Europäisches Vorwort 3
Vorwort 4
Einleitung 6
1 Anwendungsbereich 8
2 Normative Verweisungen 9
3 Begriffe 10
4 Allgemeine Grundsätze für die biologische Beurteilung von Medizinprodukten 13
5 Einteilung von Medizinprodukten 17
5.1 Allgemeines 17
5.2 Einteilung nach der Art des Körperkontakts 17
5.2.1 Medizinprodukte ohne Körperkontakt 17
5.2.2 Medizinprodukte mit Kontakt zu Körperoberflächen 17
5.2.3 Medizinprodukte, die von außen mit dem Körperinneren in Kontakt kommen 18
5.2.4 Implantierbare Medizinprodukte 18
5.3 Einteilung nach der Kontaktdauer 19
5.3.1 Kategorien der Kontaktdauer 19
5.3.2 Medizinprodukte mit vorübergehendem Kontakt zu Körperoberflächen 19
5.3.3 Medizinprodukte mit mehreren Kontaktdauer-Kategorien 19
6 Prozess für die biologische Beurteilung 20
6.1 Physikalische und chemische Information für die Analyse biologischer Risiken 20
6.2 Lückenanalyse und Auswahl von biologischen Endpunkten zur Beurteilung 20
6.3 Biologische Prüfung 21
6.3.1 Allgemeines 21
6.3.2 Prüfungen zur Beurteilung 22
7 Auswertung von Daten zur biologischen Beurteilung und Gesamtbeurteilung des
biologischen Risikos 28
Anhang A (informativ) In einer biologischen Risikobewertung zu behandelnde Endpunkte 29
Anhang B (informativ) Anleitung zur Durchführung einer biologischen Beurteilung innerhalb
eines Risikomanagementprozesses 35
Anhang C (informativ) Vorgeschlagenes Verfahren zur Literaturbewertung 51
Literaturhinweise 53

2

ANHANG: DIN EN ISO 10993-1

DIN EN ISO 10993-1:2021-05
EN ISO 10993-1:2020 (D)

Europäisches Vorwort

Dieses Dokument (EN ISO 10993-1:2020) wurde vom Technischen Komitee ISO/TC 194 „Biological and clinical evaluation of medical devices" in Zusammenarbeit mit dem Technischen Komitee CEN/TC 206 „Biologische und klinische Beurteilung von Medizinprodukten" erarbeitet, dessen Sekretariat von DIN gehalten wird.

Diese Europäische Norm muss den Status einer nationalen Norm erhalten, entweder durch Veröffentlichung eines identischen Textes oder durch Anerkennung bis Juni 2021, und etwaige entgegenstehende nationale Normen müssen bis Juni 2021 zurückgezogen werden.

Es wird auf die Möglichkeit hingewiesen, dass einige Elemente dieses Dokuments Patentrechte berühren können. CEN ist nicht dafür verantwortlich, einige oder alle diesbezüglichen Patentrechte zu identifizieren.

Dieses Dokument ersetzt EN ISO 10993-1:2009.

Entsprechend der CEN-CENELEC-Geschäftsordnung sind die nationalen Normungsinstitute der folgenden Länder gehalten, diese Europäische Norm zu übernehmen: Belgien, Bulgarien, Dänemark, Deutschland, die Republik Nordmazedonien, Estland, Finnland, Frankreich, Griechenland, Irland, Island, Italien, Kroatien, Lettland, Litauen, Luxemburg, Malta, Niederlande, Norwegen, Österreich, Polen, Portugal, Rumänien, Schweden, Schweiz, Serbien, Slowakei, Slowenien, Spanien, Tschechische Republik, Türkei, Ungarn, Vereinigtes Königreich und Zypern.

Anerkennungsnotiz

Der Text von ISO 10993-1:2018 einschließlich der korrigierten Fassung 2018-10 wurde von CEN als EN ISO 10993-1:2020 ohne irgendeine Abänderung genehmigt.

DIN EN ISO 10993-1:2021-05
EN ISO 10993-1:2020 (D)

Vorwort

ISO (die Internationale Organisation für Normung) ist eine weltweite Vereinigung nationaler Normungsorganisationen (ISO-Mitgliedsorganisationen). Die Erstellung von Internationalen Normen wird üblicherweise von Technischen Komitees von ISO durchgeführt. Jede Mitgliedsorganisation, die Interesse an einem Thema hat, für welches ein Technisches Komitee gegründet wurde, hat das Recht, in diesem Komitee vertreten zu sein. Internationale staatliche und nichtstaatliche Organisationen, die in engem Kontakt mit ISO stehen, nehmen ebenfalls an der Arbeit teil. ISO arbeitet bei allen elektrotechnischen Themen eng mit der Internationalen Elektrotechnischen Kommission (IEC) zusammen.

Die Verfahren, die bei der Entwicklung dieses Dokuments angewendet wurden und die für die weitere Pflege vorgesehen sind, werden in den ISO/IEC-Direktiven, Teil 1 beschrieben. Es sollten insbesondere die unterschiedlichen Annahmekriterien für die verschiedenen ISO-Dokumentenarten beachtet werden. Dieses Dokument wurde in Übereinstimmung mit den Gestaltungsregeln der ISO/IEC-Direktiven, Teil 2 erarbeitet (siehe www.iso.org/directives).

Es wird auf die Möglichkeit hingewiesen, dass einige Elemente dieses Dokuments Patentrechte berühren können. ISO ist nicht dafür verantwortlich, einige oder alle diesbezüglichen Patentrechte zu identifizieren. Details zu allen während der Entwicklung des Dokuments identifizierten Patentrechten finden sich in der Einleitung und/oder in der ISO-Liste der erhaltenen Patenterklärungen (siehe www.iso.org/patents).

Jeder in diesem Dokument verwendete Handelsname dient nur zur Unterrichtung der Anwender und bedeutet keine Anerkennung.

Eine Erläuterung zum freiwilligen Charakter von Normen, der Bedeutung ISO-spezifischer Begriffe und Ausdrücke in Bezug auf Konformitätsbewertungen sowie Informationen darüber, wie ISO die Grundsätze der Welthandelsorganisation (WTO) hinsichtlich technischer Handelshemmnisse (TBT) berücksichtigt, enthält der folgende Link: www.iso.org/iso/foreword.html.

Dieses Dokument wurde vom Technischen Komitee ISO/TC 194, *Biological and clinical evaluation of medical devices* erarbeitet.

Diese fünfte Ausgabe ersetzt die vierte Ausgabe (ISO 10993:2009), die technisch überarbeitet wurde. Sie enthält auch die Berichtigung ISO 10993-1:2009/Cor.1:2010.

Die wesentlichen Änderungen im Vergleich zur Vorgängerausgabe sind folgende:

a) Anhang A „In einer biologischen Risikobewertung zu behandelnde Endpunkte" überarbeitet; mit neuen Spalten für „physikalische und/oder chemische Information" und „materialbedingte Pyrogenität" sowie Spalten für „chronische Toxizität", „Karzinogenität", „Reproduktions-/Entwicklungstoxizität", und „Abbau", in denen nun die zu berücksichtigenden „Endpunkte" mit „E" gekennzeichnet sind (anstelle von mit „X" gekennzeichneten „Prüfungen", die durchzuführen sind);

b) Anhang B „Anleitung zum Risikomanagementprozess" ersetzt durch „Anleitung zur Durchführung einer biologischen Beurteilung innerhalb eines Risikomanagementprozesses" (früher: ISO TR 15499);

c) zusätzliche Definitionen für Begriffe, die in der Normenreihe ISO 10993 verwendet werden;

d) zusätzliche Informationen zur Bewertung von „Medizinprodukten ohne Körperkontakt" und neue Informationen zur Bewertung von „Medizinprodukten mit vorübergehendem Kontakt zu Körperoberflächen";

DIN EN ISO 10993-1:2021-05
EN ISO 10993-1:2020 (D)

- e) zusätzliche Informationen zur Bewertung von Nanomaterialien und absorbierbaren Materialien;
- f) zusätzliche Bezugnahme auf ISO 18562 (alle Teile), „Biocompatibility evaluation of breathing gas pathways in healthcare applications";
- g) grundlegende Änderungen im gesamten Dokument.

Eine Auflistung aller Teile der Normenreihe ISO 10993 ist auf der ISO-Internetseite abrufbar.

Diese korrigierte Fassung der ISO 10993-1:2018 enthält die folgende Korrektur.

— Tabelle A.1, 6. Spalte, wurde "Sensibilisierung" als Tabellenüberschrift hinzugefügt.

DIN EN ISO 10993-1:2021-05
EN ISO 10993-1:2020 (D)

Einleitung

Das wichtigste Anliegen dieses Dokuments ist der Schutz des Menschen vor möglichen biologischen Risiken, die sich aus der Anwendung von Medizinprodukten ergeben. Er wurde aus zahlreichen Internationalen und nationalen Normen und Richtlinien bezüglich der biologischen Beurteilung von Medizinprodukten zusammengestellt. Er ist als Beschreibung der biologischen Beurteilung von Medizinprodukten im Rahmen eines Risikomanagementprozesses vorgesehen, als Bestandteil der umfassenden Beurteilung und Entwicklung von Medizinprodukten. Dieser Ansatz kombiniert die Überprüfung und Beurteilung vorhandener Daten aus sämtlichen Quellen mit, falls notwendig, der Auswahl und Anwendung von zusätzlichen Prüfungen, wodurch eine vollständige Beurteilung ermöglicht wird, die hinsichtlich der biologischen Reaktionen auf jedes Medizinprodukt betreffs seiner Gebrauchssicherheit erfolgen muss. Der Begriff „Medizinprodukt" ist umfassend und besteht einerseits aus einem einzelnen Material, das in mehr als einer physikalischen Form vorliegen kann, und andererseits aus einem Medizinprodukt, das aus mehreren Bestandteilen aus mehr als einem Material bestehen kann.

Das Dokument behandelt die Ermittlung der biologischen Reaktion auf Medizinprodukte in erster Linie allgemein und weniger auf eine konkrete Anwendung eines Medizinprodukts bezogen. Deshalb werden für eine vollständige biologische Beurteilung die Medizinprodukte nach der Art und Dauer ihres voraussichtlichen Kontakts mit menschlichem Gewebe beim Gebrauch eingeteilt und in Matrixform werden die biologischen Datensätze angegeben, von denen angenommen wird, dass sie bei der Betrachtung jeder Kategorie von Medizinprodukten relevant sind. Siehe auch 3.14, Anmerkung 1 zum Begriff.

Das Spektrum von biologischen Gefährdungen ist breit und komplex. Die biologische Reaktion allein auf das Material kann nicht unabhängig von der Gesamtgestaltung des Medizinprodukts betrachtet werden. Deshalb kann bei der Gestaltung eines Medizinprodukts die Wahl des besten Materials hinsichtlich der Biokompatibilität ein weniger funktionstüchtiges Medizinprodukt ergeben, da die Biokompatibilität nur eines von mehreren Merkmalen darstellt, die bei der Auswahl zu berücksichtigen sind. Wenn eine Wechselwirkung des Materials mit dem Gewebe beabsichtigt ist, damit das Medizinprodukt seine Funktion erfüllen kann, ist dies bei der biologischen Beurteilung zu berücksichtigen.

Biologische Reaktionen, die als nachteilig betrachtet werden, wenn sie durch ein Material bei einer Anwendung verursacht werden, sind möglicherweise bei einer anderen Anwendung nicht als nachteilig zu betrachten. Biologische Prüfungen beruhen unter anderem auf *In-vitro-* und *Ex-vivo-*Prüfverfahren sowie auf Tiermodellen, sodass das voraussichtliche Verhalten bei der Anwendung eines Medizinprodukts im Menschen nur mit Vorsicht vorausgesagt werden kann, da nicht eindeutig geschlussfolgert werden kann, dass dieselbe biologische Reaktion auch bei dieser Art auftritt. Außerdem weisen Unterschiede bei der Art der Reaktion auf das gleiche Material zwischen einzelnen Menschen darauf hin, dass bei einigen Patienten sogar bei anerkannten Materialien unerwünschte Reaktionen auftreten können.

Die wesentliche Aufgabe dieses Dokuments ist es, als Rahmen zu dienen, innerhalb dessen eine biologische Beurteilung geplant wird. Eine nachgeordnete Aufgabe ist es, wissenschaftliche Fortschritte in unserem Verständnis der grundlegenden Mechanismen zu nutzen, um die Anzahl und Belastung von Versuchstieren zu minimieren, indem *In-vitro-*Modellen und chemischen, physikalischen, morphologischen und topographischen Merkmalen bei Prüfungen der Vorzug gegeben wird, wenn diese Verfahren zu gleich relevanten Informationen im Vergleich zu aus *In-vivo-*Modellen erhaltenen Informationen führen.

Dieses Dokument ist nicht dafür vorgesehen, eine starre Vorgabe von Prüfverfahren, einschließlich von Bestanden/Nicht-Bestanden-Kriterien, bereitzustellen, da das entweder zu einer unnötigen Einschränkung bei der Entwicklung und Verwendung neuartiger Medizinprodukte oder zu einem falschen Sicherheitsgefühl bei der allgemeinen Anwendung von Medizinprodukten führen kann. Wenn es für eine bestimmte Anwendung gerechtfertigt ist, können Experten für das entsprechende Produkt oder den entsprechenden Anwendungsbereich spezifische Prüfungen und Kriterien festlegen, die in einer produktspezifischen vertikalen Norm beschrieben sind.

6

DIN EN ISO 10993-1:2021-05
EN ISO 10993-1:2020 (D)

Die Normenreihe ISO 10993 ist für die Anwendung durch Experten vorgesehen, die durch Schulung und Erfahrung entsprechend qualifiziert und in der Lage sind, deren Anforderungen zu interpretieren und die Ergebnisse der Beurteilung für jedes Medizinprodukt unter Berücksichtigung aller Faktoren, die für das Medizinprodukt relevant sind, seiner bestimmungsgemäßen Verwendung und des aktuellen Kenntnisstandes über das Medizinprodukt aus der wissenschaftlichen Literatur und bisherigen klinischen Erfahrung, zu bewerten.

Im informativen Anhang A ist eine Tabelle enthalten, die allgemein hilfreich bei der Identifizierung von Endpunkten ist, die zur Biokompatibilitätsbeurteilung von Medizinprodukten entsprechend ihrer Kategorie hinsichtlich Körperkontakt und Dauer der klinischen Exposition empfohlen werden. Der informative Anhang B enthält eine Anleitung zur Anwendung des Risikomanagementprozesses auf Medizinprodukte, der die biologische Beurteilung einschließt.

Risikomanagement und Biologische Sicherheit von Medizinprodukten

DIN EN ISO 10993-1:2021-05
EN ISO 10993-1:2020 (D)

1 Anwendungsbereich

Dieses Dokument legt das Folgende fest:

— die allgemeinen Grundsätze, die für die biologische Beurteilung von Medizinprodukten innerhalb eines Risikomanagementverfahrens gelten;

— die allgemeine Einteilung von Medizinprodukten, basierend auf der Art und Dauer von deren Kontakt mit dem Körper;

— die Auswertung vorhandener relevanter Daten aus allen Quellen;

— die Ermittlung von Lücken in den verfügbaren Datensätzen auf der Grundlage einer Risikoanalyse;

— die Ermittlung zusätzlicher Datensätze, die für die Analyse der biologischen Sicherheit des Medizinprodukts notwendig sind;

— die Beurteilung der biologischen Sicherheit des Medizinprodukts.

Dieses Dokument gilt für die Beurteilung von Materialien und Medizinprodukten, von denen erwartet wird, dass sie direkt oder indirekt in Kontakt kommen mit

— dem Körper des Patienten im Rahmen der bestimmungsgemäßen Verwendung, und/oder

— dem Körper des Anwenders, wenn das Medizinprodukt zum Schutz vorgesehen ist (z. B. OP-Handschuhe, Masken und andere Produkte).

Dieses Dokument ist anwendbar auf die biologische Beurteilung aller Arten an Medizinprodukten, einschließlich aktiver, nicht aktiver, implantierbarer und nicht implantierbarer Medizinprodukte.

Dieses Dokument bietet außerdem einen Leitfaden zur Beurteilung von biologischen Gefährdungen aufgrund von

— Risiken, wie etwa Veränderungen des Medizinprodukts im Laufe der Zeit, als Teil der biologischen Sicherheitsbewertung, und/oder

— Beschädigung eines Medizinprodukts oder eines Bestandteils des Medizinprodukts, was zur Folge hat, dass Körpergewebe neuen oder neu entstandenen Materialien ausgesetzt wird.

Andere Teile der ISO 10993 decken spezifische Aspekte der biologischen Beurteilungen und zugehörigen Prüfungen ab. Spezifische Normen für das Medizinprodukt oder Produktnormen behandeln die mechanische Prüfung.

Gefährdungen im Zusammenhang mit Bakterien, Schimmelpilzen, Hefen, Viren, den Erregern der Transmissiblen Spongiformen Enzephalopathie (TSE) und weiteren pathogenen Organismen werden in diesem Dokument nicht behandelt.

DIN EN ISO 10993-1:2021-05
EN ISO 10993-1:2020 (D)

2 Normative Verweisungen

Die folgenden Dokumente werden im Text in solcher Weise in Bezug genommen, dass einige Teile davon oder ihr gesamter Inhalt Anforderungen des vorliegenden Dokuments darstellen. Bei datierten Verweisungen gilt nur die in Bezug genommene Ausgabe. Bei undatierten Verweisungen gilt die letzte Ausgabe des in Bezug genommenen Dokuments (einschließlich aller Änderungen).

ISO 10993-2:2006, *Biological evaluation of medical devices — Part 2: Animal welfare requirements*

ISO 10993-3, *Biological evaluation of medical devices — Part 3: Tests for genotoxicity, carcinogenicity and reproductive toxicity*

ISO 10993-4, *Biological evaluation of medical devices — Part 4: Selection of tests for interactions with blood*

ISO 10993-5, *Biological evaluation of medical devices — Part 5: Tests for in vitro cytotoxicity*

ISO 10993-6, *Biological evaluation of medical devices — Part 6: Tests for local effects after implantation*

ISO 10993-7, *Biological evaluation of medical devices — Part 7: Ethylene oxide sterilization residuals*

ISO 10993-9, *Biological evaluation of medical devices — Part 9: Framework for identification and quantification of potential degradation products*

ISO 10993-10, *Biological evaluation of medical devices — Part 10: Tests for irritation and skin sensitization*

ISO 10993-11:2017, *Biological evaluation of medical devices — Part 11: Tests for systemic toxicity*

ISO 10993-12, *Biological evaluation of medical devices — Part 12: Sample preparation and reference materials*

ISO 10993-13, *Biological evaluation of medical devices — Part 13: Identification and quantification of degradation products from polymeric medical devices*

ISO 10993-14, *Biological evaluation of medical devices — Part 14: Identification and quantification of degradation products from ceramics*

ISO 10993-15, *Biological evaluation of medical devices — Part 15: Identification and quantification of degradation products from metals and alloys*

ISO 10993-16, *Biological evaluation of medical devices — Part 16: Toxicokinetic study design for degradation products and leachables*

ISO 10993-17, *Biological evaluation of medical devices — Part 17: Establishment of allowable limits for leachable substances*

ISO 10993-18, *Biological evaluation of medical devices — Part 18: Chemical characterization of materials*

ISO/TS 10993-20, *Biological evaluation of medical devices — Part 20: Principles and methods for immunotoxicology testing of medical devices*

ISO 14971:2007, *Medical devices — Application of risk management to medical devices*

DIN EN ISO 10993-1:2021-05
EN ISO 10993-1:2020 (D)

3 Begriffe

Für die Anwendung dieses Dokuments gelten die folgenden Begriffe.

ISO und IEC stellen terminologische Datenbanken für die Verwendung in der Normung unter den folgenden Adressen bereit:
— IEC Electropedia: verfügbar unter http://www.electropedia.org/
— ISO Online Browsing Platform: verfügbar unter https://www.iso.org/obp

3.1
Biokompatibilität
Fähigkeit eines *Medizinprodukts* (3.14) oder *Materials* (3.12), mit einer angemessenen Host-Reaktion Leistung in einer spezifischen Anwendung zu erbringen

3.2
biologisches Risiko
Kombination der Wahrscheinlichkeit von gesundheitlichen Schäden aufgrund unerwünschter Reaktionen im Zusammenhang mit dem *Medizinprodukt* (3.14) oder Wechselwirkungen mit den *Materialien* (3.12) und der Schwere dieser Schäden

3.3
biologische Sicherheit
Freiheit von nicht akzeptablen *biologischen Risiken* (3.2) im Zusammenhang mit der bestimmungsgemäßen Verwendung

3.4
chemischer Bestandteil
beliebige synthetische oder natürliche Substanz, die im Prozess der Herstellung von *Materialien* (3.12) und/oder *Medizinprodukten* (3.14) verwendet wird, einschließlich Grundmaterialien, Zusatzstoffe (Antioxidantien, UV-Stabilisatoren, Farbadditive, Farbstoffe usw.) und Verarbeitungshilfsmittel (Lösemittel, Schmierstoffe, Schaumverhinderungsmittel usw.)

3.5
Datensatz
Information, wie z. B. physikalische und/oder chemische Charakterisierung, Toxizitätsdaten usw., aus einer Vielzahl von Quellen, die zur Charakterisierung der biologischen Reaktion eines *Medizinprodukts* notwendig ist

3.6
direkter Kontakt
Medizinprodukt (3.14) oder Komponente eines Medizinprodukts, das/die mit Körpergewebe in physikalischen Kontakt kommt

3.7
von außen mit dem Körperinneren in Kontakt kommendes Medizinprodukt
Medizinprodukt (3.14) oder Komponente eines Medizinprodukts, das/die sich teilweise oder vollständig außerhalb des Körpers befindet, jedoch in direktem oder indirektem Kontakt mit den inneren Körperflüssigkeiten und/oder Geweben steht

3.8
Endprodukt
Medizinprodukt (3.14) oder Komponente eines Medizinprodukts, das/die alle Herstellungsprozesse für das „zu vermarktende" Produkt durchlaufen hat, einschließlich Verpackung und gegebenenfalls Sterilisation

DIN EN ISO 10993-1:2021-05
EN ISO 10993-1:2020 (D)

3.9
Geometrie
Konfiguration eines Medizinproduktes
Form und entsprechende Anordnung der Teile des *Medizinprodukts* (3.14)

3.10
Implantat
Medizinprodukt (3.14), das dazu bestimmt ist, als Ganzes in den menschlichen Körper eingebracht zu werden oder eine Epitheloberfläche oder die Oberfläche des Auges mittels eines klinischen Eingriffs zu ersetzen und das dazu bestimmt ist, nach dem Verfahren dort zu verbleiben

3.11
indirekter Kontakt
Medizinprodukt (3.14) oder Komponente eines Medizinprodukts, durch das/die eine Flüssigkeit oder ein Gas geleitet wird, bevor die Flüssigkeit oder das Gas in physikalischen Kontakt mit dem Körpergewebe kommt (in diesem Fall kommt das Medizinprodukt bzw. die Komponente eines Medizinprodukts nicht selbst physikalisch mit dem Körpergewebe in Kontakt)

3.12
Material
synthetische oder natürliche Kunststoffe, Metalle oder Legierungen, Keramiken oder Verbundmaterialien, einschließlich devitalisierter Gewebe, die als *Medizinprodukt* (3.14) oder Teil eines solchen verwendet werden

3.13
Materialcharakterisierung
breiter und allgemeiner Prozess der Sammlung bestehender Informationen über chemische Zusammensetzung, Struktur und weitere Eigenschaften eines Materials sowie gegebenenfalls neuer Daten, um die Beurteilung dieser Eigenschaften zu vereinfachen

3.14
Medizinprodukt
alle einzeln oder miteinander verbunden verwendeten Instrumente, Apparate, Vorrichtungen, Maschinen, Geräte, Implantate, *In-vitro*-Reagenzien, Software, *Materialien* (3.12) oder anderen ähnlichen oder damit in Zusammenhang stehenden Elemente, die vom Hersteller zur Anwendung für Menschen für folgende medizinische Zwecke bestimmt sind:

— Diagnose, Vorbeugung, Überwachung, Behandlung oder Linderung der Krankheit;

— Diagnose, Überwachung, Behandlung, Linderung oder Entschädigung für eine Verletzung;

— Untersuchung, Ersatz, Änderung oder Unterstützung des anatomischen oder eines physiologischen Prozesses;

— Unterstützung oder Erhalt eines Lebens;

— Kontrolle der Konzeption;

— Desinfizierung medizinischer Geräte;

  Bereitstellung von Informationen mittels *In-vitro*-Untersuchung von Probestücken des menschlichen Körpers;

und die primären vorgesehenen Tätigkeiten im oder am menschlichen Körper durch pharmakologische, immunologische oder metabolische Mittel nicht erreichen, aber in ihrer bestimmungsgemäßen Funktion durch solche Mittel unterstützt werden dürfen. Medizinprodukte schließen zahnmedizinische Produkte ein.

DIN EN ISO 10993-1:2021-05
EN ISO 10993-1:2020 (D)

Anmerkung 1 zum Begriff: Produkte, die in einigen Fällen der Rechtsprechung als Medizinprodukte angesehen werden können, in anderen jedoch nicht, können sein:

— Desinfektionsmittel;

— Hilfen für Menschen mit Behinderungen;

— Produkte, die Gewebe tierischen und/oder menschlichen Ursprungs beinhalten;

— Produkte für die *In-vitro*-Befruchtung oder assistierte Reproduktionsverfahren.

[QUELLE: GHTF/SG1/N071:2012, 5.1, modifiziert, um klarzustellen, dass zahnmedizinische Produkte ebenfalls enthalten sind]

3.15
Nanomaterial
Material (3.12) mit einer beliebigen äußeren Abmessung im Nanobereich oder mit einer internen Struktur oder Oberflächenstruktur im Nanobereich

[QUELLE: ISO/TR 10993-22:2017, 3. 7, modifiziert — Anmerkungen zum Begriff wurden gelöscht.]

3.16
ohne Kontakt
zeigt an, dass ein *Medizinprodukt* (3.14) oder die Komponente eines Medizinprodukts weder direkten noch indirekten Kontakt mit Körpergewebe haben

3.17
physikalische und chemische Information
Wissen bezüglich der Formulierung, Herstellungsprozessen, geometrischen und physikalischen Eigenschaften und der Art des Körperkontakts und der klinischen Anwendung, das verwendet wird, um zu bestimmen, ob zusätzliche Prüfungen zur biologischen oder Materialcharakterisierung notwendig sind

3.18
Risikoanalyse
systematische Verwendung der verfügbaren Informationen zur Identifizierung von Gefährdungen und Einschätzung von Risiken

[QUELLE: ISO 14971:2007, 2.17, modifiziert — Anmerkung wurde gelöscht.]

3.19
Risikobeurteilung
Gesamtprozess, der eine *Risikoanalyse* (3.18) und eine *Risikobewertung* (3.20) umfasst

[QUELLE: ISO 14971:2007, 2.18]

3.20
Risikobewertung
Prozess des Vergleichs des eingeschätzten Risikos mit gegebenen Risikokriterien, um die Akzeptanz des Risikos zu bestimmen

[QUELLE: ISO 14971:2007, 2.21]

3.21
Risikomanagement
systematische Anwendung von Managementrichtlinien, Verfahren und Praktiken für die Aufgaben der Analyse, Bewertung, Beherrschung und Überwachung von Risiken

[QUELLE: ISO 14971:2007, 2.22]

DIN EN ISO 10993-1:2021-05
EN ISO 10993-1:2020 (D)

3.22
toxisch
Fähigkeit, eine biologische Nebenwirkung zu verursachen

3.23
toxikologische Gefährdung
Potential einer chemischen Substanz oder eines *Materials* (3.12), eine biologische Nebenwirkung hervorzurufen, wobei die Natur der Reaktion und die erforderliche Dosis für das Auslösen der Reaktion berücksichtigt werden

3.24
toxikologisches Risiko
Wahrscheinlichkeit des Auftretens eines festgelegten Grades einer Nebenwirkung als Reaktion auf einen festgelegten Expositionsgrad

3.25
toxikologischer Schwellwert
Grenzwert, wie beispielsweise eine tolerierbare Aufnahme (en: tolerable intake, TI), eine tolerierbare Exposition (en: tolerable exposure, TE), ein zulässiger Grenzwert (en: allowable limit, AL) oder ein toxikologisch bedenklicher Schwellwert (en: Threshold of Toxicological Concern, TTC), unterhalb deren/dessen keine Nebenwirkungen für relevante biologische Endpunkte erwartet werden

3.26
vorübergehender Kontakt
Medizinprodukt (3.14) oder Komponente eines Medizinprodukts, das/die einen Kontakt mit Körpergewebe von sehr kurzer Dauer hat

4 Allgemeine Grundsätze für die biologische Beurteilung von Medizinprodukten

4.1 Die biologische Beurteilung von Materialien oder Produkten, die am bzw. im menschlichen Körper eingesetzt werden sollen, muss innerhalb eines Risikomanagementprozesses in Übereinstimmung mit ISO 14971:2007, Anhang I Teil eines strukturierten biologischen Bewertungsplans sein, wie in Bild 1 in diesem Dokument dargestellt. Dieser Risikomanagementprozess umfasst die Identifizierung von biologischen Gefährdungen, die Einschätzung der damit verbundenen biologischen Risiken und die Bestimmung von deren Annehmbarkeit. Anhang B enthält eine Anleitung zu diesem Prozess. Die biologische Beurteilung muss von Fachleuten mit hinreichender Kenntnis und Erfahrung geplant, durchgeführt und dokumentiert werden.

Der Risikomanagementplan sollte die Aspekte der biologischen Beurteilung identifizieren, die besondere technische Qualifikationen erfordern, und muss die Person(en) festlegen, die für die biologische Beurteilung verantwortlich ist/sind.

Die Beurteilung muss dokumentierte, fundierte Berücksichtigung der Vorteile/Nachteile und Relevanz folgender Punkte enthalten:

a) Konfiguration des Medizinprodukts (z. B. Größe, Geometrie, Oberflächeneigenschaften) und eine Auflistung der Materialien zur Herstellung (qualitativ) des Medizinprodukts und wo nötig eine Angabe des Anteils und der Menge (Masse) jedes Materials im Medizinprodukt (quantitativ);

b) die physikalischen und chemischen Merkmale der unterschiedlichen Materialien zur Herstellung und ihre Zusammensetzung;

ANMERKUNG Wenn diese Information schon innerhalb des Risikomanagements für das Medizinprodukt dokumentiert ist, kann sie durch einen Verweis miteinbezogen werden.

c) vorangegangene klinische Anwendung oder Daten zur Exposition von Menschen;

DIN EN ISO 10993-1:2021-05
EN ISO 10993-1:2020 (D)

ANMERKUNG Die Regulierungszulassung in der Vergangenheit kann relevant sein.

d) vorhandene Daten zur Toxikologie oder andere Daten zur biologischen Sicherheit in Bezug auf das Produkt und dessen Materialien, Abbauprodukte und Stoffwechselprodukte;

e) Prüfverfahren.

Die Beurteilung kann sowohl eine Bewertung der relevanten vorhandenen präklinischen und klinischen Daten als auch die eigentliche Prüfung enthalten. Eine derartige Bewertung kann möglicherweise zu der Schlussfolgerung führen, dass keine Prüfung notwendig ist, wenn die Gebrauchssicherheit des Materials in der klinischen Vergangenheit bei einer festgelegten Funktion und physikalischen Form nachweisbar ist, die gleichwertig der Funktion und Form des in Entwicklung befindlichen Medizinprodukts sind. Die Art an Informationen, die nützlich sein kann, um aufzuzeigen, dass die Gleichwertigkeit in Anhang B enthalten ist. Eine Prüfung ist normalerweise nicht notwendig, wenn bereits ausreichend Informationen verfügbar sind, um eine Risikobewertung des Materials und/oder des Medizinprodukts durchzuführen (siehe Anhang C).

4.2 Die erste Überlegung bei der Auswahl von Materialien für die Herstellung von Medizinprodukten muss die Eignung für den jeweiligen Einsatzzweck des Medizinprodukts betreffen, wobei die Merkmale und Eigenschaften des Materials, einschließlich seiner chemischen, toxikologischen, physikalischen, elektrischen, morphologischen und mechanischen Eigenschaften, zu berücksichtigen sind.

4.3 Für die biologische Gesamtbeurteilung eines Medizinprodukts müssen folgende Punkte auf ihre Relevanz geprüft werden:

a) das Material/die Materialien zur Herstellung (d. h. alle Materialien mit direktem und indirektem Kontakt);

b) vorgesehene Zusatzstoffe, herstellungsbedingte Verunreinigungen und Rückstände (zum Beispiel muss die Prüfung auf Ethylenoxid-Sterilisationsrückstände in Übereinstimmung mit ISO 10993-7 durchgeführt werden);

c) Verpackungsmaterialien, die entweder direkt oder indirekt mit dem Medizinprodukt Kontakt haben, können Chemikalien auf das Medizinprodukt übertragen und damit indirekt auf den Patienten oder den Arzt;

d) herauslösbare Bestandteile (siehe ISO 10993-17 und ISO 10993-18);

e) Abbauprodukte (siehe ISO 10993-9 für allgemeine Grundsätze bzw. ISO 10993-13, ISO 10993-14 und ISO 10993-15 zu Abbauprodukten aus Polymeren, Keramiken bzw. Metallen);

f) andere Bestandteile und ihre Wechselwirkungen im Endprodukt;

g) Leistungsverhalten und Merkmale des Endprodukts;

h) physikalische Merkmale des Endprodukts, einschließlich Porosität, Teilchengröße, Form und Oberflächenmorphologie, jedoch nicht darauf beschränkt.

Die Beschreibung chemischer Bestandteile von Medizinprodukten und die Berücksichtigung der Charakterisierung der Materialien einschließlich der chemischen Charakterisierung (siehe ISO 10993-18) müssen vor der biologischen Prüfung vorgenommen werden (siehe Bild 1). Die chemische Charakterisierung mit einem geeigneten toxikologischen Schwellwert kann verwendet werden, um zu bestimmen, ob weitere Prüfungen notwendig sind (siehe Anhang B, ISO 10993-17 und ISO 10993-18).

Physikalische Effekte des Medizinprodukts müssen betrachtet werden, wenn sie die biologische Verträglichkeit beeinflussen.

ANMERKUNG Siehe ISO/TR 10993-19 für Informationen.

14

Anhang: DIN EN ISO 10993-1

DIN EN ISO 10993-1:2021-05
EN ISO 10993-1:2020 (D)

Medizinprodukte, die Nanomaterialien enthalten, erzeugen oder daraus bestehen, können aufgrund ihrer potentiell einzigartigen Eigenschaften bestimmte Herausforderungen für die biologische Beurteilung darstellen (siehe ISO/TR 10993-22).

Lokale sowie systemische Effekte müssen bei der Risikobewertung betrachtet werden.

4.4 Die biologische Beurteilung muss mit der Einteilung der Medizinprodukte beginnen (siehe Abschnitt 6). Die Bewertung der bereits vorliegenden Informationen ermöglicht dann eine Lückenanalyse, um die Auswahl der geeigneten Prüfungen zu vereinfachen. Die bei der biologischen Beurteilung notwendige Strenge wird grundsätzlich durch die Art, den Grad, die Häufigkeit und die Dauer der Exposition und die für das Medizinprodukt oder Material festgestellten Gefährdungen bestimmt. Eine Prüfung ist normalerweise nicht notwendig, wenn bereits ausreichend Informationen verfügbar sind, um eine Risikobewertung des Materials und/oder des Medizinprodukts durchzuführen (siehe Anhang C). Zum Beispiel ist eine biologische Prüfung normalerweise nicht notwendig, wenn die Materialcharakterisierung (z. B. physikalisch und chemisch) eine Gleichwertigkeit mit einem zuvor bewerteten Medizinprodukt oder Material mit festgestellter Sicherheit aufweist (siehe ISO 10993-18 und ISO/TR 10993-19).

Die Interpretation der Daten muss die chemische Zusammensetzung der Materialien ebenso berücksichtigen wie die Bedingungen, die Art, den Grad, die Häufigkeit und die Dauer des Kontakts des Körpers mit dem Medizinprodukt oder mit dessen Bestandteilen.

4.5 Alle bekannten möglichen biologischen Gefahren müssen bei jedem Material und bei jedem Endprodukt berücksichtigt werden, was aber nicht bedeutet, dass eine Prüfung aller möglichen Gefährdungen notwendig oder angebracht ist (siehe Abschnitt 5 und Abschnitt 6). Die Prüfergebnisse können keine Freiheit von möglichen biologischen Gefahren sicherstellen, demzufolge müssen auf die biologischen Untersuchungen sorgfältige Beobachtungen hinsichtlich unerwarteter unerwünschter Reaktionen oder Ereignisse beim Menschen während der klinischen Anwendung des Medizinprodukts folgen.

Das Spektrum möglicher biologischer Gefährdungen ist breit und kann sowohl Kurzzeiteffekte, wie z. B. akute Toxizität, Irritation an Haut, Augen und Schleimhäuten, Hämolyse und Thrombogenität als auch Langzeiteffekte oder spezielle toxische Effekte, wie z. B. subchronische und chronische Toxizität, zu einer Allergie führende Sensibilisierung, Genotoxizität, Karzinogenität (Tumorbildung) und Auswirkungen auf Reproduktion und Entwicklung, einschließlich Teratogenität, enthalten.

4.6 Wenn eine Prüfung erforderlich ist, muss die Auswahl von *In-vitro-* oder *In-vivo*-Prüfungen (siehe Anhang A) auf der vorgesehenen Verwendung basieren.

In-vitro-Prüfverfahren, die angemessen validiert, vertretbar und praktisch verfügbar, zuverlässig und reproduzierbar sind, müssen bei der Anwendung gegenüber *In-vivo*-Prüfungen bevorzugt werden (siehe ISO 10993-2). Wenn *In-vivo*-Prüfungen durch Ergebnisse der ursprünglichen Risikobewertung angezeigt werden, muss, falls verfügbar, die Durchführung einer geeigneten *In-vitro*-Selektion berücksichtigt werden, bevor die *In-vivo*-Prüfungen begonnen werden. Es muss eine Begründung für die Prüfstrategie sowie für die Prüfungsauswahl bereitgestellt werden. Prüfdaten müssen von kompetenten, informierten Fachkräften bewertet und in dem Umfang aufbewahrt werden, dass eine unabhängige Auswertung der Prüfergebnisse erfolgen kann.

Wenn unter bestimmten Umständen, wie z. B. bei bestimmten Medizinprodukten oder bei biologischen Endpunktbeurteilungen, eine nicht standardisierte, nicht validierte Prüfung notwendig ist, sollten zusätzliche Informationen hinsichtlich der Begründung für das Studiendesign und die Dateninterpretation bereitgestellt werden.

4.7 Die biologische Sicherheit eines Medizinprodukts muss vom Hersteller über den gesamten Lebenszyklus eines Medizinprodukts beurteilt werden.

4.8 Die biologische Sicherheit muss bei wiederverwendbaren Medizinprodukten nach der Höchstanzahl an validierten Aufbereitungszyklen durch den Hersteller beurteilt werden.

DIN EN ISO 10993-1:2021-05
EN ISO 10993-1:2020 (D)

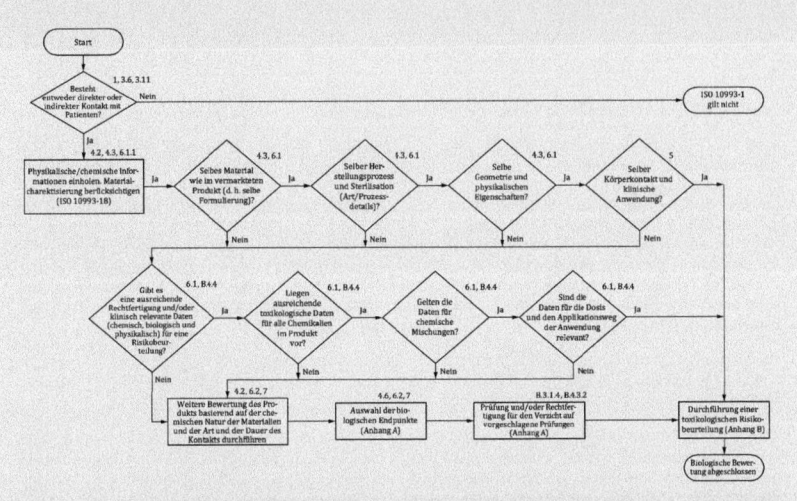

Bild 1 — Zusammenfassung der systematischen Vorgehensweise bei einer biologischen Beurteilung von Medizinprodukten als Teil eines Risikomanagementprozesses

4.9 Die biologische Risikobewertung von Materialien oder Endprodukten muss neu bewertet werden, wenn einer oder mehrere der folgenden Punkte auftritt/auftreten:

a) jede Änderung der Bezugsquelle oder der Spezifikation der für die Herstellung des Produkts verwendeten Materialien;

b) jede Änderung bei der Rezeptur, Verarbeitung, Primärverpackung oder Sterilisation des Produkts;

c) jede Veränderung in den Angaben oder Erwartungen des Herstellers hinsichtlich der Lagerung, z. B. Veränderungen der Lagerfähigkeit und/oder beim Transport;

d) jede Änderung der bestimmungsgemäßen Verwendung des Produkts;

e) alle Anzeichen, dass das Produkt unerwünschte biologische Nebenwirkungen bei der Anwendung am Menschen hervorrufen kann.

4.10 Bei der biologischen Bewertung müssen präklinische Prüfungen, klinische Untersuchungen, Erfahrungen mit ähnlichen Medizinprodukten oder Materialien nach der Markteinführung und sonstige relevante Informationen berücksichtigt werden (siehe Anhang B).

Anhang: DIN EN ISO 10993-1

DIN EN ISO 10993-1:2021-05
EN ISO 10993-1:2020 (D)

4.11 Dieses Dokument darf nicht verwendet werden, um die erneute Prüfung historischer Produkte anzuordnen, die zuvor mit Hilfe der geeigneten Ausgabe dieses Dokuments zum Zeitpunkt der Beurteilung bewertet wurden. Nichtsdestotrotz muss die Einhaltung dieser neuen Ausgabe durch die Bereitstellung einer Rechtfertigung für das Auslassen weiterer Prüfungen gezeigt werden. Wo sich Empfehlungen für Endpunktbeurteilungen nach Anhang A von zuvor veröffentlichten Versionen dieses Dokuments unterscheiden, kann die klinische Gebrauchssicherheit der Vergangenheit genutzt werden, um zu dokumentieren, warum zusätzliche Prüfungen für ein kommerziell vermarktetes Medizinprodukt nicht erforderlich sind. Im Fall einer der in Abschnitt 4.9 beschriebenen Änderungen muss jedoch eine Bewertung der biologischen Risiken in Bezug auf die Änderung anhand der aktuellen Version dieser Norm durchgeführt werden.

5 Einteilung von Medizinprodukten

5.1 Allgemeines

Medizinprodukte müssen, wie in 5.2 und 5.3 spezifiziert, nach der Art und Dauer des Körperkontakts eingeteilt werden. Die Einteilung von Medizinprodukten erleichtert die Auswahl geeigneter Datensätze (siehe informativer Anhang A).

Die Beurteilung jeglicher Medizinprodukte, die nicht in eine der festgelegten Kategorien fallen, muss entsprechend den allgemeinen Grundsätzen durchgeführt werden, die in diesem Dokument enthalten sind. Bestimmte Medizinprodukte können in mehr als eine Körperkontakt- oder Dauer-Kategorie fallen; in diesem Fall müssen die für jede betroffene Kategorie vorgesehenen Prüfungen durchgeführt werden.

BEISPIEL   Bei Medizinprodukten, die eine implantierte Komponente und ein Applikationssystem umfassen, das nur während eines chirurgischen Eingriffs verwendet wird, um das Medizinprodukt einzusetzen, sollte das Implantat getrennt vom Applikationssystem beurteilt werden.

BEISPIEL   Für Komponenten von Gasweggeräten mit ausschließlich indirektem Kontakt sollten produktspezifische Normen verwendet werden, um die relevante Art der Bewertung der Biokompatibilität zu bestimmen (siehe ISO 18562 [alle Teile]).

5.2 Einteilung nach der Art des Körperkontakts

5.2.1 Medizinprodukte ohne Körperkontakt

Diese umfassen Medizinprodukte (oder Komponenten), die weder direkten noch indirekten Kontakt mit dem Körper haben und bei denen eine Biokompatibilitätsinformation nicht notwendig wäre. Diagnosesoftware, ein *In-vitro*-Diagnosegerät und ein Blutentnahmeröhrchen sind Beispiele von Produkten ohne Körperkontakt.

5.2.2 Medizinprodukte mit Kontakt zu Körperoberflächen

Diese umfassen Medizinprodukte, die mit Folgendem in Kontakt kommen:

a) Haut

— Medizinprodukte, die ausschließlich mit unverletzter Haut in Kontakt kommen.

BEISPIELE   Elektroden, äußere Prothesen, Klebebänder, Druckverbände und Monitore verschiedener Art.

ANMERKUNG   Bei einigen der Medizinprodukte, die in sterilen oder nicht sterilen Umgebungen eingesetzt werden, sind Komponenten enthalten, die in Kontakt mit den nicht durch Handschuhe geschützten Händen des Anwenders kommen können, zum Beispiel menschliche Schnittstellen von elektronischen Geräten (z. B. Computertastaturen, Auswahlknöpfe oder Tasten, Berührungsbildschirme, SD-Karten, USB-Sticks); Gehäuse für elektronische Überwachungs- oder Programmiergeräte, bei denen es zu einem Kontakt mit intakter Haut (z. B. elektronische Geräte wie Mobiltelefone, Tablet-Computer) kommen kann; oder Komponenten, die in Kontakt mit der durch Handschuhe geschützten Hand des Anwenders kommen können (z. B. Kathetergriffe). Wenn gezeigt werden kann, dass diese Arten an Komponenten aus Materialien bestehen, die allgemein für andere Verbraucherprodukte mit einer ähnlichen Kontaktart verwendet werden, wird keine weitere biologische Beurteilung benötigt.

DIN EN ISO 10993-1:2021-05
EN ISO 10993-1:2020 (D)

b) Schleimhäute

— Medizinprodukte, die mit unverletzter Schleimhaut in Kontakt kommen.

BEISPIELE   Kontaktlinsen, Harnblasenkatheter, intravaginale und intraintestinale Medizinprodukte (Magensonden, Sigmoidoskope, Koloskope, Gastroskope), Trachealkanülen, Bronchoskope, einige Dentalprothesen und kieferorthopädische Vorrichtungen.

c) Verletzte oder geschädigte Hautpartien

— Medizinprodukte, die mit verletzter oder anderweitig geschädigter Körperoberfläche in Kontakt kommen.

BEISPIELE   Wundverbände, Produkte zur Förderung der Wundheilung und Okklusivverbände für Ulcera, Verbrennungen und Granulationsgewebe.

5.2.3 Medizinprodukte, die von außen mit dem Körperinneren in Kontakt kommen

Medizinprodukte, die von außen mit dem Körperinneren in Kontakt kommen, sind nach deren Kontakt mit folgenden Applikationsorten einzuteilen.

a) Blutgefäßsystem, indirekt

— Medizinprodukte oder Komponenten, die nicht notwendigerweise direkt mit der Blutbahn in Kontakt kommen, sondern als Leitungen dienen, um Flüssigkeiten in das vaskuläre System zu liefern.

BEISPIELE   Infusions- und Transfusionsausstattungen, Verlängerungsschläuche, Übertragungs- und Bluttransfusionsausstattungen.

b) Gewebe/Knochen/Dentin

— Medizinprodukte, die mit Gewebe, Knochen oder Pulpa/Dentin in Kontakt kommen.

BEISPIELE   Laparoskope, Arthroskope, Absaugsysteme, zahnärztliche Füllmaterialien und Hautklammern.

— Medizinprodukte oder Komponenten, die nicht notwendigerweise direkt mit Gewebe oder Knochen in Kontakt kommen, sondern als Leitungen dienen, um Flüssigkeiten in das vaskuläre System oder Knochen zu liefern.

BEISPIELE   Rohre für die Irrigation und Komponenten eines Medizinprodukts, die Kontakt mit Flüssigkeiten haben, die auch Kontakt mit dem Patienten haben können.

c) Zirkulierendes Blut

— Medizinprodukte, die mit zirkulierendem Blut in Kontakt kommen.

BEISPIELE   Intravaskuläre Katheter, temporäre Herzschrittmacherelektroden, Oxygenatoren, einschließlich der außerhalb des Körpers befindlichen Schläuche und des Zubehörs, Dialysatoren, einschließlich der Schläuche und des Zubehörs, Hämo- und Immunoadsorbentien.

5.2.4 Implantierbare Medizinprodukte

Implantierbare Medizinprodukte sind nach deren Kontakt mit folgenden Applikationsorten einzuteilen.

a) Gewebe/Knochen

— Medizinprodukte, die hauptsächlich mit Knochen in Kontakt kommen.

BEISPIELE   Orthopädische Nägel, Platten, Ersatzgelenke, Knochenprothesen, Knochenzemente und intraossäre Medizinprodukte.

Anhang: DIN EN ISO 10993-1

DIN EN ISO 10993-1:2021-05
EN ISO 10993-1:2020 (D)

— Medizinprodukte, die hauptsächlich mit Gewebe und Gewebeflüssigkeiten in Kontakt kommen.

BEISPIELE   Herzschrittmacher, Arzneimittelspendersysteme, neuromuskuläre Sensoren und Stimulatoren, Sehnenersatz, Brustimplantate, künstliche Kehlköpfe, subperiostale Implantate, Ligaturklemmen und Intrauterinpessare, die ihre Primärfunktion durch chemische Aktivität nicht erreichen.

b) Blut

— Medizinprodukte, die hauptsächlich mit zirkulierendem Blut im kardiovaskulären System in Kontakt kommen.

BEISPIELE   Herzschrittmacherelektroden, künstliche arteriovenöse Fisteln, Herzklappen, Gefäßtransplantate, interne Arzneimittelspendekatheter und Herzunterstützungssysteme.

ANMERKUNG   Die meisten Gewebe enthalten zirkulierendes Blut; diese Kategorie ist jedoch nicht dafür vorgesehen, Produkte einzuschließen, die in Gewebe implantiert sind und vorübergehend freigesetztes Blut enthalten (z. B. ein Leistenbruchverschlusstransplantat).

5.3 Einteilung nach der Kontaktdauer

5.3.1 Kategorien der Kontaktdauer

Medizinprodukte müssen aufgrund der voraussichtlichen Kontaktdauer folgendermaßen eingeteilt werden:

a) Kurzzeitiger Kontakt (A) — Medizinprodukte, deren kumulative Summe einmaliger, mehrfacher oder wiederholter Kontaktdauern bis zu 24 h beträgt.

b) Längerer Kontakt (B) — Medizinprodukte, deren kumulative Summe einmaliger, mehrfacher oder wiederholter Kontaktdauern wahrscheinlich mehr als 24 h beträgt, aber 30 d nicht überschreitet.

c) Langzeitkontakt (C) — Medizinprodukte, deren kumulative Summe einmaliger, mehrfacher oder wiederholter Kontaktdauern mehr als 30 d beträgt.

5.3.2 Medizinprodukte mit vorübergehendem Kontakt zu Körperoberflächen

Manche Medizinprodukte mit kurzzeitigem Kontakt (A) haben nur sehr kurzen/vorübergehenden Kontakt mit dem Körper (z. B. Lanzetten, Injektionsnadeln, Kapillarröhrchen, die weniger als eine Minute lang verwendet werden). Diese würden allgemein keine Prüfung erfordern, um die Biokompatibilität zu behandeln. Bei Produkten aus Materialien wie Beschichtungen oder Schmierstoffen, die auch noch Kontakt mit Körpergewebe haben könnten, nachdem das Medizinprodukt entfernt wurde, ist es jedoch möglich, dass eine detailliertere Biokompatibilitätsbeurteilung notwendig ist. Die kumulative Verwendung sollte ebenso berücksichtigt werden.

5.3.3 Medizinprodukte mit mehreren Kontaktdauer-Kategorien

Wenn ein Material oder ein Medizinprodukt in mehr als eine Kategorie für die Kontaktdauer eingeteilt werden kann, müssen die strengeren Prüfungs- und/oder Beurteilungsanforderungen angewendet werden. Bei erwarteten oder vorgesehenen Mehrfachexpositionen eines Medizinprodukts muss bei der Entscheidung über die Einteilung des Medizinprodukts in eine bestimmte Kategorie die Möglichkeit kumulativer Effekte berücksichtigt werden, wobei die Gesamtzeit, in der diese Expositionen erfolgen, bedacht werden sollte. Wenn ein Medizinprodukt dafür vorgesehen ist, sich während seiner Lebensdauer zu verändern, wie z. B. in-situ polymerisiert und/oder abgebaut zu werden, muss die Beurteilung für alle verschiedenen Zustände des Produkts durchgeführt werden. Zum Beispiel bei einem absorbierfähigen Klebstoff, bei dem eine Polymerisation in-situ vorgesehen ist, würde dies die verschiedenen Zustände des Produkts, wie Ausgangsbestandteile, Zwischenprodukte der Reaktion, das vollständig polymerisierte Material und die Abbauprodukte, umfassen.

DIN EN ISO 10993-1:2021-05
EN ISO 10993-1:2020 (D)

6 Prozess für die biologische Beurteilung

6.1 Physikalische und chemische Information für die Analyse biologischer Risiken

In Bild 1 ist dargestellt, wie die allgemeinen Schritte im Prozess der physikalischen und/oder chemischen Charakterisierung mit den Entscheidungspunkten bei der biologischen Gesamtbeurteilung verbunden sind.

Die Sammlung physikalischer und chemischer Informationen für das Medizinprodukt oder die Komponente eines Medizinprodukts ist ein entscheidender erster Schritt im Prozess der biologischen Beurteilung und im damit verbundenen Prozess der Materialcharakterisierung. Diese Daten sollten ausreichen, um die ersten beiden Zeilen an Fragen im Diagramm in Bild 1 zu beantworten. Der Umfang der erforderlichen physikalischen und chemischen Charakterisierung ist abhängig davon, was über die Materialformel bekannt ist, welche nicht-klinischen und klinischen sicherheitsrelevanten und toxikologischen Daten vorliegen sowie von der Art und Dauer des Körperkontakts mit dem Medizinprodukt. Die Charakterisierung muss mindestens auf die chemischen Bestandteile des Medizinprodukts eingehen sowie auf mögliche Rückstände von Prozesshilfsmitteln und Zusatzstoffen, die bei der Herstellung verwendet wurden. Außerdem ist es möglich, dass Informationen zur physikalischen Charakterisierung für implantierte Medizinprodukte oder Medizinprodukte in Kontakt mit Blut erforderlich sind. Wenn die Materialcharakterisierung durchgeführt wird, muss sie in Übereinstimmung mit ISO 10993-18 ausgeführt werden. Für Nanomaterialien, siehe ISO/TR 10993-22.

Wenn die Kombination sämtlicher Materialien, Chemikalien und Prozesse über eine nachgewiesene Gebrauchssicherheit in der Vergangenheit bei der vorgesehenen Applikation verfügt und sich die physikalischen Eigenschaften nicht verändert haben, ist es möglich, dass eine weitere Charakterisierung und zusätzliche Datensätze (z. B. eine chemische Analyse von Extrakten oder biologische Prüfungen) möglicherweise nicht notwendig sind. In diesem Fall muss die Begründung dokumentiert werden.

Die Identität und Quantität von vorhandenen neuartigen Materialien und Chemikalien sollten festgestellt oder gemessen werden.

Für extrahierbare und herauslösbare Bestandteile, die ausreichend toxikologische Daten besitzen, die für die erwartete Exposition (Menge, Applikationsweg und Häufigkeit) relevant sind, ist die Notwendigkeit für weitere Prüfungen nicht gegeben. Für Medizinprodukte, die bekannte herauslösbare chemische Gemische besitzen, sollten potentielle Wechselwirkungen der herauslösbaren Bestandteile berücksichtigt werden.

Wenn unter den Bedingungen von Herstellung, Sterilisation, Transport, Lagerung und Anwendung des Medizinprodukts die Möglichkeit eines Abbaus besteht, müssen das Vorliegen und die Art von Abbauprodukten nach ISO 10993-9, ISO 10993-13, ISO 10993-14 bzw. ISO 10993-15 charakterisiert werden.

Für Materialien und/oder Medizinprodukte, die Verschleißpartikel freisetzen können, sollte die potentielle Freisetzung von Nanopartikeln, wie in ISO/TR 10993-22 beschrieben, berücksichtigt werden.

6.2 Lückenanalyse und Auswahl von biologischen Endpunkten zur Beurteilung

Bewertung zur Verfügung stehender Informationen und Vergleich mit dem/den Datensatz/Datensätzen, der/die für die Beurteilung der biologischen Sicherheit des Medizinprodukts benötigt wird/werden (siehe Abschnitt 4, Anhang A und Anhang C). Identifizierung zusätzlicher, mit angemessenem Aufwand und auf praktikable Weise zu erhaltender Daten oder Prüfungen, die zur Vervollständigung der Datensätze benötigt werden, um eine Risikobewertung durchzuführen.

Charakterisierung der Datenlücke und Bestimmung ihrer Signifikanz für die Beurteilung des biologischen Endpunkts (Anhang A) und die biologische Gesamtbeurteilung der Risiken. Identifizierung von Optionen für Datensätze, die auf Datenlücke eingehen.

Die Prüfung von Kunststoffen nach Pharmacopea wird zum Beispiel normalerweise an Ausgangsstoffen durchgeführt, während ISO 10993 hingegen eine Bewertung des Medizinprodukts in seinem endgültigen Zustand vorschreibt. Deshalb sind die aus solchen Prüfungen nach Pharmacopea gewonnenen Daten ohne angemessene Rechtfertigung nicht für das endgültige Medizinprodukt ausreichend.

20

Anhang: DIN EN ISO 10993-1

DIN EN ISO 10993-1:2021-05
EN ISO 10993-1:2020 (D)

Die Ergebnisse der Risikoanalyse von identifizierten Chemikalien können zu der Schlussfolgerung führen, dass eine zusätzliche Materialcharakterisierung notwendig ist. Eine geeignete Extraktionsprüfung kann durchgeführt werden, um den Grad der klinischen Exposition durch den chemischen Bestandteil abzuschätzen (siehe ISO 10993-18). Die Vertretbarkeit der Konzentration von herauslösbaren Bestandteilen muss durch den Vergleich der Menge jeder vom Medizinprodukt extrahierten Mischung mit dem zugehörigen relevanten toxikologischen Schwellwert, wie in Übereinstimmung mit ISO 10993-17 entwickelt, ermittelt werden.

ANMERKUNG   Zum Beispiel dann, wenn die Sicherheitsspanne nicht als angemessen betrachtet wird, wenn für eine bestimmte während der Anwendung herausgelöste Chemikalie die gesamte Menge dieser Chemikalie herausgelöst wird, kann eine geeignete Extraktionsprüfung durchgeführt werden.

Der Schutz der Menschen ist das wichtigste Anliegen dieses Dokuments; ein zweites Anliegen ist die Sicherstellung des Tierschutzes und die Minimierung der Anzahl und der Belastung der Versuchstiere. ISO 10993-2 gilt für jede betrachtete *In-vivo*-Prüfung. Eine zusätzliche *In-vivo*-Prüfung darf nicht durchgeführt werden, wenn

1) Ergebnisse aus relevanten Studien zur Verfügung stehen, die früher durchgeführt wurden, oder

2) die vorhandenen nicht-klinischen und klinischen Daten, einschließlich der Gebrauchssicherheit in der Vergangenheit, den Anforderungen der biologischen Beurteilung entsprechen und deshalb weitere Tierversuche moralisch nicht vertretbar wären. Bei der Beurteilung der Relevanz von Daten zur vorherigen Verwendung eines Materials für die biologische Beurteilung sollte das Vertrauensniveau der Stammdaten berücksichtigt werden. In ISO 10993-18:2005, Anhang C, sind einige informative Grundsätze für die Beurteilung der chemischen Gleichwertigkeit angeführt.

6.3 Biologische Prüfung

6.3.1 Allgemeines

Zusätzlich zu den allgemeinen Grundsätzen, die in Abschnitt 4 dargelegt sind, muss Folgendes beachtet werden, wenn die biologische Prüfung von Medizinprodukten als Teil des gesamten Risikomanagementprozesses als notwendig erachtet wird.

a) Die Prüfung muss am endgültigen Medizinprodukt oder an repräsentativen Proben vom Endprodukt oder von Materialien, die in der gleichen Weise wie das endgültige Medizinprodukt verarbeitet wurden (einschließlich Sterilisation, falls erforderlich), vorgenommen werden.

b) Die Auswahl der Prüfverfahren muss berücksichtigen:

1) Art, Grad, Dauer, Häufigkeit und Bedingungen der Exposition oder des Körperkontakts, denen ein Mensch bei bestimmungsgemäßer Verwendung des Medizinprodukts ausgesetzt ist;

2) die chemische und physikalische Beschaffenheit des endgültigen Medizinprodukts;

3) die toxikologische Wirksamkeit der Chemikalien in der feststehenden Zusammensetzung des endgültigen Medizinprodukts;

4) dass bestimmte biologische Prüfungen (d. h. solche zur Bewertung systemischer Effekte) nicht begründet sind, wenn das Vorkommen von herauslösbaren Bestandteilen ausgeschlossen wurde (in Übereinstimmung mit ISO 10993-18) oder wenn die Chemikalien ein bekanntes und annehmbares Toxizitätsprofil haben, das den sicheren Gebrauch durch die Beurteilung in Übereinstimmung mit ISO 10993-17 und die Risikobewertung in Übereinstimmung mit ISO 14971 ermöglicht;

5) das Verhältnis der Oberfläche des Produkts zur Körpergröße und Masse des Empfängers (z. B. Produktminiaturisierung für Implantationsversuche bei Tiermodellen);

DIN EN ISO 10993-1:2021-05
EN ISO 10993-1:2020 (D)

6) die vorliegenden Informationen aus der Literatur, der früheren Erfahrung sowie aus nichtklinischen Prüfungen;

7) die Empfindlichkeit und Genauigkeit der Prüfung, die in Bezug auf die Auswirkungen des resultierenden Datensatzes auf die biologische Beurteilung in Betracht zu ziehen sind;

8) dass die Forderung nach ISO 10993-2:2006, 4.4 besteht, dass Schmerzen, Leiden, Elend oder dauerhafte Schäden für die verwendeten Versuchstiere minimiert werden müssen.

c) Wenn von Medizinprodukten Extrakte hergestellt werden, sollten die verwendeten Lösemittel und die angewendeten Extraktionsbedingungen der Art und Anwendung des Endprodukts sowie der Vorhersagbarkeit (wie z. B. Zweck der Prüfung, Begründung, Empfindlichkeit, Spezifität usw.) des Prüfverfahrens entsprechen und müssen in Übereinstimmung mit ISO 10993-12 vorbereitet werden. Soweit wie möglich sollten die gewählten Extraktionsbedingungen mindestens eine Überhöhung der Anwendungsbedingungen darstellen.

d) Sofern angemessen, sollten Positiv- und Negativkontrollen verwendet werden.

Die bei den Prüfungen zur biologischen Beurteilung angewendeten Prüfverfahren müssen empfindlich, präzise und genau sein. Bei der Durchführung von biologischen Prüfungen müssen diese in Übereinstimmung mit bewährten Laborverfahren ausgeführt werden.

ANMERKUNG   ISO/IEC 17025 oder eine gleichwertige Norm.

Die Prüfverfahren sollten sowohl reproduzierbar (in verschiedenen Laboratorien) als auch wiederholbar (innerhalb eines Laboratoriums) und robust sein.

6.3.2   Prüfungen zur Beurteilung

Die in 6.3.2.1 bis 6.3.2.15 beschriebenen Prüfungen zur Beurteilung müssen berücksichtigt und durchgeführt werden, wenn eine Vervollständigung der für die biologische Beurteilung des konkreten Medizinprodukts benötigten Datensätze erforderlich ist. Sind die vorhandenen Daten ausreichend, ist eine zusätzliche Prüfung nicht erforderlich (siehe Anhang A und Anhang C).

Aufgrund der Vielfalt von Medizinprodukten ist es anerkanntermaßen nicht notwendig oder praktisch durchführbar, bei einem bestimmten Medizinprodukt für alle in der jeweiligen Kategorie aufgeführten Endpunkte Prüfungen durchzuführen (siehe ISO 14971). Für Bewertungen ist es unerlässlich, dass jedes Medizinprodukt für sich betrachtet wird. Nanomaterialien können spezifische Herausforderungen darstellen (z. B. Beeinträchtigung der Probe) wenn Prüfsysteme, die allgemein für die Bewertung von Medizinprodukten verwendet werden, angewendet werden, sowie bei der Interpretation der Prüfungsergebnisse (siehe ISO/TR 10993-22).

Zusätzliche Endpunkte, die nicht in der Tabelle angegeben sind, können notwendig sein (z. B. Reproduktionstoxizität, Entwicklungstoxizität, Abbau und Toxikokinetik).

6.3.2.1   Zytotoxizität

Prüfungen auf Zytotoxizität, bei denen Zellkulturtechniken eingesetzt werden, können angewendet werden, um den Zelltod (z. B. Zelllysis), die Hemmung der Zellvermehrung, die Koloniebildung und andere Effekte auf Zellen zu bestimmen, die durch Medizinprodukte, Materialien und/oder deren Extrakte verursacht werden. Wenn die Prüfung durchgeführt wird, muss sie in Übereinstimmung mit ISO 10993-5 ausgeführt werden.

6.3.2.2   Sensibilisierung

Prüfungen auf Sensibilisierung (z. B. Überempfindlichkeit vom verzögerten Typ) können angewendet werden, um unter Anwendung eines geeigneten Modells das Potential für Kontaktsensibilisierung bei Medizinprodukten, Materialien und/oder deren Extrakten abzuschätzen. Wenn die Prüfung durchgeführt wird, muss sie in Übereinstimmung mit ISO 10993-10 ausgeführt werden.

Anhang: DIN EN ISO 10993-1

DIN EN ISO 10993-1:2021-05
EN ISO 10993-1:2020 (D)

Diese Prüfungen sind wichtig, weil schon die wiederholte Exposition durch oder der Kontakt mit sehr geringen Mengen von möglichen herauslösbaren Bestandteilen zu einer Sensibilisierung führen kann, die wiederum allergische Reaktionen auslösen kann.

6.3.2.3 Irritation (einschließlich intrakutaner Reaktivität)

Prüfungen auf Irritation können angewendet werden, um unter Anwendung eines geeigneten Modells das Irritationspotential von Medizinprodukten, Materialien und/oder deren Extrakten abzuschätzen, wobei für die Applikation eine geeignete Stelle, wie z. B. Haut, Auge oder Schleimhaut, verwendet wird. Die durchgeführte(n) Prüfung(en) muss/müssen auf den Applikationsweg (Haut, Auge, Schleimhaut) und auf die Expositions- oder Kontaktdauer abgestimmt sein und müssen in Übereinstimmung mit ISO 10993-10 durchgeführt werden.

Die Prüfung auf intrakutane Reaktivität kann angewendet werden, um die von Medizinproduktextrakten verursachte lokale Gewebsreaktion zu beurteilen. Diese Prüfung ist anwendbar, wenn die Bestimmung der Irritation durch Haut- oder Schleimhautprüfungen ungeeignet ist (z. B. wenn das Medizinprodukt implantiert ist oder Kontakt mit Blut hat). Diese Prüfung ist möglicherweise auch für solche Fälle geeignet, bei denen die extrahierbaren Bestandteile hydrophob sind (siehe ISO 10993-10).

6.3.2.4 Hämokompatibilität

Prüfungen auf Hämokompatibilität können angewendet werden, um unter Verwendung eines geeigneten Modells oder Systems die Effekte auf Blut oder Blutbestandteile zu bewerten, die von Medizinprodukten oder Materialien mit Blutkontakt verursacht werden.

In einer Prüfung zur Hämokompatibilität werden durch Hämolyse der Grad des Zerfalls der roten Blutkörperchen und die Hämoglobinfreisetzung bestimmt, die durch Medizinprodukte, Materialien und/oder deren Extrakte *in-vitro* verursacht werden.

Andere spezifische Prüfungen auf Hämokompatibilität können auch so gestaltet werden, dass sie die Geometrie, die Kontaktbedingungen und die Strömungsdynamik des Medizinprodukts oder des Materials während der klinischen Anwendung simulieren und die Blut/Material/Medizinprodukt-Wechselwirkungen bestimmen.

Wenn eine Prüfung durchgeführt wird, muss sie in Übereinstimmung mit ISO 10993-4 ausgeführt werden.

6.3.2.5 Materialbedingte Pyrogenität

Prüfungen auf Pyrogenität als Teil einer biologischen Beurteilung sind vorgesehen, um materialbedingte pyrogene Reaktionen auf Extrakte aus Medizinprodukten oder Materialien herauszufinden. In einer einzigen Prüfung kann jedoch nicht entschieden werden, ob fiebererzeugende Reaktionen materialbedingt sind oder von Endotoxin-Verunreinigungen herrühren (siehe ISO 10993-11:2017, Anhang G). Materialbedingte Pyrogenität kommt selten vor. Sie ist bei Medizinprodukten beobachtet worden, die biologisch gewonnene Materialien enthalten.

6.3.2.6 Akute systemische Toxizität

Prüfungen auf akute systemische Toxizität können angewendet werden, wenn der Kontakt die mögliche Aufnahme von toxischen, herauslösbaren Bestandteilen und Abbauprodukten erlaubt, um in einem Tiermodell mögliche schädliche Effekte von Medizinprodukten, Materialien und/oder Extrakten durch einmalige Exposition oder mehrfache Exposition während einer Zeitdauer von weniger als 24 h abzuschätzen. Diese Prüfungen müssen auf den Expositionsweg abgestimmt sein und in Übereinstimmung mit ISO 10993-11 ausgeführt werden.

Falls es praktisch durchführbar ist, können Prüfungen auf akute systemische Toxizität mit Vorschriften für Prüfungen auf subakute und subchronische Toxizität sowie Implantationsprüfungen kombiniert werden.

DIN EN ISO 10993-1:2021-05
EN ISO 10993-1:2020 (D)

Sofern eine Bewertung der systemischen Toxizität nach Tabelle A.1 gefordert ist, müssen die biologischen Prüfungen oder die Risikobewertung das Potential für biologische Reaktionen in Geweben im gesamten Körper bewerten (z. B. nach ISO 10993-11:2017, Anhang E), einschließlich der Organsysteme, die für die klinische Anwendung des Medizinprodukts relevant sind.

6.3.2.7 Subakute und subchronische Toxizität

Prüfungen auf subakute und subchronische Toxizität können durchgeführt werden, um die Effekte zu ermitteln, die nach einmaliger oder mehrfacher Exposition oder Kontakt durch Medizinprodukte, Materialien und/oder deren Extrakte auftreten, wobei die Expositionsdauer nicht weniger als 24 h, höchstens aber bis zu 10 % der gesamten Lebensdauer des Versuchstiers beträgt (z. B. bis zu 13 Wochen bei Ratten).

Auf diese Prüfungen muss verzichtet werden, wenn vorhandene Daten zur chronischen Toxizität für relevante Materialien ausreichend vorhanden sind, um die subakute und subchronische Toxizität zu beurteilen. Der Grund für den Verzicht auf die Prüfungen muss im Schlussbericht zur biologischen Beurteilung begründet werden. Diese Prüfungen müssen dem Applikationsweg und der Kontaktdauer entsprechen.

Falls durchgeführt, müssen Prüfungen auf subakute und subchronische systemische Toxizität in Übereinstimmung mit ISO 10993-11 ausgeführt werden.

Falls praktisch durchführbar, können Vorschriften für Prüfungen auf subakute und subchronische systemische Toxizität erweitert werden, um Vorschriften für Implantationsprüfungen aufzunehmen, damit subakute und subchronische systemische und lokale Effekte beurteilt werden können.

6.3.2.8 Chronische Toxizität

Prüfungen auf chronische Toxizität können angewendet werden, um die Effekte zu ermitteln, die bei einmaliger oder mehrfacher Exposition von Medizinprodukten, Materialien und/oder deren Extrakten hervorgerufen werden, wobei die Expositionszeit einen großen Teil der Lebensdauer des Versuchstiers (z. B. üblicherweise 6 Monate bei Ratten) darstellt. Diese Prüfungen müssen auf den Applikationsweg und auf die Expositions- oder Kontaktdauer abgestimmt sein und müssen, falls sie durchgeführt werden, in Übereinstimmung mit ISO 10993-11 ausgeführt werden.

Falls praktisch durchführbar, kann die Vorschrift für die Prüfung auf chronische systemische Toxizität erweitert werden, um eine Vorschrift für Implantationsprüfungen aufzunehmen, damit sowohl chronische systemische als auch lokale Effekte beurteilt werden können.

6.3.2.9 Implantationseffekte

Implantationsprüfungen können angewendet werden, um für eine Probe eines Materials oder Endprodukts lokale pathologische Effekte in lebendem Gewebe sowohl auf makroskopischer als auch mikroskopischer Ebene zu bewerten, wobei die Probe an der Implantationsstelle oder in einem Gewebe, das der bestimmungsgemäßen Applikation entspricht, chirurgisch implantiert oder eingebracht wurde (z. B. spezielle Prüfungen zur Verwendung in der Zahnheilkunde). Diese Prüfungen müssen auf den Applikationsweg und auf die Kontaktdauer abgestimmt sein und müssen, falls sie durchgeführt werden, in Übereinstimmung mit ISO 10993-6 ausgeführt werden.

Falls es praktisch durchführbar ist, können Vorschriften für Implantationsprüfungen erweitert werden, damit sowohl lokale als auch systemische Effekte beurteilt werden können, um die Anforderungen an die Prüfungen auf akute, subakute, subchronische und chronische Toxizität einzuhalten (siehe ISO 10993-6). Wenn dies anwendbar und machbar ist, kann eine Bewertung der Hämokompatibilitätsaspekte eingeschlossen werden (siehe ISO 10993-4).

Wenn geeignet entwickelte Tierversuche zur Simulation der Verwendung geplant sind, wird erwartet, dass diese Studien verwendet werden, um eine Reihe an Endpunkten zu behandeln, einschließlich der physikalischen und biologischen Risiken (d. h. toxikologische Gefährdung und/oder toxikologische Risiken).

24

**DIN EN ISO 10993-1:2021-05
EN ISO 10993-1:2020 (D)**

Chronische/subchronische/subakute und akute systemische Toxizitätsendpunkte können beispielsweise zu einer einzigen Studie zusammengefasst werden. Es kann eine experimentelle Konzeption in Betracht gezogen werden, bei der eine klinisch relevante Menge an Material in das relevante Organ oder Gewebe implantiert wird, um lokale Effekte zu beurteilen, und eine überhöhte Menge der vorgesehenen klinischen Exposition/Dosis möglicherweise an einer entfernten Stelle implantiert wird, damit die systemische Exposition ein geeignetes Maß an Überhöhung bietet.

6.3.2.10 Genotoxizität

Prüfungen auf Genotoxizität können verwendet werden, um das Potential für Genmutationen, Veränderungen in der Chromosomenstruktur und -zahl sowie andere DNA- oder Genschädigungen zu bewerten, die durch Medizinprodukte, Materialien und/oder deren Extrakte verursacht werden. Zunächst wird eine Reihe von *In-vitro*-Prüfungen angewendet. Wenn die Prüfungen durchgeführt werden, müssen sie in Übereinstimmung mit ISO 10993-3 ausgeführt werden.

ANMERKUNG   In ISO/TR 10993-33 sind zusätzliche Informationen angegeben.

Wenn eine der *In-vitro*-Prüfungen zu einem positiven Ergebnis führt, kann eine Prüfung im Anschluss eine chemische Identifizierung von Verunreinigungen, extrahierbaren oder herauslösbaren Bestandteilen oder eine weitere Prüfung der Genotoxizität enthalten. Die Akzeptanz des Risikos der Genotoxizität muss auf den Ergebnissen einer Risikobewertung basieren und z. B. eine Exposition des Patienten, Beweiskraft (en: weight of evidence, WOE) und, falls verfügbar, Informationen über die Wirkungsweise (en: mode of action, MOA) umfassen.

6.3.2.11 Karzinogenität

ISO 10993-3 diskutiert die Strategie zur Bewertung der Karzinogenität von Medizinprodukten, Materialien und/oder deren Extrakten über den Grundteil der Lebenserwartung des Versuchstiers hinweg. Die Karzinogenität darf mit einer Risikobewertung behandelt werden, die eine chemische Identifizierung von Verunreinigungen, extrahierbare oder herauslösbare Bestandteile, eine Exposition des Patienten gegenüber diesen Chemikalien, die Beweiskraft (en: weight of evidence, WOE) und, Informationen über die Wirkungsweise (en: mode of action, MOA) , falls verfügbar, umfasst. Informationen zur Karzinogenität sollten dem Applikationsweg und der Expositions- oder Kontaktdauer entsprechen und können der Literatur zur Toxizität entnommen werden. Falls kein signifikantes Krebsrisiko vorhanden ist, werden Karzinogenitätsprüfungen jedoch selten als für Medizinprodukte geeignet betrachtet. Wenn jedoch festgelegt wurde, dass Karzinogenitätsprüfungen des endgültigen Medizinprodukts erforderlich sind, ist es möglich, dass Studien für den Zeitraum der Lebensdauer oder transgene Modelle geeignet sind. Es ist ebenfalls möglich, dass diese Prüfungen so ausgelegt werden können, dass in einer einzigen experimentellen Studie sowohl die chronische Toxizität als auch die Kanzerogenität geprüft werden, wie dies in OECD-Richtlinie 453 beschrieben wird.

6.3.2.12 Reproduktions- und Entwicklungstoxizität

In ISO 10993-3 in Bezug genommene Prüfungen auf Reproduktions- und Entwicklungstoxizität können angewendet werden, um mögliche Effekte von Medizinprodukten, Materialien und/oder deren Extrakten auf die Reproduktionsfunktion, die embryonale Entwicklung (Teratogenität) sowie die pränatale und die frühe postnatale Entwicklung zu beurteilen. Diese Endpunkte können mit einer Risikobewertung behandelt werden, die eine chemische Identifizierung von Verunreinigungen, extrahierbare oder herauslösbare Bestandteile, eine Exposition des Patienten gegenüber diesen Chemikalien, die Beweiskraft (en: weight of evidence, WOE) und, falls verfügbar, Informationen über die Wirkungsweise (en: mode of action, MOA) umfasst. Bewertungen der Reproduktionstoxizität müssen nur dann durchgeführt werden, wenn das Medizinprodukt mögliche Auswirkungen auf das Reproduktionspotential des Menschen hat. Außerdem sollten Bewertungen der Entwicklungstoxizität bei Produkten oder ihren Materialien in Betracht gezogen werden, die während der Schwangerschaft angewendet werden.

Die Reproduktions- und Entwicklungstoxizität sollte bei neuen Materialien, Materialien mit einer bekannten Reproduktions- oder Entwicklungstoxizität, Medizinprodukten mit relevanten Zielpopulationen (z. B. schwangere Frauen) und/oder Medizinprodukten behandelt werden, bei denen ein Potential für das lokale Vorhandensein von Medizinproduktmaterialien in den Fortpflanzungsorganen vorliegt.

DIN EN ISO 10993-1:2021-05
EN ISO 10993-1:2020 (D)

6.3.2.13 Verschlechterung

Informationen zum Abbau müssen für diejenigen Medizinprodukte, Komponenten eines Medizinprodukts oder Materialien, die im Gewebe bleiben, bereitgestellt werden, die ein Potential zum Abbau im menschlichen Körper besitzen.

Prüfungen zum Abbau müssen in Betracht gezogen werden, wenn

   a) das Medizinprodukt dazu bestimmt ist, abbaufähig zu sein, oder

   b) eine sich auf zuverlässige Informationen stützende Betrachtung der Zusammensetzung des fertigen Medizinprodukts darauf hinweist, dass während des Körperkontakts möglicherweise toxische Abbauprodukte freigesetzt werden.

Parameter, die die Abbaurate und den Umfang des Abbaus beeinflussen, müssen beschrieben und dokumentiert werden.

Die Mechanismen des Abbaus sollten beschrieben werden. Diese Mechanismen sollten *in-vitro* simuliert werden, um die Abbauraten und die Freisetzung potentiell toxischer Chemikalien zur Abschätzung der Exposition zu bestimmen. Es ist außerdem möglich, dass zur Beurteilung des Abbaus eines Materials *In-vivo*-Prüfungen erforderlich sind.

In-vivo-Prüfungen zum Abbau können als nicht notwendig erachtet werden, wenn schon zuvor ein *In-vitro*-/*In-vivo*-Vergleich für das absorbierbare Medizinprodukt aufgezeigt wurde und wenn Studien zum *In-vitro*-Abbau zeigen, dass nur die wahrscheinlichen Abbauprodukte in vorhersehbaren Mengen vorliegen und wenn einer ähnlichen Geschwindigkeit gebildet werden wie diejenigen, für die eine sichere Anwendung in der klinischen Vergangenheit bekannt ist. Wenn Abbauprodukte in Teilchenform erzeugt werden, die sich in einem physikalischen Zustand befinden, d. h. Größenverteilung und Form der Teilchen, ähnlich derjenigen, für die eine sichere Anwendung in der klinischen Vergangenheit bekannt ist, oder wenn bereits genügend Abbaudaten für die Substanzen und Abbauprodukte in der vorgesehenen Anwendung vorhanden sind, können Prüfungen eventuell nicht notwendig sein.

In ISO 10993-9 ist ein allgemeiner Rahmen für Prüfungen zum Abbau angeführt.

Spezielle *In-vitro*-Prüfungen zum Abbau bei Polymeren, Keramiken und Metallen sind in ISO 10993-13, ISO 10993-14 bzw. ISO 10993-15 beschrieben.

Wenn Abbauprodukte als Teilchen in Form von Nanomaterialien vorliegen, sollten Prüfungen unter Berücksichtigung von ISO/TR 10993-22 konzipiert werden.

6.3.2.14 Toxikokinetische Untersuchungen

Der Zweck der Durchführung toxikokinetischer Untersuchungen ist die Beurteilung von Resorption, Verteilung, Stoffwechsel und Ausscheidung (Absorption, Distribution, Metabolism and Excretion, ADME) einer Chemikalie.

Die Notwendigkeit von toxikokinetischen *In-vivo*-Untersuchungen zur Bestimmung des Prozesses von Absorption, Verteilung, Stoffwechsel und Ausscheidung von herauslösbaren Bestandteilen und Abbauprodukten von Medizinprodukten, Materialien und/oder deren Extrakten (siehe 6.3.2.13 und ISO 10993-16) muss angesichts der Ergebnisse der *In-vitro*-Untersuchungen des Abbaus betrachtet werden.

Bei der Entscheidung, ob toxikokinetische Untersuchungen als Teil der biologischen Beurteilung eines Medizinprodukts durchzuführen sind oder nicht, müssen das Endprodukt und dessen chemische Bestandteile, einschließlich potentieller und vorgesehener Abbauprodukte und herauslösbarer Substanzen im Zusammenhang mit der bestimmungsgemäßen Verwendung des Medizinprodukts, berücksichtigt werden (siehe 6.3.2.13).

**DIN EN ISO 10993-1:2021-05
EN ISO 10993-1:2020 (D)**

Falls es geeignet erscheint, müssen die theoretischen Abbauprozesse untersucht werden, bevor toxikokinetische Untersuchungen mit Hilfe von *In-vitro*-Versuchen (z. B. Gewebe, Homogenisate oder Zellen) durchgeführt werden, nicht nur aus Gründen des Tierschutzes, wie in ISO 10993-2 angegeben, sondern auch, um eher wahrscheinliche als mögliche Abbauprodukte zu bestimmen.

Toxikokinetische Untersuchungen müssen in Betracht gezogen werden, wenn

a) das Medizinprodukt dazu bestimmt ist, abbaufähig zu sein, oder

b) das Medizinprodukt ein Implantat mit Langzeitkontakt ist, ein Abbau oder eine signifikante Korrosion bekannt oder wahrscheinlich ist, und/oder eine Migration von herauslösbaren Substanzen aus dem Medizinprodukt erfolgt, oder

c) wesentliche Mengen potentiell toxischer oder reaktiver Abbauprodukte und herauslösbarer Substanzen wahrscheinlich oder bekannterweise während der klinischen Anwendung aus dem Medizinprodukt in den Körper freigesetzt werden, oder

d) wesentliche Mengen an Nano-Objekten wahrscheinlich oder bekannterweise während der klinischen Anwendung aus einem Medizinprodukt in den Körper freigesetzt werden, oder

e) die Produkte arzneilich wirksame Bestandteile und Medizinprodukte kombinieren.

Toxikokinetische Untersuchungen sind nicht erforderlich, wenn die erzielten oder erwarteten Freisetzungsraten von Abbauprodukten und herauslösbaren Substanzen aus einem bestimmten Medizinprodukt oder Material bei der klinischen Exposition mit historischen Erfahrungen als sicher beurteilt wurden, oder bereits ausreichende toxikologische oder toxikokinetische Daten über die Abbauprodukte und herauslösbaren Substanzen vorhanden sind.

Die Freisetzung von herauslösbaren Substanzen und Abbauprodukten aus Metallen, Legierungen und Keramiken ist gewöhnlich zu gering, um toxikokinetische Untersuchungen zu rechtfertigen, es sei denn, das Material ist dazu bestimmt, sich abzubauen.

Toxikokinetische Studien für Abbauprodukte und extrahierbare/herauslösbare Bestandteile müssen im Falle einer Durchführung in Übereinstimmung mit ISO 10993-16 ausgeführt werden.

Spezifische Überlegungen für toxikokinetische Studien mit Nanomaterialien sind in ISO/TR 10993-22 gegeben.

6.3.2.15 Immunotoxikologie

Obwohl dies in Anhang A nicht spezifisch behandelt wird, gibt ISO/TS 10993-20 einen Überblick über die Immunotoxikologie unter besonderer Bezugnahme auf die potentielle Immunotoxizität von Medizinprodukten. Eine immunotoxikologische Prüfung muss auf der Grundlage der chemischen Beschaffenheit der bei der Herstellung verwendeten Materialien und von Daten aus Quellen in Betracht gezogen werden, die immunotoxikologische Effekte andeuten, oder wenn das immunogene Potential einer der Chemikalien unbekannt ist. Wenn die Prüfung auf Immuntoxizität durchgeführt wird, muss sie in Übereinstimmung mit ISO/TS 10993-20 ausgeführt werden.

Spezifische Überlegungen für immunotoxikologische Prüfungen von Nanomaterialien sind in ISO/TR 10993-22 gegeben.

DIN EN ISO 10993-1:2021-05
EN ISO 10993-1:2020 (D)

7 Auswertung von Daten zur biologischen Beurteilung und Gesamtbeurteilung des biologischen Risikos

Gutachter mit dem notwendigen Wissen und der notwendigen Erfahrung müssen Folgendes bestimmen und dokumentieren:

a) die Strategie und den geplanten Inhalt für die biologische Beurteilung des Medizinprodukts;

b) die Kriterien für die Bestimmung der Vertretbarkeit der Materialien für den vorgesehenen Zweck, in Übereinstimmung mit dem Risikomanagementplan;

c) die Angemessenheit der Materialcharakterisierung;

d) die Begründung für die Auswahl von und/oder den Verzicht auf Prüfungen;

e) die Auswertung der vorhandenen Daten und der Prüfergebnisse;

f) die Notwendigkeit zusätzlicher Daten zur Vervollständigung der biologischen Beurteilung;

g) übergreifende Schlussfolgerungen zur biologischen Sicherheit des Medizinprodukts.

Der informative Anhang A gibt die allgemeinen Endpunkte an, die bei jeder auf das Medizinprodukt und die Kontaktart und Kontaktdauer bezogenen Kategorie in einer biologischen Risikobewertung in Erwägung gezogen werden sollten.

DIN EN ISO 10993-1:2021-05
EN ISO 10993-1:2020 (D)

Anhang A
(informativ)

In einer biologischen Risikobewertung zu behandelnde Endpunkte

A.1 Allgemeines

Nachfolgend ist ein Rahmen für die Entwicklung einer Bewertung der Biokompatibilität und keine Checkliste für die Prüfung aufgeführt. Wo Tabelle A.1 angibt, dass ein Endpunkt für die Beurteilung relevant ist, sollten die für den Endpunkt relevanten bestehenden Datensätze bewertet werden, um zu bestimmen, ob zusätzliche Datensätze erforderlich sind. Für bestimmte Medizinprodukte besteht die Möglichkeit, dass die Aufnahme von mehr oder weniger Endpunkten als vorgesehen angemessen ist.

In Tabelle A.1 bedeutet X, dass Informationen zu Grundbedingungen für eine Risikobewertung erforderlich sind; E steht für Endpunkte, die in der Risikobewertung bewertet werden sollen (entweder durch die Verwendung von bestehenden Daten, zusätzliche endpunktspezifische Prüfungen oder eine Begründung, warum die Beurteilung des Endpunkts keine Beurteilung zusätzlicher Datensätze erfordert).

Abweichungen sollten in der biologischen Risikobewertung gerechtfertigt werden. Falls produktspezifische Normen vorhanden sind, die spezifische Empfehlungen hinsichtlich der Biokompatibilität enthalten, sollten diese berücksichtigt werden.

Risikomanagement und Biologische Sicherheit von Medizinprodukten

DIN EN ISO 10993-1:2021-05
EN ISO 10993-1:2020 (D)

Tabelle A.1 — In einer biologischen Risikobewertung zu behandelnde Endpunkte

Einteilung des Medizinprodukts nach				Endpunkte der biologischen Beurteilung											
Art des Körperkontakts	Kontakt	Kontaktdauer A — kurzzeitig (≤ 24 h) B — länger (>24 h bis 30 d) C — langzeitig (>30 d)	physikalische und/oder chemische Information	Zytotoxizität	Sensibilisierung	Irritation oder intrakutane Reaktivität	Materialbedingte Pyrogenität[b]	akute systemische Toxizität[b]	subakute Toxizität[b]	subchronische Toxizität[b]	chronische Toxizität[b]	Implantations-effekte[b,c]	Hämokompatibilität	Genotoxizität[d]	Karzinogenität[d]	Reproduktions-/Entwicklungs-toxizität[d,e]	Abbau[f]
---	---	---	---	---	---	---	---	---	---	---	---	---	---	---	---	---
Medizinprodukte mit Kontakt zu Körperoberflächen	intakte Haut	A	X[g]	E[h]	E	E											
		B	X	E	E	E											
		C	X	E	E	E											
	Schleimhaut	A	X	E	E	E											
		B	X	E	E	E			E								
		C	X	E	E	E			E	E	E	E		E			
	verletzte oder geschädigte Hautpartien	A	X	E	E	E	E	E									
		B	X	E	E	E	E	E	E			E		E			
		C	X	E	E	E	E	E	E	E	E	E		E	E	E	

Anhang: DIN EN ISO 10993-1

DIN EN ISO 10993-1:2021-05
EN ISO 10993-1:2020 (D)

Art des Körperkontakts		Kontaktdauer A — kurzzeitig (≤ 24 h) B — länger (> 24 h bis 30 d) C — langzeitig (> 30 d)	Endpunkte der biologischen Beurteilung													
Kategorie	Kontakt		Physikalische und/oder chemische Information	Zytotoxizität	Sensibilisierung	Irritation oder intrakutane Reaktivität	Materialbedingte Pyrogenität[a]	Akute systemische Toxizität[b]	Subakute Toxizität[b]	Subchronische Toxizität[b]	Chronische Toxizität[b]	Implantations-effekte[b,c]	Hämokompatibilität	Genotoxizität[d]	Karzinogenität[d]	Reproduktions-/Entwicklungs-toxizität[d,e]	Abbau[f]
Medizinprodukt, das von außen mit dem Körperinneren in Kontakt kommt	Blutgefäßsystem, indirekt	A	X	E	E	E	E	E					E				
		B	X	E	E	E	E	E					E				
		C	X	E	E	E	E	E	E	E	E	E	E	E	E		
	Gewebe/Knochen /Dentin	A	X	E	E	E	E	E									
		B	X	E	E	E	E	E	E	E		E		E	E		
		C	X	E	E	E	E	E	E	E	E	E		E	E		
	zirkulierendes Blut	A	X	E	E	E	E	E	E				E	E			
		B	X	E	E	E	E	E	E	E	E	E	E	E	E		
		C	X	E	E	E	E	E	E	E	E	E	E	E	E		
Implantierbares Medizinprodukt	Gewebe/Knochen	A	X	E	E	E	E	E									
		B	X	E	E	E	E	E	E	E	E	E		E	E		
		C	X	E	E	E	E	E	E	E	E	E		E	E		
	Blut	A	X	E	E	E	E	E	E			E	E	E			
		B	X	E	E	E	E	E	E	E	E	E	E	E	E		
		C	X	E	E	E	E	E	E	E	E	E	E	E	E		

Risikomanagement und Biologische Sicherheit von Medizinprodukten

DIN EN ISO 10993-1:2021-05
EN ISO 10993-1:2020 (D)

Einteilung des Medizinprodukts nach			Endpunkte der biologischen Beurteilung												
Art des Körperkontakts		Kontaktdauer	physikalische und/oder chemische Information	Zytotoxizität	Sensibilisierung	Irritation oder intrakutane Reaktivität	Materialbedingte Pyrogenität	akute systemische Toxizität[b]	subchronische Toxizität[b]	chronische Toxizität[b]	Implantationseffekte[b,c]	Hämokompatibilität	Genotoxizität[d]	Karzinogenität	Reproduktions-/Entwicklungstoxizität[d,e]	Abbau[f]
Kategorie	Kontakt	A – kurzzeitig (≤ 24 h) / B – länger (> 24 h bis 30 d) / C – langzeitig (> 30 d)														

[a] Vgl. ISO 10993-11:2017, Anhang F.

[b] Informationen aus umfassenden Implantationsbeurteilungen, unter anderem zur akuten systemischen Toxizität, subakuten Toxizität, subchronischen Toxizität und/oder chronischen Toxizität, können sich eignen, wenn eine ausreichende Anzahl von Versuchstieren und Zeitpunkten darin enthalten ist und bewertet wird. Es ist nicht in jedem Fall notwendig, separate Studien zur akuten, subakuten, subchronischen und chronischen Toxizität durchzuführen.

[c] Es sollten relevante Implantationspositionen berücksichtigt werden. Medizinprodukte in Kontakt mit intakten Schleimhäuten sollten idealerweise studiert/in Kontakt mit intakten Schleimhäuten in Betracht gezogen werden.

[d] Wenn das Medizinprodukt Substanzen enthalten kann, von denen bekannt ist, dass sie karzinogen, mutagen und/oder toxisch für die Reproduktion sind, sollte dies in der Risikobewertung berücksichtigt werden.

[e] Die Reproduktions- und Entwicklungstoxizität sollte nur bei neuen Materialien, Materialien mit einer bekannten Reproduktions- oder Entwicklungstoxizität, Medizinprodukten mit relevanten Zielpopulationen (z. B. schwangere Frauen) und/oder Medizinprodukten behandelt werden, bei denen ein Potential für das lokale Vorhandensein von Produktmaterialien in den Fortpflanzungsorganen vorliegt.

[f] Informationen zum Abbau sollten für diejenigen Medizinprodukte, Komponenten eines Medizinprodukts oder Materialien, die im Patienten bleiben, bereitgestellt werden, die ein Potential zum Abbau besitzen.

[g] X bedeutet, dass Informationen zu Grundbedingungen für eine Risikobewertung erforderlich sind.

[h] E steht für Endpunkte, die in der Risikobewertung bewertet werden sollen (entweder durch die Verwendung von bestehenden Daten, zusätzliche endpunktspezifische Prüfungen oder eine Begründung, warum die Beurteilung des Endpunkts keine zusätzlichen Datensätze erfordert). Wenn ein Medizinprodukt aus neuartigen Materialien hergestellt wird, die zuvor noch nie in Anwendungen von Medizinprodukten verwendet wurden und keine Daten zur Toxikologie in der Literatur vorhanden sind, sollten zusätzliche Endpunkte in Betracht gezogen werden, die über die mit „E" in dieser Tabelle gekennzeichneten Endpunkte hinausgehen. Für bestimmte Medizinprodukte besteht die Möglichkeit, dass die Aufnahme von mehr oder weniger Endpunkten als vorgesehen angemessen ist.

[i] Gewebe umfasst Gewebeflüssigkeiten und subkutane Räume. Bei Produkten mit Gasweg siehe produktspezifische Normen für Informationen zur Biokompatibilität für diese Medizinprodukte.

[j] Für alle Medizinprodukte, die in extrakorporalen Zirkulationen verwendet werden.

DIN EN ISO 10993-1:2021-05
EN ISO 10993-1:2020 (D)

A.2 Begründung für Endpunkte in Tabelle A.1

Die folgenden Endpunkte waren nicht in der vierten Ausgabe (2009) dieses Dokuments enthalten. Die Begründung für die Aufnahme jedes Endpunkts in dieser Überarbeitung wird nachfolgend behandelt.

— **Physikalische und/oder chemische Information (alle Medizinproduktkategorien, mit sämtlichen Kontaktarten und sämtlichen Kontaktdauern).**

   Diese Information wird für sämtliche Medizinproduktarten verwendet, um zu bestimmen, ob weitere biologische Prüfungen notwendig sind.

— **Irritation oder intrakutane Reaktivität (von außen mit dem Körperinneren in Kontakt kommende Medizinprodukte, mit indirektem Kontakt mit der Blutbahn und einer Langzeitdauer).**

   Komponenten eines Medizinprodukts mit indirektem Langzeitkontakt mit Blut (z. B. Infusionssysteme) können reizende Substanzen in den Blutkreislauf einführen, was als Teil der biologischen Risikobewertung behandelt werden sollte.

— **Materialbedingte Pyrogenität und akute systemische Toxizität (Medizinprodukte mit Kontakt zu Oberflächen mit verletzter oder geschädigter Haut und sämtlichen Kontaktdauern).**

   Extrahierbare/herauslösbare Bestandteile können durch verletzte oder geschädigte Hautpartien in den systemischen Kreislauf eingeführt werden und deshalb sollten materialbedingte Pyrogenität und akute systemische Toxizität berücksichtigt werden.

— **Materialbedingte Pyrogenität (von außen mit dem Körperinneren in Kontakt kommende Medizinprodukte und implantierbare Medizinprodukte mit sämtlichen Kontaktarten und sämtlichen Kontaktdauern).**

   Extrahierbare/herauslösbare Bestandteile können in den systemischen Kreislauf, das Lymphsystem und/oder die Rückenmarksflüssigkeit eingeführt werden und deshalb sollte materialbedingte Pyrogenität berücksichtigt werden.

— **Akute systemische Toxizität (Medizinprodukte mit Kontakt zu Oberflächen und Schleimhäuten und längerem und/oder Langzeitkontakt; von außen mit dem Körperinneren in Kontakt kommende Medizinprodukte mit kurzzeitigem Kontakt mit Gewebe/Knochen/Dentin; und medizinische implantierbare Medizinprodukte mit kurzzeitigem Kontakt mit Gewebe/Knochen).**

   Extrahierbare/herauslösbare Bestandteile können über Schleimhäute und in den systemischen Kreislauf, das Lymphsystem und/oder die Rückenmarksflüssigkeit eingeführt werden und deshalb sollte akute systemische Toxizität berücksichtigt werden.

— **Subakute Toxizität (alle Medizinproduktarten mit längerem und Langzeitkontakt).**

   Für Medizinprodukte/Komponenten eines Medizinprodukts mit einer Verwendung von mehr als 24 h können extrahierbare/herauslösbare Bestandteile in den systemischen Kreislauf, das Lymphsystem und/oder die Rückenmarksflüssigkeit eingeführt werden und deshalb sollte subakute Toxizität berücksichtigt werden.

DIN EN ISO 10993-1:2021-05
EN ISO 10993-1:2020 (D)

— **Subchronische und chronische Toxizität (sämtliche Medizinproduktarten mit Langzeitkontakt).**

Für Medizinprodukte/Komponenten eines Medizinprodukts mit einer Verwendung über mindestens 30 d können extrahierbare/herauslösbare Bestandteile in den systemischen Kreislauf, das Lymphsystem und/oder die Rückenmarksflüssigkeit eingeführt werden und deshalb sollte subchronische und/oder chronische Toxizität berücksichtigt werden.

— **Implantationseffekte (Medizinprodukte mit Kontakt zu Oberflächen und Schleimhäuten und längerem oder Langzeitkontakt; und Medizinprodukte mit Kontakt zu Oberflächen mit verletzten oder geschädigten Hautpartien und längerem oder Langzeitkontakt).**

Für Medizinprodukte/Komponenten eines Medizinprodukts mit dieser Kontaktart sollten lokale und systemische Effekte durch Implantationen berücksichtigt werden. Für Medizinprodukte/Komponenten eines Medizinprodukts, bei denen eine wiederholte Anwendung die Kategorie von einem kurzzeitigen auf einen längeren oder Langzeitkontakt ändern könnte, können Informationen zum Potential für die Ansammlung von Chemikalien im Gewebe verwendet werden, um darüber zu informieren, ob eine Implantationsprüfung in Betracht gezogen werden sollte oder nicht.

— **Implantationseffekte (von außen mit dem Körperinneren in Kontakt kommende Medizinprodukte, mit indirektem Kontakt mit der Blutbahn und einer Langzeitdauer).**

Komponenten eines Medizinprodukts mit indirektem Langzeitkontakt mit Blut (z. B. Infusionssysteme) können extrahierbare/herauslösbare Bestandteile in den Blutkreislauf einführen, welche die Entzündungsreaktion auf Komponenten des Medizinprodukts mit direktem Kontakt beeinflussen könnten (falls anwendbar). Falls Literatur verfügbar ist, um die systemische Toxizität sämtlicher extrahierbarer/herauslösbarer Bestandteile zu behandeln, und keine Komponenten eines Medizinprodukts mit direktem Kontakt vorhanden sind, ist es möglich, dass keine Implantationsbeurteilungen für diese Kategorie erforderlich sind.

— **Genotoxizität (von außen mit dem Körperinneren in Kontakt kommende Medizinprodukte mit kurzzeitigem Kontakt mit der Blutbahn).**

Für Medizinprodukte/Komponenten eines Medizinprodukts, die in extrakorporalen Zirkulationen verwendet werden, können extrahierbare/herauslösbare Bestandteile in den Blutstrom eingeführt werden und dort nach dem Entfernen des Medizinprodukts verbleiben und deshalb sollte Genotoxizität berücksichtigt werden.

— **Genotoxizität (implantierbare Medizinprodukte mit kurzzeitigem Kontakt mit der Blutbahn).**

Extrahierbare/herauslösbare Bestandteile können in den Blutstrom eingeführt werden und dort nach dem Entfernen des Medizinprodukts verbleiben und deshalb sollte Genotoxizität berücksichtigt werden.

— **Karzinogenität (Medizinprodukte mit Langzeitkontakt zu Oberflächen mit verletzten oder geschädigten Hautpartikeln; und sämtliche von außen mit dem Körperinneren in Kontakt kommende Medizinprodukte und implantierbare Medizinprodukte mit einer Langzeitdauer).**

Extrahierbare/herauslösbare Bestandteile können in den systemischen Kreislauf und/oder die Rückenmarksflüssigkeit eingeführt werden und deshalb sollte Karzinogenität als Teil der biologischen Risikobewertung behandelt werden.

Anhang B
(informativ)

Anleitung zur Durchführung einer biologischen Beurteilung innerhalb eines Risikomanagementprozesses

B.1 Hintergrundinformationen

B.1.1 Allgemeines

Dieser Anhang bietet eine Anleitung zur Durchführung einer biologischen Beurteilung von Medizinprodukten nach den Anforderungen dieses Dokuments. Obwohl dieses Dokument einen allgemeinen Rahmen für die biologische Beurteilung von Medizinprodukten bereitstellt, kann eine detailliertere Anleitung bei der praktischen Anwendung dieses Dokuments hilfreich sein. Als Ergebnis daraus wurde dieser Anhang entwickelt, um Anwendern eine solche Anleitung zur Verfügung zu stellen. Diese Anleitung kann genutzt werden, um die Anforderungen dieses Dokuments besser zu verstehen und einige der verschiedenen verfügbaren Verfahren und Ansätze zur Erfüllung der Anforderungen darzustellen.

Die biologische Beurteilung ist eine Aktivität zur Verifizierung der Gestaltung, die im Rahmen eines weiteren Risikomanagementprozesses steht. Aus diesem Grund enthält dieser Anhang eine Anleitung zur Anwendung dieses Dokuments im Zusammenhang mit den Risikomanagementprozessen, die nach den Anforderungen von ISO 14971 durchgeführt werden. Dieser Anhang beschreibt Konzepte und Verfahren, die bei der Einführung und Pflege eines Risikomanagementprozesses für die biologische Beurteilung als Teil der Gesamtbewertung und Entwicklung eines Medizinprodukts berücksichtigt werden können.

Während wissenschaftliche Kenntnisse unser Verständnis der grundlegenden Mechanismen von Gewebereaktionen erweitern, kann sich auch die Art ändern, wie die biologische Beurteilung durchgeführt wird und sich zu einer Bewertung entwickelt, die auf einer Überprüfung der relevanten vorhandenen wissenschaftlichen Daten und auf der physikalischen und chemischen Charakterisierung und *In-vitro*-Prüfung basiert. *In-vitro*-Prüfungen werden dabei nur dort durchgeführt, wo diese erforderlich sind, um die Lücken in unserem Verständnis zu füllen. Dieses Dokument legt einen Rahmen fest, innerhalb dessen eine biologische Beurteilung geplant wird, welche die Anzahl und Belastung von Versuchstieren minimiert, indem Prüfungen zur Identifizierung von chemischen Bestandteilen und *In-vitro*-Modellen der Vorzug gegeben wird, wenn diese Verfahren zu gleich relevanten Informationen im Vergleich zu aus *In-vivo*-Modellen erhaltenen Informationen führen. Die Auswahl, welche Ansätze für ein bestimmtes Medizinprodukt gelten, wird von der Art des Medizinprodukts, dem Umfang der verfügbaren relevanten wissenschaftlichen Daten und der Risikobewertung abhängen.

Bei der Einschätzung der Anwendbarkeit der Anleitung in diesem Anhang sollten geltende regulatorische Anforderungen und regulatorische Anleitungen in Betracht gezogen werden.

Eine Organisation kann freiwillig die gesamte oder Teile der Anleitung dieses Anhangs in ihren Risikomanagementprozess einbinden.

Die in diesem Anhang enthaltene Anleitung kann sich als Hintergrundinformation für diejenigen eignen, die Gutachter von Risikomanagementprozessen, Konformitätsbeurteilungsstellen und Regulierungsdurchsetzungsstellen vertreten.

DIN EN ISO 10993-1:2021-05
EN ISO 10993-1:2020 (D)

B.1.2 Zusammenhang mit anderen Normen, Leitfäden und regulatorischen Anforderungen

Der Zusammenhang zwischen diesem Dokument, diesem Anhang und den Normen für die biologische Beurteilung von Medizinprodukten und dem allgemeinen Risikomanagement ist wie folgt zusammengefasst:

— dieser Anhang bietet eine Anleitung zur Anwendung dieses Dokuments;

— die biologische Beurteilung ist ein Bestandteil des Risikomanagements und dieser Anhang enthält eine Anleitung zur Anwendung der ISO 14971 für die Durchführung der biologischen Beurteilung.

Dieser Anhang fügt diesem Dokument keinerlei Anforderungen hinzu und ändert diese nicht. Dieser Anhang enthält keine Anforderungen, die als Grundlage für eine regulatorische Untersuchung oder Aktivitäten zur Zertifizierungsbeurteilung verwendet werden müssen.

B.2 Biologische Beurteilung als Risikomanagementpraktik

B.2.1 Allgemeines

B.2 und B.3 beschreiben einen kontinuierlichen Prozess, mit dem der Hersteller die biologischen Gefährdungen, die mit dem Medizinprodukt verbunden sind, identifizieren, die Risiken abschätzen, bewerten und kontrollieren und die Wirksamkeit dieser Kontrolle überwachen kann. Der angemessene Schutz des Patienten sollte durch die Einführung eines biologischen Bewertungsplans erreicht werden, der als wesentliches Element die Abwägung der Risiken und Vorteile der Medizinprodukte enthält. Vorteile für den Patienten aufgrund der Verwendung der Medizinprodukte ziehen eine Akzeptanz der potentiellen Risiken nach sich. Diese Risiken hängen von der Art und der vorgesehenen Verwendung des bestimmten Medizinprodukts ab. Der für ein bestimmtes Medizinprodukt annehmbare Risikograd hängt von dem erwarteten Vorteil durch dessen Verwendung ab.

Die Berücksichtigung der biologischen Risiken ist nur ein Aspekt der Risikobewertung eines Medizinprodukts, die sämtliche Risikoaspekte in Betracht ziehen sollte. In einigen Fällen kann es besonders notwendig sein, die relativen Vorteile von Materialien verschiedener biologischer Sicherheitsprofile im Zusammenhang mit anderen Eigenschaften zu berücksichtigen. Es kann zum Beispiel möglich sein, dass das biologisch sicherste verfügbare Material eine nicht akzeptable mechanische Festigkeit besitzt, in welchem Fall es erforderlich wäre, in Betracht zu ziehen, ob ein anderes, festeres Material von akzeptabler biologischer Sicherheit wäre. Für die Durchführung der biologischen Beurteilung ist es grundlegend, dass sie als Teil des Gesamtrisikomanagementprozesses ausgeführt wird, der für die Gestaltung und Entwicklung des Medizinprodukts erforderlich ist.

Materialauswahl und Risikoanalyse sind essentielle Bestandteile des Gestaltungsprozesses für Medizinprodukte. Die Materialauswahl spielt eine wesentliche Rolle bei der Bewertung der biologischen Sicherheit und ermöglicht das Sammeln relevanter Daten, wenn systemisch vorgegangen wird. In Übereinstimmung mit ISO 13485 und ISO 14971 sollten die Kriterien zur Definition des akzeptablen biologischen Risikos zu Beginn des Gestaltungsprozesses etabliert werden. Da Abweichungen des Startmaterials, der Formulierung und der Verarbeitung, einschließlich der Verpackung, des Transports und der Alterung, die Biokompatibilität des Endprodukts beeinträchtigen könnten, sollten diese Überlegungen auch in der Risikobewertung aufgenommen werden. Die biologische Beurteilung sollte entwickelt und durchgeführt werden, um das Erfüllen festgelegter Kriterien für die Sicherheit, basierend auf den Ergebnissen der Risikoanalyse und/oder der Verwendung desselben Materials in der Vergangenheit, aufzuzeigen. Diese Bewertung ist ein Bestandteil des Risikomanagementplans, der die Identifizierung sämtlicher Gefährdungen und die Einschätzung der zugehörigen Risiken umfasst. Eine angemessene Risikobewertung erfordert die Charakterisierung toxikologischer Gefährdungen und Expositionen sowie anderer potentieller biologischer Reaktionen auf Medizinprodukte.

DIN EN ISO 10993-1:2021-05
EN ISO 10993-1:2020 (D)

Ein wichtiger Bestandteil der Gefährdungsidentifizierung ist die Materialcharakterisierung (siehe ISO 10993-18 und ISO/TR 10993-19). Damit können die folgenden Schritte identifiziert werden:

— Definition und Charakterisierung jedes Materials, einschließlich geeigneter alternativer Materialien;

— Identifizierung von Gefährdungen in Materialien, Zusatzstoffen, Hilfsmitteln für die Verarbeitung usw.;

— Identifizierung von potentiellen Auswirkungen der nachgelagerten Verarbeitung (z. B. chemische Wechselwirkungen zwischen Materialbestandteilen oder Endproduktsterilisation) bei Chemikalien im Endprodukt;

— Identifizierung der Chemikalien, die während der Verwendung des Produkts freigesetzt werden könnten (z. B. Abbauzwischen- oder -endprodukte aus einem abbaubaren Implantat);

— Abschätzung der Exposition (gesamt oder klinisch verfügbare Mengen);

— Überprüfung der Toxikologie und anderer biologischer Sicherheitsdaten (veröffentlicht/verfügbar).

Zu überprüfende Informationen über die biologische Sicherheit können Folgendes umfassen:

— toxikologische Daten zu relevanten Materialien/Verbundstoffen;

— Informationen über die vorherige Verwendung von Materialien/Verbundstoffen;

— Daten aus biologischen Prüfungen.

Die sich aus den identifizierten Gefährdungen ergebenden Risiken sollten dann bewertet werden. In dieser Phase sollte es möglich sein, zu bestimmen, ob ein unberechtigtes toxikologisches Risiko durch das Material vorliegt.

Wenn aus bestehenden Daten geschlossen werden kann, dass die Risiken akzeptabel sind, dann ist keine zusätzliche Prüfung erforderlich, um die biologische Sicherheit zu unterstützen. Es sollten keine Prüfungen durchgeführt werden, wenn die Risiken als nicht akzeptabel eingestuft werden. Wenn bestehende Daten nicht ausreichen, sollten zusätzliche Informationen eingeholt werden. Der Zweck der Prüfungen ist es, zusätzliche Daten zu erhalten, die beim Ziehen einer Schlussfolgerung behilflich sein können. Eine Begründung für die Prüfungen sollte deshalb auf einer Analyse der relevanten Risiken basieren, die durch die bestehenden Daten angezeigt werden.

Die Ergebnisse von Prüfungen sollten beurteilt werden. Die Prüfberichte sollten einen beschreibenden Nachweis, eine Beurteilung der Ergebnisse und eine qualitative Beurteilung von deren Vertretbarkeit enthalten.

Der Gutachter sollte bestimmen, ob die verfügbare Information ausreichend ist, um den Zweck der Beurteilung der biologischen Sicherheit zu erfüllen und, wenn das der Fall ist, zu dokumentieren, wie die Schlussfolgerung hinsichtlich der Sicherheit gezogen wurde, einschließlich der Begründung für Entscheidungen und die Auswirkung der Prüfungsergebnisse und anderer Informationen auf die Beurteilung.

Die Beurteilung sollte in einem Bericht dokumentiert werden, der die Identität und Wichtigkeit sämtlicher relevanter Beweise angibt und die wissenschaftliche Grundlage der Gesamtschlussfolgerungen auf eine genaue, eindeutige und transparente Art hervorhebt. Es ist sehr wichtig, dass die Faktoren, die zu der Schlussfolgerung führen, mit kurzen und genauen Begründungen für jede Beurteilung, Identifizierung und Diskussion von Ungenauigkeiten, die jeder Entscheidung zugrunde liegen, ausführlich diskutiert werden.

DIN EN ISO 10993-1:2021-05
EN ISO 10993-1:2020 (D)

Die Bestandteile des Risikomanagements sind in Bild B.1 zusammengefasst (entnommen aus ISO 14971). Die verschiedenen Elemente eines biologischen Beurteilungsprozesses können hinsichtlich der Elemente des gesamten Risikomanagementprozesses in Betracht gezogen werden.

Zusammenfassend sollte die biologische Beurteilung als ein Element der Risikomanagementpraktik angesehen werden und deshalb sollte die Durchführung einer biologischen Beurteilung eines Medizinprodukts auf die Erfüllung der Anforderungen in diesem Dokument und in ISO 14971 abzielen.

B.2.2   Der biologische Bewertungsplan

ISO 14971:2007, 3.4, erfordert, dass die Risikomanagementaktivitäten im Voraus geplant werden. Da die biologische Beurteilung eine Risikomanagementaktivität ist, ist ein biologischer Bewertungsplan erforderlich und dieser ist Teil des Risikomanagementplans. Es wird hervorgehoben, dass ein einfaches Planen der Durchführung unter Berücksichtigung sämtlicher in Anhang A identifizierter Aspekte der Biokompatibilität die Anforderungen in ISO 14971 oder in diesem Dokument nicht erfüllt. Ein Beispiel wie diese Anleitung auf ein Medizinprodukt angewendet werden kann, wird in ISO 18562-1 gegeben.

Der biologische Bewertungsplan sollte von einem sachkundigen und erfahrenen Team entwickelt werden und mindestens Folgendes umfassen:

— Bestimmungen für das Sammeln anwendbarer Informationen aus der veröffentlichten Literatur (einschließlich Informationsquellen und Suchstrategien), werkseigenen Daten und Lieferantendaten und anderen Quellen, um die Risikoanalyse durchzuführen;

— Bestimmungen für die Durchführung der Bewertung, einschließlich der Anforderung für spezifische technische Kompetenzen, die für die spezifische Medizinproduktanwendung relevant sind;

— Bestimmungen für die Überprüfung und Zulassung des Plans als Teil des gesamten Gestaltungskontrollprozesses;

— Bestimmungen für die Überprüfung der endgültigen Schlussfolgerungen der Bewertung und der Zulassung von zusätzlichen erforderlichen Prüfungen;

— Bestimmungen für die endgültige Überprüfung und Zulassung der Ergebnisse der biologischen Risikobewertung, einschließlich der angewendeten Risikokontrollmaßnahmen und der Dokumentation von Restrisiken und der Kennzeichnung von Restrisiken durch Maßnahmen, wie eine Produktetikettierung.

Anhang: DIN EN ISO 10993-1

DIN EN ISO 10993-1:2021-05
EN ISO 10993-1:2020 (D)

Risikoanalyse
- Zweckbestimmung und Feststellung von Merkmalen, die mit der Sicherheit des Medizinprodukts zusammenhängen
- Identifizierung von Gefährdungen
- Einschätzung des Risikos bzw. der Risiken für jede Gefährdungssituation

Risikobewertung

} Risikobeurteilung

Risikobeherrschung
- Analyse der Optionen für die Risikobeherrschung
- Implementierung einer oder mehrerer Risikobeherrschungsmaßnahmen
- Bewertung des Restrisikos
- Risiko-Nutzen-Analyse
- durch Risikobeherrschungsmaßnahme entstehende Risiken
- Vollständigkeit der Risikobeherrschung

Bewertung der Akzeptanz des Gesamt-Restrisikos

Risikomanagementbericht

Informationen aus der Herstellung und der Herstellung nachgelagerten Phasen

} Risikomanagement

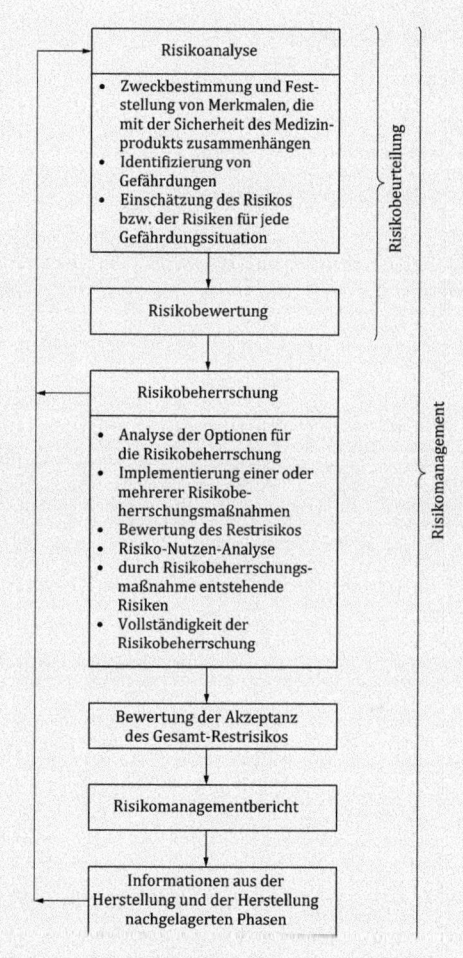

Bild B.1 — Eine schematische Darstellung des Risikomanagementprozesses (aus ISO 14971)

DIN EN ISO 10993-1:2021-05
EN ISO 10993-1:2020 (D)

B.3 Anleitung zum Risikomanagement

B.3.1 Risikobewertung

B.3.1.1 Einleitung

Die Risikobewertung ist die Kombination aus den Prozessen der Risikoanalyse, in der Risiken identifiziert und abgeschätzt werden, und der Risikobewertung, in der Risiken bewertet werden, um diejenigen zu identifizieren, die eine Abschwächung erfordern (Risikokontrolle).

B.3.1.2 Risikoanalyse

Die Risikoanalyse ist der Prozess der Identifizierung der spezifischen Gefährdungen und der Beurteilung ihrer Signifikanz. In einer biologischen Beurteilung ist die potentielle Toxizität der Materialbestandteile und ihr Expositionsweg ein wichtiger Faktor. Ein weiterer wichtiger Faktor ist die mögliche Auswirkung der physikalischen Eigenschaften auf die biologische Reaktion. Die Risikoanalyse sollte methodisch anhand einer Einschätzung der Risiken von jedem Material/Bestandteil für jeden Expositionsweg und toxikologischen Effekt durchgeführt werden.

Aus diesem Grund beginnt die Risikoanalyse mit der Identifizierung und Charakterisierung des Materials und der Komponenten des Medizinprodukts mit indirektem und direktem Kontakt mit dem Gewebe. Dies sollte basierend auf der Endform des Medizinprodukts in seinem Herstellungszustand erfolgen, wobei das Vorhandensein von Zusatzstoffen für die Herstellung, Hilfsmittel für die Verarbeitung oder anderer potentieller Verunreinigungen wie Rückstände von Sterilisationsmittel berücksichtigt werden sollte. Die Auswirkungen der Verarbeitung auf die Zusammensetzung des Materials und die Chemie (einschließlich Volumen- und Oberflächeneffekte) sollten ebenfalls in Betracht gezogen werden. Die Möglichkeit des Vorhandenseins von toxischen Rückständen sollte vor allem dort in Betracht gezogen werden, wo reaktive oder gefährliche Inhaltsstoffe in der Produktion, der Verarbeitung, der Lagerung oder beim Abbau eines Materials verwendet wurden oder dadurch gebildet werden können. Das Potential für Wechselwirkungen mit oder die Einführung von Verunreinigungen durch Verpackungsmaterialien sollte ebenfalls berücksichtigt werden.

Physikalische und chemische Materialeigenschaften sind relevant für die biologische Sicherheit und müssen in dieser Phase identifiziert werden. Diese können eine oder mehrere der folgenden umfassen:

— Verschleiß, Belastung, Ermüdung, z. B. insbesondere bei lasttragenden Medizinprodukten wie kompletten Gelenkprothesen und der damit verbundenen Erzeugung von Teilchen (welche Nanomaterialien umfassen könnten) oder dem Abbau der Materialien;

— Reibung und damit verbundene Irritation, z. B. bei Anwendungen wie Kathetern;

— Wechselwirkungen zwischen Materialkombinationen (chemische Wechselwirkungen), z. B. unterschiedliche Dehnbarkeit, galvanische Korrosion, Abrieb;

— Wärme (z. B. thermischer Abbau oder andere wärmebedingte Materialänderungen);

— Herstellungsprozesse, z. B. können intern produzierte Belastungen die umgebungsbedingte Spannungsrissbildung (en: environmental stress cracking, ESC), morphologische Änderungen oder den Abbau fördern;

— umgebungstechnische Wechselwirkungen, z. B. Endoskop (Magensäuren), Verbände (äußere Umgebung), UV-Licht, Reinigungsmittel, Dekontaminierungs- und Sterilisationsverfahren;

— Elektrizität, z. B. Kurzschlüsse, Abbau, Heizung, Muskelstimulation;

DIN EN ISO 10993-1:2021-05
EN ISO 10993-1:2020 (D)

— potentielle Wechselwirkungen zwischen Bestandteilen;

— Auswirkung der physikalischen Form, z. B. Teilchen, die Nanomaterialien umfassen könnten;

— Aufbereitung;

— Transport und Alterung.

Informationen zu Materialien können durch Prüfungen der Literatur, Händlerdaten, werkseigene Daten oder den Vergleich mit bestehenden Medizinprodukten auf dem Markt erhalten werden, wobei die Herstellungsprozesse und Formulierungen bekannt sind und denen des bewerteten Medizinprodukts entsprechen.

ANMERKUNG 1   Der informative Anhang C stellt eine Anleitung zur Durchführung einer Literaturbewertung bereit.

Auf die chemische Charakterisierung sollte dann die Berücksichtigung der Toxikologie der bekannten Materialbestandteile folgen. Diese spezifische Art der toxischen Auswirkung(en) und das Verhältnis zwischen Dosis und Reaktion sollten berücksichtigt werden.

Das Spektrum der toxikologischen Effekte ist breit. Abschnitt 5 und der informative Anhang A bieten einen Leitfaden zu relevanten toxischen Effekten für unterschiedliche Expositionswege und -dauern.

Zusätzlich zur Charakterisierung der extrahierbaren und herauslösbaren Bestandteile sollten die physikalischen Eigenschaften des Medizinprodukts berücksichtigt werden, welche die biologische Reaktion auf das Medizinprodukt beeinträchtigen könnten, wie beispielsweise Geometrie, Steifigkeit usw.

ANMERKUNG 2   Für die Charakterisierung und Prüfung der Teilchen erfordern die Nanomaterialien besondere Aufmerksamkeit, da in einigen Fällen aufgezeigt wurde, dass sich die Materialien mit Bestandteilen im Submikronbereich (z. B. Nanomaterialien) anders verhalten als dieselben Materialien in größerem Maßstab. Außerdem ist die Hochrechnung von Daten größerer Materialien nicht angemessen.

B.3.1.3   Risikoeinschätzung

Aus der Sicht der chemischen Toxizität umfasst die Risikoeinschätzung zusätzlich zur Berücksichtigung der Toxikologie identifizierter Materialbestandteile auch die Überlegung der erwarteten Exposition, z. B. die Bioverfügbarkeit der herauslösbaren oder löslichen Bestandteile (siehe ISO 10993-17). Aus der Sicht der Materialeigenschaft umfasst die Risikoeinschätzung auch die Exposition, die eventuell aufgrund der Verwendung des Medizinprodukts erwartet werden kann.

Das Risiko wird normalerweise durch die Zuweisung von Werten zur Wahrscheinlichkeit des Auftretens eines Schadens und der Schwere dieses Schadens eingeschätzt. Hinsichtlich der allgemeinen Toxikologie kann die Wahrscheinlichkeit durch die Kenntnis der tatsächlichen Verfügbarkeit der toxischen Bestandteile und der bekannten Dosis-Reaktion in relevanten Gewebe geschätzt werden. Die Schwere kann in Bezug auf die Art der toxischen Reaktion beurteilt werden. Aus der Sicht der Materialeigenschaft kann die Wahrscheinlichkeit durch physikalische Prüfung, wie auf Verschleißbruchstücke, geschätzt und die Schwere kann in Bezug auf die Art der biologischen Reaktion aus der Literatur oder Tierversuchen beurteilt werden.

Wenn die verfügbaren Informationen aus der veröffentlichten Literatur, die werkseigenen Daten und die dokumentierte Vergangenheit der entsprechenden Medizinprodukte oder Materialien nicht ausreichen, kann die Risikoeinschätzung die Durchführung einer chemischen und physikalischen Charakterisierung oder eine biologische Prüfung zur Einschätzung oder Quantifizierung der Gefährdungen erfordern, die, basierend auf der aktuellen Kenntnis, nicht zufriedenstellend bestimmt werden können. Solche Untersuchungen sollten in Übereinstimmung mit den geltenden Teilen der ISO 10993 durchgeführt werden.

Prüfungsauswahlen zu Zwecken der Risikoeinschätzung können erst nach Abschluss der Bewertung der bestehenden Kenntnis bestimmt werden, da die Prüfungen speziell gewählt werden sollten, um bei der Bewertung identifizierte Wissensdefizite anzusprechen (siehe Anhang C).

DIN EN ISO 10993-1:2021-05
EN ISO 10993-1:2020 (D)

Die für die Risikoanalyse erforderliche Menge an Daten und die Intensität der Analyse hängen von der vorgesehenen Verwendung und der Art und Dauer des Gewebekontakts ab. Die Datenanforderungen sind normalerweise für Materialien mit indirektem Patientenkontakt, Medizinprodukte mit ausschließlichem Kontakt mit intakter Haut und Bestandteile von Medizinprodukten, die nicht direkt mit Körpergewebe, Infusionslösungen, Schleimhäuten oder geschädigten Hautpartikeln in Kontakt kommen, weniger streng.

B.3.1.4 Risikobewertung

Die Risikobewertung baut auf der Risikoanalyse auf, nimmt den nächsten Schritt der Bewertung der in der Risikoanalyse definierten Risiken hinsichtlich ihrer Signifikanz und identifiziert die Anforderungen und Möglichkeiten zur Abschwächung (Risikokontrolle). Es sollte realisiert werden, dass das gesamte Medizinprodukt mit all seinen Bestandteilen für eine vollständige Bewertung in Betracht gezogen werden sollte.

Die Biokompatibilität kann nur für ein bestimmtes Material in Bezug auf einen definierten Satz an Umständen aufgezeigt werden, die den Zweck umfassen, für den es verwendet wird sowie das Gewebe, mit dem es in Kontakt kommt. Die Berücksichtigung der Toxikologie von extrahierbaren/herauslösbaren Chemikalien sollte zum Beispiel in Zusammenhang mit den Applikationswegen und der Dauer der Exposition und den Implikationen für die tatsächliche Verfügbarkeit potentieller Giftstoffe erfolgen. Die Berücksichtigung der klinischen Verwendung in der Vergangenheit oder Daten in Bezug auf die menschliche Exposition von relevanten ähnlichen Anwendungen sind von besonderer Wichtigkeit. Klinische Studien zum Beispiel, die zeigen, dass ein Endprodukt nicht reizend ist, können bei der Rechtfertigung nützlich sein, warum auf einen Tierversuch zur Irritation verzichtet wurde. Klinische Studien eines allgemeinen Implantatmaterials sind jedoch nicht ausreichend, um den Verzicht auf eine Implantatstudie des Endprodukts zu rechtfertigen, da die Kombination an Materialien zu einer biologischen Nebenwirkung führen könnte.

Es ist wesentlich für die Integrität einer biologischen Risikobewertung, dass sie von Gutachtern mit der nötigen Kenntnis und Erfahrung durchgeführt werden sollte, um die angemessene Strategie zur Bewertung zu bestimmen und eine rigorose Beurteilung der verfügbaren Daten vorzunehmen sowie sichere Urteile über die Anforderungen für jede zusätzliche Prüfung zu fällen. (Siehe Abschnitt 7).

B.3.2 Risikokontrolle

Die Risikokontrolle ist der Prozess der Identifizierung und Einführung von Maßnahmen zur Reduzierung von Risiken. Im Zusammenhang mit der biologischen Sicherheit kann dies Aktivitäten wie die Berücksichtigung von Optionen für Gestaltungsänderungen umfassen. Beispiele möglicher Strategien umfassen:

— Gestaltungsänderungen zur Vermeidung gefährlicher Expositionswege oder zur Reduzierung der Expositionszeit;

— Gestaltungsänderungen zur Optimierung der geometrischen Oberflächeneigenschaften zur Minimierung der Bereiche, in denen der niedrige Blutfluss zur Bildung eines Thrombus führen könnte;

— Gestaltungsänderungen zur Vermeidung von Medizinproduktausfällen (z. B. Partikelbildung oder Ablösung der Beschichtung), die zu biologischen Nebenwirkungen führen könnten;

— Reduzierung der Toxizität durch Umformulierung oder Materialänderung;

— Änderungen an Produktionsprozessen zur Reduzierung oder Beseitigung gefährlicher Rückstände oder Prozesszusatzstoffe.

Risiken können ebenfalls durch die Bereitstellung von Daten kontrolliert werden, um eine genauere Risikoeinschätzung zu ermöglichen, als eine, die auf Standardannahmen zum Extremfall basiert. Die Wahl der Prüfungen sollte auf einer anfänglichen Risikoanalyse basieren, welche die Ungenauigkeiten identifiziert, die behandelt werden müssen, sowie die geeignetste Art, diese zu behandeln. In einigen Fällen kann ein identifiziertes Risiko, für das eine Ungenauigkeit besteht, durch andere Maßnahmen als eine Prüfung abgeschwächt werden (z. B. Warnhinweise, Kontraindikationen).

Anhang: DIN EN ISO 10993-1

DIN EN ISO 10993-1:2021-05
EN ISO 10993-1:2020 (D)

Wenn neue Gefährdungen oder ein höherer Grad eines bestehenden Risikos von den Kontrollmaßnahmen verursacht werden, ist es möglich, dass eine erneute Prüfung erforderlich ist.

Es wird hervorgehoben, dass die Durchführung von Tierversuchen zur Risikoreduzierung nur dann in Betracht gezogen werden sollte, wenn alle anderen Vorgehensweisen (Überprüfung der vorherigen Kenntnis, chemische oder physikalische Charakterisierung, *In-vitro*-Bewertungen oder alternative Abschwächungsmaßnahmen) ausgeschöpft wurden.

B.3.3 Bewertung der Annehmbarkeit von Restrisiken

Nach der Risikoanalyse und -bewertung sowie der Einführung von Risikokontrollen ist es erforderlich, die Ergebnisse dieser vorausgehenden Aktivitäten zu überprüfen und das Restrisiko zu dokumentieren. Dann muss über die weitere Kennzeichnung solcher Restrisiken entschieden werden, beispielsweise durch eine angemessene Etikettierung, Vorsichtsmaßnahmen oder Warnhinweise.

B.3.4 Überwachung nach der Produktion

Die Prozesse der Risikobewertung basieren auf menschlichen Urteilen anhand der verfügbaren Informationen, wo nötig ergänzt durch biologische Prüfungen. Diese Beurteilung sollte nach Bedarf mit neuen Informationen aktualisiert werden, die aus der Überwachung der Leistung und Sicherheit des Medizinprodukts in tatsächlicher klinischer Verwendung nach der Markteinführung verfügbar werden. Diese Überwachung sollte Trends bezüglich unerwünschter Ereignisse im Zusammenhang mit dem spezifischen betroffenen Medizinprodukt sowie neue Informationen umfassen, die sich in Bezug auf relevante ähnliche Medizinprodukte oder Materialien ergeben. Die Überwachung sollte außerdem eine fortlaufende Bewertung der relevanten wissenschaftlichen Literatur umfassen.

B.4 Anleitung zu spezifischen Aspekten der biologischen Beurteilung

B.4.1 Materialcharakterisierung

B.4.1.1 Chemische Charakterisierung

Aus praktischer Sicht sind chemische Charakterisierungsdaten in einer biologischen Beurteilung am nützlichsten, wenn

— Probleme einer proprietären Art gelöst werden können,

— nur eines oder eine kleine Anzahl an chemischen Bestandteilen in einem Medizinprodukt geändert werden,

— Toxizitätsdaten für die chemischen Bestandteile jederzeit verfügbar sind, und/oder

— Extraktions-/analytische Chemiestudien einfach durchgeführt werden können.

B.4.1.2 Nutzung von chemischen Charakterisierungsdaten in einer biologischen Beurteilung

Es gibt mehrere Abschnitte/Unterabschnitte in diesem Dokument, die den Anwender auffordern, eine chemische Charakterisierung des biologisch beurteilten Medizinprodukts durchzuführen. Zum Beispiel weist 4.3 den Anwender an, die vorgesehenen Zusatzstoffe, herstellungsbedingte Verunreinigungen, Rückstände und herauslösbare Bestandteile aufgrund ihrer Relevanz für die biologische Gesamtbewertung des Medizinprodukts in Betracht zu ziehen. Aus praktischen Gründen wird jedoch keine spezifische Anleitung darüber gegeben, wie diese Informationen bei der Durchführung der biologischen Beurteilung berücksichtigt werden.

DIN EN ISO 10993-1:2021-05
EN ISO 10993-1:2020 (D)

Aus der Sicht der Gefährdungsidentifizierung können Informationen über die vom Medizinprodukt freigesetzten Verbundstoffe bei der Auswahl der angemessenen Prüfungen für die biologische Beurteilung hilfreich sein. Wenn ein Verbundstoff beispielsweise dafür bekannt ist, nephrotoxische Effekte zu erzeugen, könnte diesem Endpunkt bei der Durchführung von Prüfungen der akuten oder subchronischen systemischen Toxizität, wie in ISO 10993-11 beschrieben, besondere Aufmerksamkeit gelten. Solche Informationen können verwendet werden, um sich auf die biologische Prüfungsstrategie zu konzentrieren, um die klinisch relevantesten Endpunkte zu behandeln.

Chemische Charakterisierungsdaten können auch für eine Risikoeinschätzung nützlich sein. Wenn Daten mit der Geschwindigkeit verfügbar sind, mit der ein Verbundstoff vom Medizinprodukt unter Bedingungen freigesetzt wird, die der Verwendungsumgebung ähneln, und wenn genug Daten verfügbar sind, um einen relevanten toxikologischen Schwellwert oder einen chemischen spezifischen Grenzwert abzuleiten (siehe ISO 10993-17 und ISO 10993-18), ist es möglich, die erhaltene Dosis mit dem relevanten Schwell- oder Grenzwert zu vergleichen, um die Wahrscheinlichkeit von Nebenwirkungen zu bewerten.

B.4.1.3 Proprietäre Materialformulierungen

Wo die erforderlichen Daten (z. B. vollständige Formulierungsdaten) aufgrund der Vertraulichkeit proprietärer Informationen nicht für einen Hersteller verfügbar sind, sollte die Verfügbarkeit von biologischen Beurteilungen des Materials beim Materiallieferanten angefragt werden, welche für die vorgeschlagene Anwendung relevant sein können. In einigen Fällen ist es möglich, die Vertraulichkeit proprietärer Formulierungen durch eine separate Einreichung durch den Hersteller der biologischen Beurteilungsdaten bei einem unabhängigen Gutachter oder einer unabhängigen Regulierungsbehörde zu verwalten (in einigen Gerichtsbarkeiten als „Master-Datei" bekannt). Diese Daten können dann in einer Zulassungseinreichung durch den Medizinproduktehersteller referenziert und von der relevanten Konformitätsbeurteilungsstelle oder Regulierungsbehörde in Verbindung mit der Überprüfung der Medizinprodukteinreichung bewertet werden.

B.4.1.4 Physikalische Charakterisierung

Für Teilchen und Nanomaterialien (wenn diese in einem Medizinprodukt verwendet werden) ist die physikalische Charakterisierung wie für Nanomaterialien in ISO/TR 10993-22 beschrieben erforderlich. Zusätzlich kann in einigen Fällen die physikalische Form (z. B. Geometrie, Teilchengröße, Porosität, Oberflächengüte) eine wesentliche Auswirkung auf die biologischen Wechselwirkungen mit dem Medizinprodukt haben und die Sicherheit beeinträchtigen. In solchen Fällen ist es wichtig, solche Aspekte als Teil einer Risikobewertung zu berücksichtigen. Wenn nicht genügend Daten aus der Literatur oder anderen Quellen verfügbar sind, um die Risiken einzuschätzen, dann ist es möglich, dass weitere Untersuchungen anhand von geeigneten Funktionsmodellen oder andere Untersuchungen der Auswirkungen der physikalischen Form erforderlich sind. Beispiele umfassen:

— Bewertung der Geometrie im Blutstrom und der Hämokompatibilität;

— Bewertung der Porosität bei eingewachsenem Gewebe;

— Bewertung der Freisetzung von Verschleißpartikeln bei lokalen und entfernten Gewebereaktionen;

— Bewertung der Oberflächengüte (Topographie) bei Zelladhäsion, phänotypischer Expression und Wachstum.

Anhang: DIN EN ISO 10993-1

DIN EN ISO 10993-1:2021-05
EN ISO 10993-1:2020 (D)

B.4.1.5 Auswirkungen der Herstellungsprozesse

Es ist wichtig, die Auswirkung der Herstellungsbedingungen auf Materialien sowie die Verwendung von Zusatzstoffen oder das Vorhandensein von Verunreinigungen zu berücksichtigen. Um die biologische Sicherheit unterstützen zu können, sollten Materialprüfungen allgemein auf Prüfmustern von Materialien durchgeführt worden sein, die auf ähnliche Weise verarbeitet wurden (einschließlich Sterilisation, falls anwendbar), wie die Materialien, die im betroffenen medizinischen Endprodukt enthalten sind. Wo es Unterschiede bei der Materialverarbeitung im Vergleich zur Produktion von Prüfartikeln gibt, um Prüfungsdaten zu erzeugen, ist eine Rechtfertigung erforderlich, warum die Unterschiede bei der Bestimmung der biologischen Sicherheit nicht relevant sind. Bestimmte Aspekte, die berücksichtigt werden sollten, umfassen:

— Prozesse, die entweder Volumen- oder Oberflächenänderungen in Materialeigenschaften hervorrufen können, z. B. Formgebung, Oberflächenbehandlung, Schweißen oder Zerspanung;

— vorgesehene Zusatzstoffe oder Hilfsmittel für die Verarbeitung, wie z. B. Katalysatoren, Antioxidantien, Pigmente, Oberflächenbehandlungen und andere;

— potentielle Prozessverunreinigungen, z. B. Reinigungs-/Desinfektions-/Sterilisationsmittel, Ätzmittel, Formtrennmittel, Schneidflüssigkeiten und -partikel, Maschinenverunreinigungen wie Schmierstoffe oder Reinigung von der Herstellung der Komponenten eines Medizinprodukts aus anderen Materialien;

— Abbau während der Herstellung und der Verarbeitung, klinische Verwendung und Lagerung;

— potentielle Prozessrückstände an Chemikalien und Zusatzstoffen.

B.4.2 Sammeln vorhandener Daten

Bevor eine Analyse der Datenlücke durchgeführt werden kann, sollte der Umfang relevanter Daten einschließlich der folgenden Daten bestimmt werden:

— toxikologische Daten zu Materialien von Komponenten oder Bestandteilen oder anderen relevanten Verbundstoffen (Anhang C);

— vorhandene Daten zur biologischen Sicherheit in Bezug auf Materialien von Komponenten oder Produkten;

— Daten zu vorangegangener klinischer Anwendung oder zur Exposition von Menschen.

B.4.3 Überlegungen zur Produktprüfung

B.4.3.1 Abgestufte Ansätze für die biologische Prüfung

Wenn es als notwendig angesehen wird, zusätzliche Prüfungen durchzuführen, um weitere Daten zur Unterstützung einer Risikobewertung einzuholen, dann sollte ein mehrstufiger Ansatz verwendet werden. Die Prüfungen sollten mit einer chemischen und physikalischen Charakterisierung sowie *In-vitro*-Selektionen beginnen. Die Ergebnisse der Charakterisierung und der *In-vitro*-Prüfung sollten vor den Tierversuchen überprüft werden.

DIN EN ISO 10993-1:2021-05
EN ISO 10993-1:2020 (D)

B.4.3.2 Wann Langzeitprüfungen durchzuführen sind (Studien zur chronischen Toxizität, Reproduktionstoxizität, zum Abbau und zur Karzinogenität)

Das Bedürfnis der Durchführung einer Langzeitprüfung erfordert spezifische Überlegungen und Rechtfertigungen entsprechend der in Betracht gezogenen Anwendung.

Unter folgenden Umständen kann eine korrekt durchgeführte Risikobewertung eine Rechtfertigung dafür bereitstellen, warum keine Langzeitprüfung durchgeführt wurde, wobei die Art und der Umfang der Exposition bestätigen, dass der Patient sehr geringen Mengen der Substanzen ausgesetzt war, die sich unterhalb der relevanten toxikologischen Schwellwerte befinden. Die folgenden Faktoren können zu einer Rechtfertigung beitragen, warum keine Langzeitprüfung durchgeführt wurde:

— Expositionsmenge (d. h. Gesamtmasse des Produkts/Materials pro Patient);

— Zeit;

— Bioverfügbarkeit.

Die folgenden Faktoren zeigen wahrscheinlich ein Bedürfnis für eine Langzeitprüfung an:

— die Menge des vorhandenen Materials und die Länge der Exposition zeigen an, dass toxikologische Langzeiteffekte von Bedeutung sein könnten;

— Verbundstoffe von Bestandteilen sind bekanntermaßen toxisch oder eine Toxizität wird als wahrscheinlich angesehen;

— es liegen in gleichwertigen Langzeitanwendungen nicht ausreichend vorherige Daten für das betroffene Material vor (oder sehr ähnliche Materialien);

— es gibt bestimmte chemische Gründe, z. B. bestimmte molekulare Strukturen von Bedeutung, die bestimmte chronische toxikologische Bedenken aufzeigen;

— Kurzzeitselektionen (z. B. Selektionen der *In-vitro*-Genotoxizität) zeigen Potential für Bedenken an;

— es gibt bekannte Bedenken hinsichtlich der Biostabilität für die bestimmte Materialklasse von Interesse und zu wenig unterstützende Daten, z. B. beschleunigte Prüfdaten von einem relevanten, validierten Modell für das spezifische Material oder die berücksichtigte Formulierung.

Es sollte angemerkt werden, dass umstrittene Prüfungswahlen im Bereich der Langzeitprüfung sowie internationale Unterschiede bei den Prüfungsanforderungen vorliegen.

B.4.3.3 pH- und Osmolalitätsausgleich von *In-vitro*-Systemen für absorbierbare Materialien

Polymere, metallische oder keramische Materialien, die *in-vivo* absorbiert werden sollen, setzen lösbare Bestandteile oder Abbauprodukte frei. Wenn die Freisetzungsgeschwindigkeit eines Materials ausreichend hoch ist, können erhöhte Konzentrationen eines oder mehrerer freigesetzter Produkte den pH-Wert und/oder die Osmolalität eines *In-vitro*-Prüfsystems verändern. Da der *In-vivo*-Zustand bei der Bewertung absichtlich absorbierbarer Materialien das kombinierte Vorhandensein von Perfusions- und Carbonatgleichgewichten bietet, ist es möglich, dass eine Anpassung des pH-Werts und/oder der Osmolalität eines *In-vitro*-Prüfsystems notwendig ist, um die physiologisch relevanten Bedingungen aufrechtzuerhalten – dadurch wird eine Bewertung für andere Verursachungen ermöglicht und eine wissenschaftliche Rechtfertigung für die Anpassungen bereitgestellt und die Auswirkung auf das *In-vitro*-Prüfsystem, das ohne pH-Wert- oder Osmolalitätsanpassung durchgeführt wird, wird im Bericht dokumentiert. Ergebnisse der standardmäßigen und angepassten Bestimmung sollten verglichen werden, da Modifikationen die wichtigen Überlegungen verschleiern können.

Anhang: DIN EN ISO 10993-1

DIN EN ISO 10993-1:2021-05
EN ISO 10993-1:2020 (D)

B.4.4 Biologische Sicherheitsbewertung

B.4.4.1 Nutzung der klinisch relevanten Daten für eine Risikobewertung

Wenn in der biologischen Beurteilung bestimmt wird, dass das Medizinprodukt nicht dieselbe chemische Zusammensetzung, physikalischen Eigenschaften (z. B. Geometrie und Oberflächeneigenschaften) oder Körperkontakt wie das vorliegende Medizinprodukt hat, weist Bild 1 den Anwender an, zu bestimmen, ob eine ausreichende Rechtfertigung und/oder ausreichend klinisch relevante Daten (physikalisch, chemisch und biologisch) für eine Risikobewertung vorliegen.

Ein Urteil darüber, ob ausreichend klinisch relevante Daten für eine Risikobewertung vorliegen, kann auf verschiedenen Faktoren basieren, einschließlich, ob alle im Medizinprodukt verwendeten Materialien in derselben Anwendung weit in der Vergangenheit eine sichere Verwendung aufweisen. Wo die Materialien im medizinischen Endprodukt mit denen in bestehenden Medizinprodukten chemisch identisch sind (unter Berücksichtigung der Formulierung und Verarbeitung), die Expositionsart dieselbe ist und klinische Informationen aus gezielten Analysen für relevante Endpunkte der Biokompatibilität verfügbar sind, kann ein Ansatz der Risikobewertung, basierend auf der Materialcharakterisierung, gerechtfertigt werden, um die biologische Sicherheit zu beurteilen.

ANMERKUNG   Eine Anleitung zur Verwendung von Daten zu vorangegangener sicherer Anwendung in medizinischen Anwendungen kann in den Richtlinien der ATSDR und Japans [25] [27] gefunden werden.

B.4.4.2 Was macht „ausreichende toxikologische Daten" aus, einschließlich Dosis und Relevanz des Applikationsweges?

Obwohl es möglich ist, eine Anzahl an von einem Medizinprodukt freigesetzten chemischen Verbundstoffen in einem chemischen Charakterisierungsschema zu identifizieren, ist es wahrscheinlich, dass die Toxizitätsdaten für einige Verbundstoffe auf dem klinisch relevanten Applikationsweg der Exposition nicht verfügbar sind.

Obwohl Verfahren verfügbar sind, um eine Hochrechnung der Dosis von einem Applikationsweg zum anderen durchzuführen, einschließlich einer in 6.3.2.14 beschriebenen pharmakokinetischen Modellierung auf physiologischer Grundlage, sollten diese Ansätze mit Vorsicht verwendet werden und Eingangsportaleffekte sollten in Betracht gezogen werden.

In Prüfungen mit sehr hoher Dosis im Vergleich zur tatsächlichen Exposition in der klinischen Anwendung beobachtete Effekte sollten mit Vorsicht interpretiert werden. Auf ähnliche Weise ist es möglich, dass eine Musterkonzentration innerhalb eines *In-vitro*-Prüfsystems eingestellt werden muss, um sicherzustellen, dass das Prüfsystem für die physiologischen Bedingungen repräsentativ ist, insbesondere bei der Beurteilung absorbierbarer Materialien (siehe B.4.3.3 für Anleitungen zum pH- und Osmolalitätsausgleich für absorbierbare Materialien).

Verschiedene Faktoren, die berücksichtigt werden sollten, um Daten zu klinischen Anwendungsbedingungen aus Tierversuchen hochzurechnen, werden in ISO 10993-17 diskutiert.

DIN EN ISO 10993-1:2021-05
EN ISO 10993-1:2020 (D)

B.4.4.3 Bestimmung der Annehmbarkeit des Grades von herauslösbaren Bestandteilen (zulässiger Grenzwert) nach ISO 10993-17

Wie in ISO 10993-17 angemerkt, umfasst die Risikocharakterisierung einen Vergleich der Dosis des vom Patienten oder Arzt erhaltenen Verbundstoffes zur „sicheren" Dosis oder zum Wert der tolerierbaren Aufnahme (en: tolerable intake, TI) für diesen Verbundstoff. Wenn das Verhältnis der Dosis zur TI > 1 ist, dann ist die Wahrscheinlichkeit für Nebenwirkungen beim exponierten Patienten höher. Das Verhältnis der Dosis zur TI sollte jedoch nicht als „Richtwert" zur Bestimmung der Annehmbarkeit des Grades des herauslösbaren Bestandteils angesehen werden. Je größer der Wert des Verhältnisses der Dosis zur TI ist, desto größer ist die Wahrscheinlichkeit von Nebenwirkungen beim Patienten und/oder Anwender; es ist jedoch wichtig, auch Faktoren wie die Schwere der Nebenwirkungen in Studien zu berücksichtigen, die als Basis für die TI dienen, sowie die Pharmakokinetik des Verbundstoffes, die Bedingungen zur Extrahierung der Verbundstoffe vom Medizinprodukt und ob die standardmäßigen oder konservativen Annahmen zur Beschreibung der TI verwendet wurden. ISO 10993-17 enthält Informationen über die klinische Anwendung des Medizinprodukts und die Verfügbarkeit alternativer Materialien, um einen zulässigen Grenzwert (en: allowable limit, AL) abzuleiten und zu beurteilen, ob der Grad des von einem Medizinprodukt herausgelösten Verbundstoffes annehmbar ist.

B.4.4.4 Toxikologisch bedenkliche Schwellwerte (en: Thresholds of Toxicological Concern, TTC)

Bei der Berücksichtigung des Vorhandenseins von potentiell toxischen Verbundstoffen, die in niedrigen Konzentrationen in einem Material vorliegen, und wenn keine tolerierbare Aufnahme (TI) aus der Literatur abgeleitet werden kann, sollte das Konzept eines „toxikologisch bedenklichen Schwellwerts" in Betracht gezogen werden. Es ist möglich, durch den Bezug auf die bekannten toxischen Effekte der betroffenen Substanz, insbesondere die toxische Dosis, festzustellen, dass die Substanz in ausreichend geringen Mengen vorhanden ist, um kein signifikantes Risiko darzustellen.

B.4.4.5 Anleitung zu Mischungen in der Risikobewertung

ISO 10993-17 merkt an, dass Patienten oder Ärzte selten nur einem Rückstand gleichzeitig ausgesetzt sind. Es ist wahrscheinlicher, dass die Exposition mit mehreren vom Medizinprodukt freigesetzten Verbundstoffen auftritt. Diese gleichzeitige Exposition gegenüber mehreren Verbundstoffen verfügt über das Potential, die Toxizität eines Bestandteils der Mischung zu erhöhen oder zu verringern, wenn dieser Verbundstoff allein verabreicht wurde.

Bild 1 bittet den Anwender zu berücksichtigen, ob die Toxizitätsdaten für einzelne Verbundstoffe gelten, wenn der Patient oder der Arzt diesem Verbundstoff als Teil einer chemischen Mischung ausgesetzt ist. Daten sind selten für die Auswirkung eines Verbundstoffes als Bestandteil einer chemischen Mischung verfügbar und diese Anforderung erlegt der Verwendung von Toxizitätsdaten für einzelne Verbundstoffe für die biologische Beurteilung von Medizinprodukten einen sehr hohen Standard auf. Wenn Verbundstoffe strukturell ähnlich sind, könnten sie zu einem verstärkten toxikologischen Effekt führen. Für Verbundstoffe, die strukturell unterschiedlich sind, ist nicht bekannt, ob Chemikalien einen verstärkten oder hemmenden toxikologischen Effekt haben. Außerdem könnten Verbundstoffe eine chemische Wechselwirkung aufweisen, die zu neuen Chemikalien führt, die ähnliche oder neue Arten toxikologischer Risiken mit sich bringen könnten. Verfahren zur Behandlung der Risikobewertung von Mischungen werden in Anhang B der ISO 10993-17 gegeben.

Anhang: DIN EN ISO 10993-1

DIN EN ISO 10993-1:2021-05
EN ISO 10993-1:2020 (D)

B.4.5 Allgemeine Anleitung

B.4.5.1 Änderungen, die eine erneute Bewertung der biologischen Sicherheit erfordern können

Herkömmliche Gestaltungsmethoden von Medizinprodukten erfordern eine Überprüfung der Risikobewertung, wenn eine Gestaltungsänderung vorgenommen wird. Wenn die Gestaltung modifiziert wurde, könnten Änderungen des Medizinprodukts die biologische Leistung des Medizinprodukts ändern. Es ist deshalb wichtig, die Auswirkungen einer Änderung zu bewerten. Die biologischen Risiken im Zusammenhang mit einer Änderung sollten identifiziert, bewertet, beurteilt und kontrolliert werden. Es sollten keine Prüfungen durchgeführt werden, wenn die Risiken als nicht akzeptabel eingestuft werden. Andernfalls sollten zusätzliche Informationen erhalten werden. Prüfungen sollten nur dann vorgenommen werden, wenn es als wahrscheinlich angesehen wird, dass diese beim Ziehen einer Schlussfolgerung helfen. Eine Begründung für die Prüfungen sollte deshalb auf einer Analyse der relevanten Risiken mit Hilfe der bestehenden Daten basieren.

Es ist wichtig zu verstehen, dass obwohl Materialänderungen das Bedürfnis einer erneuten Bewertung auslösen, der Umfang der erneuten Bewertung der Art der Änderungen angemessen sein sollte und diese sich auf die spezifischen geänderten Materialien, die Art und Anwendung des Medizinprodukts und die potentiellen Wechselwirkungen konzentrieren sollte.

Wenn Prüfungen als notwendig angesehen werden, sollte ein mehrstufiger Ansatz für die ursprünglichen Prüfungen in Betracht gezogen werden. Die Prüfungen sollten in der folgenden Reihenfolge durchgeführt werden:

1) physikalische und chemische Charakterisierung;

2) *In-vitro*-Prüfungen;

3) Tierversuche.

Der letzte Schritt der Tierversuche sollte nur dann ausgeführt werden, wenn die vorherigen Charakterisierungsprüfungen und *In-vitro*-Studien keine ausreichenden Informationen bereitstellen.

Typische Änderungen, welche die biologische Leistung eines Materials oder eines medizinischen Endprodukts ändern könnten, umfassen insbesondere:

— Verarbeitung, z. B. Sterilisation, Reinigung, Oberflächenbehandlung, Schweißen, Spritzgießen, Zerspanen, Primärverpackung;

— Materialquelle, z. B. neuer Händler, neue Einrichtung;

— Materialspezifikation, z. B. erweiterte Toleranzen, neue Spezifikation;

— Formulierung, z. B. neue Materialien, neue Zusatzstoffe, Änderung der Toleranzen;

— Lagerungsbedingungen, z. B. längere Lagerdauer, erweiterte Toleranzen, neue Transportbedingungen;

biologische Umgebung (d. h. Änderung der klinischen Anwendung).

Eigenschaften, die nach einer Materialänderung berücksichtigt werden sollten, umfassen insbesondere:

— chemische Zusammensetzung, z. B. Zusammensetzung, Reinheit, herauslösbares Profil;

— physikalische Eigenschaften, z. B. Morphologie, Topographie;

— mechanische Eigenschaften, z. B. Verschleißbeständigkeit, Festigkeit;

DIN EN ISO 10993-1:2021-05
EN ISO 10993-1:2020 (D)

— Biostabilität, Umgebungsstabilität und chemische Stabilität;

— biologische Auswirkungen auf elektrische Eigenschaften und EMC.

Chemische Charakterisierungsdaten werden in einer Risikobewertung verwendet, um die Gleichwertigkeit, in toxikologischer Sicht, eines vorgeschlagenen Materials mit einem bestehenden klinisch etablierten Material für dieselbe Art der klinischen Exposition zu beurteilen. Grundlagen für die Beurteilung der toxikologischen Gleichwertigkeit sind in ISO 10993-18:2005, Anhang C, beschrieben.

B.4.5.2 Gute Laborpraxis

Von Prüfungen zur Unterstützung einer biologischen Beurteilung wird angenommen, dass sie ein wesentlicher Teil des Qualitätsmanagementsystems eines Herstellers sind und dass sie deshalb denselben Anforderungen für die Validierung und Nachverfolgbarkeit wie andere Qualitätskontrollprüfungen unterliegen. Die Garantie ist erforderlich, dass die Schlussfolgerungen bezüglich der Sicherheit, auf denen die Entwicklungs- und Marketingentscheidungen basieren, ausreichend fundiert sind. Eine Sicherheitsbewertung ist nur so gut wie ihre unterstützenden Daten. Es ist deshalb notwendig, die wissenschaftliche Integrität sämtlicher Bestandteile einer Beurteilung zu verifizieren. Für nicht-klinische Prüfungen geltende Qualitätssystemkontrollen sind als Gute Laborpraxis (en: Good Laboratory Practice, GLP) bekannt. GLP-Studien werden durchgeführt, um Qualitätsstandards in Laboren zu definieren, die in Übereinstimmung mit einem international eingeführten Regierungsschema akkreditiert sind. Normalerweise werden Studien unter einem Laborqualitätssystem durchgeführt, das ISO/IEC 17025 oder einer ähnlichen Norm entspricht.

B.4.5.3 Dokumentation zur Bewertung der Biokompatibilität

Die Dokumentation für eine Bewertung der Biokompatibilität sollte Folgendes in einem machbaren und notwendigen Ausmaß umfassen:

— eine allgemeine Beschreibung oder Zeichnung des Medizinprodukts;

— quantitative Informationen über die Zusammensetzung/Formulierungen des Materials und quantitative oder qualitative Informationen über die physikalischen Eigenschaften für alle Komponenten eines Medizinprodukts mit direktem oder indirektem Kontakt nach der Definition in 5.2;

— eine Beschreibung der Verarbeitungsbedingungen, die Herstellungsverunreinigungen einführen könnten;

— eine Überprüfung der verfügbaren Toxizitäts- und Daten der vorherigen Anwendung nach der Definition in 5.2, die für jede Komponente eines Medizinprodukts mit direktem oder indirektem Gewebekontakt relevant sind;

— Berichte über biologische Prüfungen;

— eine Beurteilung der Daten;

— eine Aussage, die bestätigt, dass die Risikoanalyse und Risikokontrolle abgeschlossen wurden.

Die gesammelten Informationen sollten in die Dokumentation der Medizinproduktgestaltung als Teil des Gestaltungskontrollprozesses aufgenommen werden (zum Beispiel ISO 13485:2016, Abschnitt 7). Sie sollte außerdem Teil der Risikomanagementakte sein (ISO 14971:2007, 2.23). Nicht-klinische und klinische Studien sind ein Aspekt der Verifizierung der Gestaltung und der Validierung (zum Beispiel ISO 13485:2016, 7.3.6 bzw. 7.3.7). Ein Produktgestaltungsdossier in Übereinstimmung mit den Gestaltungskontrollen der ISO 13485 enthält klar spezifizierte Eingangsanforderungen für die Gestaltung (einschließlich der Anforderungen für die biologische Sicherheit) und Aufzeichnungen der nicht-klinischen Studien, der klinischen Prüfungen und der Gestaltungsüberprüfungen, die bestätigen, dass das gestaltete Medizinprodukt diesen Anforderungen entspricht.

DIN EN ISO 10993-1:2021-05
EN ISO 10993-1:2020 (D)

Anhang C
(informativ)

Vorgeschlagenes Verfahren zur Literaturbewertung

C.1 Einleitung

Eine Literaturbewertung und -beurteilung ist entscheidend für die Rechtfertigung und Planung jeder biologischen Beurteilung eines Materials oder Medizinprodukts. Das Ziel einer solchen Bewertung ist es, den wissenschaftlichen Hintergrund für die biologische Beurteilung zu ermitteln. Sie liefert ebenfalls entscheidende Informationen zur Bewertung des Risikos/Nutzens und zur Erfüllung der ethischen Ausführung der geplanten Beurteilung, wie in ISO 10993-2 gefordert.

ANMERKUNG   Eine solche Literaturbewertung kann hilfreich sein, um zu überprüfen, ob relevante, aus der Literatur verfügbare Daten ausreichend sind, um die biologische Sicherheit des betroffenen Medizinprodukts zu beweisen, ohne die Notwendigkeit, weitere Daten durch Prüfungen zu generieren oder dass die verfügbaren Daten nicht ausreichend sind.

Die Durchführung einer Literaturbewertung ist eine wissenschaftliche Tätigkeit, die gewissenhaft und mit Objektivität durchgeführt werden sollte und die die Überprüfung durch Dritte ermöglichen sollte.

C.2 Methodik

C.2.1 Allgemeines

Vor der Durchführung einer Literaturbewertung sollte ein Plan für die Identifizierung, die Auswahl, das Zusammentragen und die Bewertung aller verfügbaren Studien/Daten erstellt werden. Dieser Plan sollte dokumentiert werden und auf anerkannter Praxis für die systematische Bewertung von wissenschaftlicher Literatur basieren.

C.2.2 Ziele

Das Ziel/die Ziele einer Literaturbewertung sollte/sollten klar definiert sein. Die Arten von Studien, die für dieses Ziel/diese Ziele relevant sind, sollten spezifiziert werden und bereits unzweifelhafte Kenntnisse zu dem Material oder Medizinprodukt in Betracht ziehen.

C.2.3 Auswahlkriterien für Dokumente

Die Kriterien zur Auswahl oder Ablehnung von Daten sollten mit geeigneten Begründungen definiert werden. Veröffentlichte Daten sollten aus anerkannten wissenschaftlichen Publikationen entnommen werden. Hier darf GLP-konformen Daten gegenüber nicht GLP-konformen Daten der Vorzug gegeben werden (en: Good Laboratory Practice; GLP). Alle verfügbaren, unveröffentlichten Daten sollten ebenfalls berücksichtigt werden, um eine voreingenommene Darstellung von Ergebnissen durch selektive Veröffentlichung („publication bias") zu vermeiden. Alle Daten sollten zitiert werden.

Die Literaturbewertung sollte die Literaturquellen und das Datum angeben sowie den Umfang von Recherchen in Datenbanken und anderen Informationsquellen.

C.2.4 Beurteilung von Dokumenten

Eine Literaturbewertung sollte die Qualität der Dokumente eindeutig einschätzen sowie den Umfang, in dem sich die Literatur auf die spezifischen Charakteristika und Eigenschaften des betreffenden Materials oder Medizinprodukts unter Berücksichtigung seiner geplanten Anwendung bezieht.

DIN EN ISO 10993-1:2021-05
EN ISO 10993-1:2020 (D)

Folgendes sollte berücksichtigt werden:

a) Vergleichbarkeit des in den ausgewählten Dokumenten behandelten Medizinprodukts zum betrachteten Medizinprodukt, basierend auf der Technologie, den kritischen Leistungsmerkmalen, dem Design und den Bedienungsprinzipien, sodass die Anwendbarkeit der Literatur bewertet werden kann;

b) die Relevanz der in den Studien verwendeten Versuchstiere für die biologische Beurteilung des betroffenen Materials oder Medizinprodukts;

c) Einsatzbedingungen des Materials oder Medizinprodukts in den ausgewählten Dokumenten und die Zweckbestimmung des in Frage kommenden Medizinprodukts.

C.2.5 Kritische Bewertung der Literatur

Die Literaturbewertung sollte die Signifikanz und die Bedeutung von Studien verschiedener Designs beurteilen sowie zwischen veröffentlichten und nicht veröffentlichten Daten unterscheiden. Wenn unveröffentlichte Daten zur Beurteilung herangezogen werden, sollte in der Literaturbewertung die Signifikanz der Daten gekennzeichnet werden.

Einzubeziehende Faktoren sind:

— ob die Schlussfolgerungen des Autors durch die verfügbaren Daten gesichert sind;

— ob die Literatur die derzeitige medizinische Praxis und den technologischen Stand der Technik widerspiegelt;

— ob die zitierte Literatur aus anerkannten wissenschaftlichen Veröffentlichungen stammt und sie in Zeitschriften mit unabhängiger Beurteilung veröffentlicht wurde;

— in welchem Umfang die veröffentlichte Literatur das Ergebnis einer Studie/mehrerer Studien ist, die nach wissenschaftlichen Prinzipien durchgeführt wurde/wurden.

Die Literaturbewertung sollte eine kritische Beurteilung der Literatur beinhalten. Nachdem Dokumente gesammelt und beurteilt wurden, sollten die angewandten Auswahlkriterien und der Ausschluss jedes Dokuments von dieser kritischen Beurteilung begründet werden. Die Bewertung ist dann abgeschlossen, wenn sie sich auf das in Frage kommende Medizinprodukt und den Verwendungszweck bezieht und ein strukturierter Bericht sollte verfasst werden, bestehend aus

— einer kurzen Beschreibung des Materials oder des Medizinprodukts, einschließlich seiner Verwendung,

— einer Analyse der ausgewählten Literatur und Daten, sowohl günstig als auch ungünstig,

— einer kritischen Bewertung der Gefährdungen, aus den damit verbundenen Risiken sowie den geeigneten Sicherheitsmaßnahmen,

— einer Beschreibung der Methoden zur Gewichtung der verschiedenen Veröffentlichungen; insbesondere sollte die wiederholte Veröffentlichung durch die gleichen Autoren betrachtet werden, um so eine Übergewichtung der gleichen Tests in verschiedenen Veröffentlichungen zu vermeiden,

— einer Liste von Veröffentlichungen mit entsprechenden Querverweisen in der Beurteilung,

— einer Schlussfolgerung mit einer Rechtfertigung, die eindeutig angibt, wie die Ziele der Literaturbewertung erfüllt wurden und wie Beweislücken, die für die Abdeckung sämtlicher relevanter Aspekte der Sicherheit und Leistung erforderlich sind, identifiziert wurden, und

— Unterschrift(en) des/der Gutachter(s) und Datum.

DIN EN ISO 10993-1:2021-05
EN ISO 10993-1:2020 (D)

Literaturhinweise

[1] ISO 7405, *Dentistry — Evaluation of biocompatibility of medical devices used in dentistry*

[2] ISO 9000, *Quality management systems — Fundamentals and vocabulary*

[3] ISO 9001, *Quality management systems — Requirements*

[4] ISO 9004, *Quality management — Quality of an organization — Guidance to achieve sustained success*

[5] ISO/TR 10993-22, *Biological evaluation of medical devices — Part 22: Guidance on nanomaterials*

[6] ISO/TR 10993-33, *Biological evaluation of medical devices — Part 33: Guidance on tests to evaluate genotoxicity — Supplement to ISO 10993-3*

[7] ISO 13485:2016, *Medical devices — Quality management systems — Requirements for regulatory purposes*

[8] ISO/IEC 17025, *General requirements for the competence of testing and calibration laboratories*

[9] ISO 18562 (all parts), *Biocompatibility evaluation of breathing gas pathways in healthcare applications*

[10] Previews B.I.O.S.I.S. Ovid Technologies, Inc, verfügbar unter: https://www.ovid.com/

[11] Guideline on the limits of genotoxic impurities, European Medicines Agency Evaluation of Medicines for Human Use (EMEA), verfügbar unter: http://www.ema.europa.eu/docs/en_GB/document_library/Scientific_guideline/2009/09/WC500002903.pdf

[12] Black, J., *Biological Performance of Materials: Fundamentals of Biocompatibility*, CRC Press, 2006

[13] Boutrand, J., ed. *Biocompatibility and Performance of Medical Devices*. Woodhead Publishing, 2012

[14] Bush R. B. A *Bibliography of Monographic Works on Biomaterials and Biocompatibility*; Update II. J. Biomed. Mater. Res. 1999, 48 S. 335-341 [Appl Biomater]

[15] Tinkler J. J. B. *Biological Safety and European Medical Device Regulations*. Quality First International Press, London, 2000

[16] Williams, D. F, *Fundamental aspects of biocompatibility*. Biocompatibility. 1 CRC. 1980

[17] Williams, D. F, Definitions in Biomaterials. *Progress in Biomedical Engineering*. 1987, 4 S. 1-72

[18] EMBASE. Elsevier B.V., verfügbar unter: https://www.embase.com/

[19] IPCS. World Health Organization, verfügbar unter: https://www.who.int/ipcs/en/

[20] IRIS. U.S. Environmental Protection Agency, verfügbar unter: https://www.epa.gov/IRIS/

[21] PubMed. U.S. National Library of Medicine, verfügbar unter: https://www.ncbi.nlm.nih.gov/pubmed

[22] SciFinder, American Chemical Society, verfügbar unter: https://www.cas.org/SCIFINDER/SCHOLAR/index.html

DIN EN ISO 10993-1:2021-05
EN ISO 10993-1:2020 (D)

[23] SciSearch® — A Cited Reference Science Database, Dialog, LLC, verfügbar unter: https://library.dialog.com/bluesheets/html/bl0034.html

[24] Toxnet, U.S. National Library of Medicine, verfügbar unter: https://toxnet.nlm.nih.gov

[25] ToxGuides, Agency for Toxic Substances & Disease Registry (ATSDR), verfügbar unter: https://www.atsdr.cdc.gov/toxguides/index.asp

[26] OECD Guidelines for the Testing of Chemicals — Section 4: Health Effects

[27] Japan, Good Laboratory Practice for Preclinical Biological Tests of Medical devices; MHLW Verordnung Nr. 37 und Nr. 115 (03-23-2005 bzw. 06-13-2008)

[28] Japan (zweisprachig in Japanisch und Englisch): Basic Principles of Biological Safety Evaluation Required for Application for Approval to Market Medical Devices, YAKUJI NIPPO, Ltd. Tokyo, 2012.

[29] USA, Code of Federal Regulations Title 21 Part 58 Good Laboratory Practice for Nonclinical Laboratory Studies

[30] USE OF INTERNATIONAL STANDARD. ISO 10993-1, *Biological evaluation of medical devices — Part 1: Evaluation and testing within a risk management process — Guidance for Industry and Food and Drug Administration Staff*, 16. Juni 2016, verfügbar unter: https://www.fda.gov/downloads/medicaldevices/deviceregulationandguidance/guidancedocuments/ucm348890.pdf

[31] ICH Q3A Impurities in New Drug Substances, verfügbar unter: https://www.ich.org/fileadmin/Public_Web_Site/ICH_Products/Guidelines/Quality/Q3A_R2/Step4/Q3A_R2__Guideline.pdf

[32] ICH Q3B Impurities in New Drug Products, verfügbar unter: https://www.ich.org/fileadmin/Public_Web_Site/ICH_Products/Guidelines/Quality/Q3B_R2/Step4/Q3B_R2__Guideline.pdf

[33] ICH Q3C Impurities: Guideline for Residual Solvents, verfügbar unter: https://www.ich.org/fileadmin/Public_Web_Site/ICH_Products/Guidelines/Quality/Q3C/Q3C__R6__Step_4.pdf

[34] ICH Q3D Impurities: Guidelines for Elemental Impurities, verfügbar unter: https://www.ich.org/fileadmin/Public_Web_Site/ICH_Products/Guidelines/Quality/Q3D/Q3D_Step_4.pdf

[35] ICH M7 ASSESSMENT AND CONTROL OF DNA REACTIVE (MUTAGENIC) IMPURITIES IN PHARMACEUTICALS TO LIMIT POTENTIAL CARCINOGENIC RISK. Verfügbar unter: https://www.ich.org/fileadmin/Public_Web_Site/ICH_Products/Guidelines/Multidisciplinary/M7/M7_Step_4.pdf

[36] ISO/TR 10993-19[1], *Biological evaluation of medical devices — Part 19: Physico-chemical, morphological and topographical characterization of materials*

---

[1] In Vorbereitung. Überarbeitung der ISO/TS 10993-19:2006.

Risikomanagement und Biologische Sicherheit von Medizinprodukten

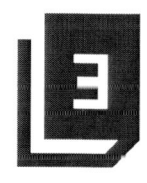

Jetzt diesen Titel zusätzlich als E-Book downloaden und 70 % sparen!

Als Käufer dieses Buchtitels haben Sie Anspruch auf ein besonderes Kombi-Angebot: Sie können den Titel zusätzlich zum Ihnen vorliegenden gedruckten Exemplar für nur 30 % des Normalpreises als E-Book beziehen.

Der BESONDERE VORTEIL: Im E-Book recherchieren Sie in Sekundenschnelle die gewünschten Themen und Textpassagen. Denn die E-Book-Variante ist mit einer komfortablen Volltextsuche ausgestattet!

Deshalb: Zögern Sie nicht. Laden Sie sich am besten gleich Ihre persönliche E-Book-Ausgabe dieses Titels herunter.

In 3 einfachen Schritten zum E-Book:

❶ Rufen Sie die Website **www.beuth.de/e-book** auf.

❷ Geben Sie hier Ihren persönlichen, nur einmal verwendbaren E-Book-Code ein:

30912258B39AF23A

❸ Klicken Sie das „Download-Feld" an und gehen dann weiter zum Warenkorb. Führen Sie den normalen Bestellprozess aus.

Hinweis: Der E-Book-Code wurde individuell für Sie als Erwerber dieses Buches erzeugt und darf nicht an Dritte weitergegeben werden. Mit Zurückziehung dieses Buches wird auch der damit verbundene E-Book-Code für den Download ungültig.